AF349218

La Voz del Cuerpo

2ª edición: agosto 2023

Título original: THE VOICE OF THE BODY
Traducido del inglés por Antonio Luis Gómez Molero
Diseño de portada: Editorial Sirio, S.A.

© de la edición original
2005 Alexander Lowen

© de la presente edición
EDITORIAL SIRIO, S.A.
C/ Rosa de los Vientos, 64
Pol. Ind. El Viso
29006-Málaga
España

www.editorialsirio.com
sirio@editorialsirio.com

I.S.B.N.: 978-84-7808-975-8
Depósito Legal: MA-893-2014

Impreso en Imagraf Impresores, S. A.
c/ Nabucco, 14 D - Pol. Alameda
29006 - Málaga

Impreso en España

Puedes seguirnos en Facebook, Twitter, YouTube e Instagram.

El papel utilizado para la impresión de este libro está **libre de cloro** elemental (ECF) y su procedencia está certificada por una entidad independiente, no gubernamental, que promueve la sostenibilidad de los bosques.
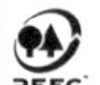

ALEXANDER LOWEN

La Voz del Cuerpo

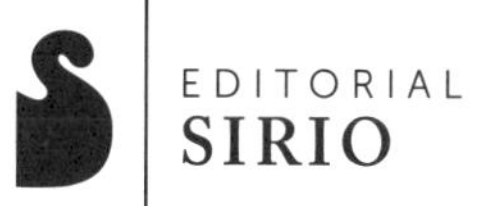

EDITORIAL SIRIO

El doctor Alexander Lowen fue el creador del análisis bioenergético, un enfoque revolucionario de la psicoterapia que combina las intervenciones físicas con las psicológicas. En esta psicoterapia la información obtenida del cuerpo de los pacientes, como los patrones de tensión muscular, se usa como herramienta de diagnosis, y se emplean intervenciones físicas para propiciar cambios en el organismo y elevar la conciencia psicológica de los conflictos que se manifiestan somáticamente. Asimismo la información psicológica guía el proceso del diagnóstico, y se utilizan las intervenciones psicológicas para facilitar cambios físicos en los cuerpos de los pacientes y consolidar los cambios psicológicos provocados por las intervenciones físicas. En ese sentido, el análisis bioenergético es verdaderamente una terapia humanística mente-cuerpo que concede la misma importancia a los aspectos físicos y mentales del individuo en su totalidad.

Lowen estudió con el famoso psicoanalista Wilhelm Reich, que a su vez había estudiado directamente con Sigmund Freud. Se sabe que este declaró en numerosas ocasiones que el ego es fundamentalmente un ego corporal, pero el psicoanálisis que creó prestaba poca atención al cuerpo. Sin embargo, Reich avanzó más en esta idea de Freud sobre el papel del cuerpo en la psicopatología y desarrolló varios enfoques psicoterapéuticos basados en trabajar con el organismo de los pacientes. De igual manera Lowen continuó esta tradición a través de su creación del análisis bioenergético.

Este volumen recoge una colección de textos y conferencias de Lowen, inéditos hasta la fecha, que durante muchos años fueron conocidos informalmente entre los practicantes de bioenergética como las «monografías de Lowen». Han circulado de forma privada a través de varios panfletos del Instituto Internacional de Bioenergética y contienen algunas de sus ideas más importantes y reveladoras. Al reunir estos escritos en un volumen se cierra una brecha importante en la literatura sobre bioenergética. En lugar de seguir un criterio cronológico, están ordenados presentando los temas más especializados al final, con objeto de hacerlos accesibles al lector general.

En «El estrés y la enfermedad: un enfoque bioenergético», Lowen esboza una teoría de la enfermedad aplicable a lo que convencionalmente se ha tratado como enfermedades físicas o mentales, demostrando lo inadecuado de un dualismo mente-cuerpo que establece esas clasificaciones mutuamente exclusivas. En lugar de esto las presenta como psicosomáticas, combinando elementos de la mente y del cuerpo en todos los casos. Lowen expone las variables psicológicas pertinentes al tratamiento y a la prevención de muchas de las llamadas enfermedades físicas, reforzando la importancia de mantener una visión unificada de la mente y el cuerpo.

En «El ritmo de la vida», explora el placer en relación con el cuerpo. Mientras que las enfermedades y las dolencias suelen verse como importantes, Lowen advierte que, a menudo, el placer se considera algo insustancial y evasivo. Esboza una teoría corporal del placer, basada en los ritmos corporales, que va mucho más allá de su definición como la mera ausencia del dolor. Su ensayo incluye una teoría de las emociones en la que se centra en las consecuencias nocivas de su represión, y finaliza teniendo en cuenta el campo energético que nos rodea y nos conecta a todos.

En «La respiración, el movimiento y la sensación», desarrolla una noción del ritmo centrada en la respiración y el movimiento, los procesos rítmicos fundamentales que son esenciales para la vida y que determinan el sentimiento. Presenta varios ejercicios terapéuticos para profundizar en los sentimientos y comenta la importancia de expresar los sentimientos negativos reprimidos como punto de arranque de la terapia.

Este tema se extiende en «Autoexpresión: nuevos avances en la terapia bioenergética». En él, Lowen hace hincapié en que la autoexpresión es fundamentalmente movimiento. También se centra en la importancia de los ojos para la autoexpresión y para contactar con los demás. Esta exposición incluye una teoría psicológica de los trastornos oculares, junto con la perspectiva de Lowen sobre la salud emocional basada en el grado de expresión que puede mantenerse al mirar a los demás a los ojos.

En «Pensar y sentir: el análisis bioenergético del pensamiento», investiga el papel del pensamiento con relación a las emociones, entre otras cosas su función adaptativa y su capacidad de distorsión como mecanismo de defensa. Considera que es especialmente importante el papel del pensamiento en la afirmación personal mediante el mantenimiento de una racionalidad crítica. Del mismo modo, estudia la relación del pensamiento con la verdad y la belleza.

En «Sexo y personalidad», presenta una perspectiva de la sexualidad relacionada con la evolución humana, que en último término es esencial para superar la sensación de aislamiento y soledad inherente a la individualización. Desarrolla esto con una comparación de las dinámicas de la homosexualidad en contraste con las de la heterosexualidad, y también con una teoría de la experiencia orgásmica, con su expresión diferenciada en el sexo masculino y en el femenino.

En «La voluntad de vivir y el deseo de morir», teoriza sobre cómo ambos conceptos pueden presentar resistencias que impiden la plenitud vital. Obviamente una orientación hacia la búsqueda de la muerte, tal y como se expresa en los pensamientos suicidas, es una de esas barreras; sin embargo, Lowen demuestra que la voluntad de vivir también puede ser un obstáculo semejante en términos de negación de nuestro dilema humano. La solución que propone para este dilema es apelar a la importancia de poner la agresividad al servicio de nuestra realización.

Lowen profundiza en este tema de la lucha entre la vida y la muerte en «El horror: el rostro de la irrealidad. Autoexpresión y supervivencia». El horror, definido como una sensación de conmoción, se presenta como culturalmente generalizado y como un entumecimiento de los sentimientos. Lowen investiga de qué modo la autoexpresión podría verse como una manera de escapar del entumecimiento producido por el horror.

En «La agresión y la violencia en el individuo», estudia las distinciones entre la agresividad, por un lado, y la violencia y la crueldad, por otro. Comenta estos conceptos centrándose en cómo podemos estar «colgados», concretamente separados de la parte inferior del cuerpo, por ejemplo de los intestinos y de los genitales, así como en el papel de la parte inferior del cuerpo en la agresividad y la violencia.

Por último, en «El comportamiento psicopático y la personalidad psicopática», teoriza sobre el papel del poder y del control con relación a maneras de vivir vacías, frustrantes y contraproducentes. Se contempla al psicópata como a alguien en quien resalta la manipulación y cuyo único objetivo es elevarse a sí mismo por encima de los demás sin tener en cuenta los medios perjudiciales que le permiten lograrlo.

En conclusión, en este conjunto de escritos de Lowen encontramos una perspectiva bioenergética sobre muchas áreas que no habían sido cubiertas con anterioridad en ningún libro publicado, y a menudo un tratamiento más profundo y amplio de temas que ya aparecieron en otras publicaciones. Cualquiera que esté seriamente interesado en los análisis bioenergéticos, o en el campo, más extenso, de las terapias mente-cuerpo (también llamadas «somáticas») puede beneficiarse enormemente de los brillantes conocimientos de Lowen desplegados en estas monografías. Es especialmente oportuno presentar esta colección ahora, siguiendo muy de cerca la largamente esperada publicación de la biografía de Lowen, *Honoring the Body* (Honrar al cuerpo). Por último quiero dar las gracias a Alexander Lowen por permitir la publicación de estas monografías y al doctor Robert Glazer, director de la Sociedad para el Análisis Bionergético de Florida, por invitarme a revisar estos trabajos.

Dr. HARRIS FRIEDMAN, editor,
profesor emérito de la escuela de posgrado de Saybrook,
profesor honorario de la Universidad de Florida,
terapeuta certificado de bioenergética y psicólogo licenciado por la
Universidad de Florida

CONFERENCIAS

1

EL ESTRÉS Y LA ENFERMEDAD: UN ENFOQUE BIONERGÉTICO

LA NATURALEZA DE LA ENFERMEDAD

Esta conferencia es fruto de mi interés en las afecciones psicosomáticas como la artritis, la colitis ulcerosa, las enfermedades cardiacas coronarias, el lupus eritematoso, la psoriasis, la migraña, etc. Durante años he tratado a numerosos pacientes que sufrían de estas enfermedades, con resultados esperanzadores. También he tenido muchos fracasos que me han obligado a reflexionar sobre la naturaleza de estas dolencias. Me ha impresionado una observación: hay gente más propensa a las enfermedades somáticas mientras que otra lo es más a las enfermedades mentales. Parece existir algún grado de exclusividad entre estos dos tipos de respuesta al trauma o al estrés. Por otro lado, desde hace mucho tiempo he sostenido que toda enfermedad es psicosomática ya que la psique y el soma son solo dos aspectos distintos del funcionamiento de un organismo. Esta aparente contradicción puede explicarse con la afirmación de Wilhelm Reich de que la psique y el soma son a la vez contrarios y funcionalmente idénticos. Su funcionamiento es idéntico en el nivel energético, el nivel en el que mejor podemos comprender la reacción del cuerpo ante el estrés.

Que cualquier enfermedad pueda verse como una reacción al estrés no es un concepto nuevo. Hans Seyle, pionero en este campo, demostró claramente el papel del estrés en la etiología de determinados

13

padecimientos crónicos. Sin embargo, para justificar la afirmación de que toda enfermedad está relacionada con el estrés, tenemos que ampliar el concepto que tenemos de este para incluir situaciones como una invasión de parásitos o de microorganismos patológicos e incluso los accidentes. Por ejemplo, si alguien se tuerce el tobillo, enferma (es decir, no está bien) porque la hinchazón y el dolor ocasionados le impiden caminar normalmente. Aquí el estrés es el ligamento torcido ante el cual el cuerpo reacciona con hinchazón y dolor. El accidente es el agente que produce el estrés, lo que a su vez causa la reacción que llamamos lesión (o, en otros casos, enfermedad). Si la torcedura es leve y no causa hinchazón ni dolor, no se puede considerar lesionado (o enfermo) a quien sufrió el accidente.

Las bacterias patógenas también son agentes estresantes cuando invaden el cuerpo. En este caso, como en el anterior, el estrés puede ser ligero y provocar una leve reacción corporal, o bastante grave si las bacterias son virulentas, y causar una enfermedad caracterizada por fiebre, inflamación y debilidad. Si el organismo puede lidiar con el estrés causado por un agente estresante sin perturbar notablemente su funcionamiento normal, no hay enfermedad. La enfermedad en este sentido es equivalente a no estar bien y representa una anomalía del funcionamiento normal del cuerpo. Siempre denota una incapacidad de este para lidiar con el estrés.

Otro ejemplo. Recientemente sufrí un ataque de hiedra venenosa. Por supuesto no es que me atacaran. Sencillamente toqué las raíces de la hiedra venenosa, que rezuman una sustancia oleaginosa ligeramente tóxica para la piel. Unos cuantos días después tuve una reacción, con sarpullido, hinchazón y un intenso picor en ambos antebrazos. Aparecieron áreas localizadas de inflamación en otras partes de mi cuerpo que también me picaban intensamente. Al final recibí una inyección de cortisona que redujo rápidamente la hinchazón, pero el picor disminuyó muy lentamente. En este caso la enfermedad era la reacción del cuerpo al estrés causado por la exudación de la hiedra venenosa, que era el agente estresante. El sarpullido, la inflamación y el picor constituían la tentativa del cuerpo de superar o eliminar ese agente y de reparar el daño causado. Sin embargo, ha habido ocasiones en las que he estado expuesto a la hiedra venenosa y no he reaccionado enfermando. En esos casos mi cuerpo se enfrentó al estrés sin perturbar mi bienestar.

Daos cuenta de que siempre hay cierta demora entre la exposición a un agente estresante y la reacción al estrés que causa. Es importante explicar esto. ¿Os habéis fijado en que cuando os cortáis con un instrumento muy afilado no sentís dolor en el momento de la lesión? El dolor aparece segundos más tarde. La explicación es que la herida produce un estado momentáneo de conmoción en el organismo. El dolor sobreviene solo cuando esa conmoción desaparece y el cuerpo reacciona segregando un líquido para sanar la herida. Lentamente la secreción va espesándose y endureciéndose para cubrir la fisura de la superficie del organismo. Más tarde se forma una costra. En esta situación el dolor se debe a la presión creada cuando el flujo de la sangre, el líquido y la energía chocan con la resistencia de la fisura.

Hay que ver el dolor como una expresión positiva de vida. No hay dolor en la muerte ni en morir. Es la lucha contra la muerte lo que causa el dolor. Para entenderlo como el resultado de una fuerza vital contra un bloque o una resistencia, piensa en el dolor del parto cuando la cabeza del niño presiona contra la cérvix sin dilatar. Una situación parecida se da cuando se empuja una masa fecal de gran tamaño y dureza a través del estrecho orificio anal. Un bloqueo o una contracción no son dolorosos cuando no hay una fuerza o una energía dirigidas contra ellos. Por otro lado, cuando no hay resistencia a la fuerza o a la energía, el resultado es un flujo que resulta agradable. El mejor ejemplo de este concepto es el fenómeno de la congelación. Cuando una parte del cuerpo se congela, no hay dolor. El dolor sobreviene cuando esa parte se calienta. Esto se debe a la presión causada por el flujo de la sangre a través de los tejidos congelados y contraídos. La descongelación de un dedo o de una mano congelados se debe hacer de manera muy gradual para evitar el dolor extremo y el peligro de daño a las células por la presión. La reacción inmediata a cualquier lesión es la conmoción que puede llegar tan lejos como hasta causar una pérdida de conciencia. Solo cuando desaparece la conmoción, y el cuerpo reacciona positivamente a la lesión, se desarrolla el dolor. Lo mismo puede decirse de la inflamación.

Por tanto, hay que ver la enfermedad como el intento del cuerpo por recobrar su integridad después de alguna lesión. La primera vez que oí esto fue en labios de mi profesor de patología en la facultad de medicina. Después he aprendido que esta era la perspectiva normal en la medicina del siglo XIX y que surgió del concepto de enfermedad de Claude Bernard, que la describía como el resultado del intento del cuerpo de volver a la homeostasis cuando se produce una reacción adaptativa inadecuada ante una fuerza nociva. Creo que es un concepto médico básico. La palabra «lesión» puede comprender cualquier daño al organismo. Es equivalente a un estrés masivo, sea cual sea la naturaleza del agente que lo causa. Si el cuerpo es incapaz de lidiar con el estrés, la enfermedad terminará en la muerte del organismo.

El estrés no siempre causa enfermedad. En la vida estamos sujetos a muchos tipos de estrés que podemos asumir sin alterarnos. El organismo es capaz de convivir con el estrés normal de su situación vital sin interrumpir de ninguna manera su funcionamiento normal. Cualquier peso que uno levante produce estrés en el cuerpo; sin embargo, levantamos objetos pesados todo el tiempo sin ningún problema. Pero a veces se trata de algo muy pesado o difícil de cargar, y nos hacemos daño.

En algunos casos el estrés es más elevado de lo que podemos soportar. Recientemente quería cambiar las ruedas del coche y empleé la llave de cruz con uno de los tornillos. Viendo que estaba atascado, tiré enérgicamente hacia arriba de la llave. El tornillo aguantó y el coche casi se levantó del suelo... y oí un fuerte crujido en mi espalda. Sabía que me había hecho daño pero no sentía dolor, por eso seguí trabajando. Aflojé los tornillos a base de dar patadas a la llave y así pude cambiar todas las ruedas. Cuando terminé me notaba la espalda rígida; no obstante, logré enderezarla y moverme sin dolor. Durante una semana sentí algo de rigidez en la zona lumbar pero desapareció con los ejercicios de bioenergética. Unas tres semanas más tarde sentí mucha ansiedad en el suelo pélvico, con sensaciones desagradables y punzantes que eran muy incómodas. Se desvanecieron después de un día y medio. Luego, varios días después empezó a dolerme la cadera.

Durante los tres meses siguientes tuve un dolor en la cadera derecha que con frecuencia me bajaba por la pierna. Me dolía siempre que movía la pelvis hacia atrás, como en el acto sexual. El dolor parecía localizarse muy dentro de la nalga derecha y se expandía hacia arriba, hasta la zona lumbosacra. Tenía dificultades para darme la vuelta en la cama. Por la mañana, cuando me levantaba, apenas podía apoyarme sobre la pierna derecha. A veces caminaba con una leve cojera. El dolor y el malestar siempre eran peores por la mañana, pero hacer los ejercicios bioenergéticos aliviaba el dolor y podía moverme con bastante libertad. Seguí dando las clases de ejercicios de bioenergética pero tuve que hacerlo procurando no esforzarme mucho. Cuando el dolor era muy fuerte, me detenía. Además recibía masajes habitualmente pero con menos frecuencia porque estábamos en verano. En una ocasión le pedí al masajista que se centrara en la nalga derecha pero el resultado fue desastroso. Durante los dos días siguientes el dolor fue muy intenso. Aunque pensé que eso relajaría los músculos en tensión, no lo hizo. Sin embargo, la experiencia me convenció de que los músculos pélvicos profundos se hallaban en un estado de espasmo y de que les haría falta un tiempo considerable para relajarse. En realidad tenía todo el lado derecho afectado, con un aumento notable de la tensión desde el área del riñón hasta el pie.

No acudí a un médico porque no creía que entendiera la naturaleza de mi dolor lumbar. Como no estaba incapacitado, me negaba a ponerme en sus manos. No quería entregar la responsabilidad de mi cuerpo a nadie más. Confiaba en que, mientras pudiera moverme, mi cuerpo se curaría solo. Además, no le tengo miedo al dolor porque comprendo que es parte del proceso de curación. Sin embargo, cuando la enfermedad continuó sin ninguna mejora importante, fui a ver a dos quiroprácticos. Por el sonido que oí en el momento del accidente, pensé que probablemente se había desplazado ligeramente una vértebra. El primer quiropráctico me realizó algunos exámenes que le indicaron que podía tener herniado el disco entre L4 y L5. Hizo algunas maniobras suaves mientras yo estaba tumbado sobre la camilla, pero me pareció sentir el mayor alivio con la aplicación de calor en la zona dolorida de las nalgas. Aunque me sugirió que continuara el tratamiento con él, no lo hice. Su diagnóstico era que había tenido un caso de ciática debido a la presión sobre el nervio ciático. Me pareció que estaba en lo cierto. Y, como el problema continuaba, al mes de aquello fui a ver a otro quiropráctico que me habían recomendado. Confirmó el diagnóstico pero localizó la lesión, el disco desplazado, entre L5 y S1. Su maniobra fue presionar el lado derecho de la pelvis hacia atrás, produciendo un sonido parecido a un ligero chasquido. Tras esto me sentí mejor. También me aconsejó que siguiera un tratamiento, y tampoco esa vez lo hice.

Seguí practicando los ejercicios y recibiendo masajes, y el dolor de ciática disminuyó. En octubre vi al doctor McIntyre, y me contó que algunos ortopédicos le habían dicho que la presión del nervio ciático que causaba dolor en la pierna se debía a un espasmo del músculo del glúteo medio que comprimía el nervio cuando este pasaba por la escotadura ciática. Ahí es donde siempre sentía más dolor. Me aconsejó que me inclinara hacia delante, poniendo las rodillas rectas para estirar los músculos de los tendones de las corvas. Era parecido al ejercicio de bioenergética que estaba realizando. Todo el tiempo había sentido que lo que necesitaba era tirar hacia atrás de la pelvis para soltar el espasmo, y esto es lo que se consigue con el ejercicio de la flexión hacia delante. Pero fue durante el acto sexual cuando, al llevar la pelvis hacia atrás, sentí que algo se soltaba. Esta había sido la posición en la que antes sentía más dolor. Desde entonces hasta ahora, no he vuelto a tener el menor dolor en la espalda, las nalgas o la pierna. De hecho, siento mayor libertad que antes en esa zona por la atención que me vi forzado a prestarle.

Al pensar en el incidente que causó la ciática, comprendí que no era estrictamente un accidente. Sabía que no debía hacer lo que hice. Sabía que al levantar un peso o ejercer una fuerza hacia arriba tenía que doblar las piernas para aflojar la presión. Solo pude llegar a la conclusión de que inconscientemente había decidido realizar esa acción para lesionarme. ¿Por qué? Porque a pesar del trabajo bionergético que había hecho con mi cuerpo, en cierto modo no estaba en contacto con la tensión acumulada en el área lumbar. La lesión centró mi atención en esa parte de mi cuerpo, como he mencionado antes, y me hizo trabajar más intensamente en ella. Y también me volvió más consciente de mi tendencia a forzar situaciones. Soy predominantemente diestro, tanto en el uso de la mano como en el del cuerpo. El dolor de la pierna derecha me forzó a desplazar mi peso sobre el pie izquierdo, lo que me ayudó a equilibrar mi cuerpo y mi personalidad. No todas las lesiones terminan con resultados tan positivos, pero la verdad es que la mayoría de la gente no está en contacto con su cuerpo ni con su personalidad. Les aterra el dolor y por eso evitan cualquier situación dolorosa. No entienden que el dolor es la reacción positiva del cuerpo ante el estrés.

Cuando el organismo está dominado por un agente estresante, su primera reacción es la conmoción, que consiste en una retirada de energía y de sangre de la superficie corporal, la piel, las membranas mucosas y la musculatura estriada. La conmoción puede ser localizada, como en el caso de un pequeño corte, pero lo más frecuente es que sea una reacción general. Esta retirada de energía explica por qué el pelo puede volverse blanco después de una conmoción. De hecho, se vuelve negro otra vez cuando la energía regresa a los folículos capilares. Creo que esta secuencia de conmoción (retirada de energía) y recuperación (regreso de la energía) es característica del principio de toda enfermedad. Se ve con mayor claridad en el resfriado común. Mis resfriados suelen empezar con una irritación de garganta (inflamación respiratoria superior). Los trato yéndome a la cama y sudando. Tomo alguna aspirina, bebo un té caliente y me tapo bien. Cuando la irritación de garganta desaparece, surge un resfriado nasal que puede durar un par de días. Y durante todo ese tiempo mi nariz está moqueando sin parar.

Siempre hay dos factores que contribuyen a que me resfríe. El primero es el cansancio. Si me enfrío cuando estoy cansado, contraigo un resfriado. Esto no sucede cuando estoy descansado. El cansancio indica que mi resistencia es baja, y esto significa que mi energía está temporalmente agotada. El segundo factor es el estrés. El estrés puede deberse a un enfriamiento físico (exposición al frío), un enfriamiento emocional o un esfuerzo excesivo como el de hablar en público. ¿Qué hay del papel del virus del resfriado? Creo que el virus está presente en el cuerpo todo el tiempo a partir de nuestra primera exposición a él cuando éramos bebés o niños. Normalmente no está activo. Solemos decir que tenemos una resistencia alta.

Por lo general, tras la exposición a un agente estresante se necesitan varios días para que se desarrolle un resfriado. ¿Qué sucede en este tiempo? Algunos dirán que es un periodo de incubación. Creo que puedo ofrecer una explicación mejor. El resfriado empieza con un enfriamiento y termina con calor. El enfriamiento en realidad es una bajada de la temperatura corporal. El cuerpo puede entonces responder con fiebre para superar el enfriamiento. Yo personalmente trato de elevar mi temperatura corporal por medios externos. El enfriamiento del cuerpo surge de un estado de conmoción, la retirada de sangre y energía de la superficie del cuerpo, que comprende también las membranas mucosas y las vías respiratorias superiores. Las células de este revestimiento mucoso se contraen y se congelan. En la recuperación de ese estado de conmoción, la sangre y la energía vuelven a fluir por el revestimiento mucoso de la garganta, haciendo «explotar» las células heladas. (El ardor de una garganta gravemente irritada es como el ardor de un dedo congelado cuando se calienta muy rápidamente.) Estas se desintegran y son reemplazadas por células nuevas. Hay que eliminar los deshechos, y eso suele crear una secreción purulenta. La muerte y desintegración de las células heladas tiene de alguna manera relación con la proliferación del virus.

Según lo que acabamos de ver, un resfriado tiene dos fases. Durante los días anteriores a los síntomas los tejidos se encuentran en un estado de congelación y el cuerpo en un estado de conmoción. A continuación se produce el deshielo, aparecen los síntomas y la nariz empieza a moquear. Es parecido al deshielo primaveral de una corriente helada. La congelación y el deshielo se corresponden con la conmoción y la recuperación. ¿Has notado que cuando el resfriado se cura te sientes renovado? En parte esto se debe al descanso forzado por el resfriado, pero la recuperación energética de la conmoción también tiene algo que ver. Si uno aborta los síntomas, se arriesga a permanecer en el estado de cansancio y a ser vulnerable a dolencias más graves.

El estudiante de las enfermedades psicosomáticas puede aprender mucho del resfriado común. Lo primero es que parece darse una relación inversa entre este y la depresión. Yo solía resfriarme fácilmente pero casi nunca me deprimía. El elemento común en el resfriado y en la reacción depresiva es un estado de agotamiento de energía (cansancio, extenuación). Pero por qué en este estado unos nos resfriamos mientras que otros se deprimen, es una pregunta a la que responderé más tarde. El otro aspecto interesante del resfriado común es que raramente afecta a los esquizofrénicos. De hecho, cuando uno de estos individuos se resfría es un signo de mejoría de su estado de salud mental.

La explicación para la aparente resistencia del esquizofrénico al resfriado común es que permanece en un estado perpetuo de conmoción. Previamente he descrito este estado como «congelado». Por tanto, no reacciona al frío o a un enfriamiento como lo hacen los demás. Esto puede verse claramente en el caso de una joven que atravesó las calles de Nueva York cubiertas de nieve hasta mi consulta llevando un par de zapatillas de lona. Estaban empapadas y sus pies, morados de frío. No lo sentía porque tenía el cuerpo entumecido por fuera y por dentro. Estaba helada. Terminó en una clínica mental diagnosticada como esquizofrénica. Cualquier otro en su situación habría terminado en una clínica general con un diagnóstico de neumonía. Cuando un esquizofrénico empieza a salir de su estado general de congelación, es decir, se vuelve más sensible, desarrolla los síntomas de un resfriado al cansarse y enfriarse.

LA NATURALEZA DEL ESTRÉS

En la sección anterior hablé del estrés en términos generales. Si aplicamos nuestra comprensión de la bioenergética a la relación entre el estrés y la enfermedad, el primero debería definirse energéticamente. Pero primero vamos a ver su uso común, que proviene de la mecánica. En la física el estrés indica la actividad de una fuerza que somete a un cuerpo o a un objeto al desgaste o la deformación. Harold G. Wolfe, cuyo libro *Stress and Disease* (El estrés y la enfermedad) fue publicado en 1953, define el estrés como «la *interacción* entre el entorno externo y el organismo». El desgaste es el efecto sobre el organismo. A continuación añade: «La magnitud del desgaste y la capacidad del organismo para resistirlo determinan si se restablecerá o no la homeostasis o se producirá una "ruptura", con perturbación y muerte».[1]

21

Para Wolfe, la naturaleza de la reacción del organismo al estrés dependía de su experiencia pasada. Así, un individuo podía reaccionar a un estrés agobiante con una artritis mientras que otro podía desarrollar una colitis ulcerosa. Hans Seyle, que también estaba estudiando la reacción del organismo al estrés, sostenía una perspectiva ligeramente distinta. Creía que esta reacción no era específica, es decir, que el organismo reaccionaba de la misma forma ante todos los agentes independientemente de su naturaleza. Esta reacción consistía en una hiperactividad del córtex suprarrenal, una contracción del timo y de los nódulos linfáticos y el desarrollo de úlceras gástricas. Llamó a esta respuesta la reacción de alarma. En consecuencia, definió el estrés como el estado corporal «manifestado por un síndrome específico que consiste en todos los cambios no específicos inducidos en un sistema biológico».[2] No veo que haya un desacuerdo básico entre estas dos perspectivas. Creo que existe una reacción no específica al estrés y otra específica. Podemos centrarnos en cualquiera de estos aspectos.

El enfoque del estrés de Seyle explicado anteriormente lo describe como un fenómeno negativo. Pero como la vida no existe sin estrés, ni podría hacerlo, esa visión es muy limitada. En un libro de 1974 titulado *Stress Without Distress* (El estrés sin distrés)[3] Seyle modificó su postura. Distinguió entre estrés y distrés, identificando este último con patología. El estrés sin distrés, afirmó, no es dañino para el organismo e incluso puede usarse de forma constructiva. La mayoría estaríamos de acuerdo con la distinción entre ambos términos. Hay muchas situaciones estresantes que aceptamos como desafiantes y emocionantes. Superar un desafío con frecuencia produce una profunda satisfacción. Por ejemplo, mucha gente descubre que manejar un barco durante un temporal, aunque es estresante, constituye una experiencia que fomenta el bienestar. Otros, sin embargo, pueden asustarse en esta situación y quedar exhaustos con la experiencia. Obviamente si uno puede enfrentar la situación con cierta tranquilidad, el resultado es positivo. Si no, la situación se vuelve traumática y el distrés lleva a la enfermedad. En la misma línea de esta distinción Seyle modificó su anterior definición de estrés y lo redefinió como «la reacción no específica del cuerpo ante cualquier exigencia a la que se le someta».[4]

Esta respuesta no específica solo puede ser el gasto de energía del organismo como respuesta a las exigencias a las que se ve sometido. Las fuerzas naturales del entorno, como la gravedad y el tiempo, exigen constantemente un gasto de energía por parte del organismo. Incluso el simple mantenimiento de las funciones vitales requiere un gasto de energía. Hace falta energía para mantener el corazón latiendo, los músculos contrayéndose, los riñones filtrando, etc. Como subrayó Albert Szent-Gyorgyi, se necesita energía para mover la máquina de la vida. En ese sentido estamos siempre bajo el estrés. Pero el cuerpo vivo puede lidiar con este estrés y con el provocado por otros agentes porque continuamente produce energía mediante sus procesos metabólicos. De hecho, los organismos, hasta que envejecen, producen un exceso de energía para crecer, para las necesidades reproductivas y para crear una reserva. Mientras el cuerpo tenga bastante energía para satisfacer las exigencias a las que está sometido, permanecerá libre de distrés. Una situación provoca distrés cuando requiere más energía de la que dispone el cuerpo. Del mismo modo, cualquier fuerza exterior que interfiera en la capacidad del cuerpo para producir energía puede llevarlo al distrés. Así, una interferencia seria con la respiración crea una sensación inmediata de distrés.

La gran contribución de Seyle a nuestra comprensión del estrés es la formulación del síndrome general de adaptación (SGA). En varios experimentos demostró que cuando el organismo está expuesto a un estrés insoportable, responde, como indiqué con anterioridad, con una hiperactividad del córtex suprarrenal, una contracción del timo y de los nódulos linfáticos, y el desarrollo de úlceras gástricas. A esta respuesta inicial la llamó «reacción de alarma». Si el estrés continúa, el organismo desarrolla una resistencia a él. La reacción de alarma desaparece. El organismo ha realizado una adaptación aparentemente adecuada a la situación estresante. Seyle denominó a esta segunda reacción «fase de resistencia». Sin embargo, si la situación sigue sin cambiar llega un momento en el que la resistencia del organismo se colapsa. Agota su reserva de lo que Seyle llama su «energía de adaptación» y muere. A esta tercera fase del SGA le dio el nombre de «fase de agotamiento». Seyle mostró que toda situación de estrés (estrés abrumador), independientemente de la naturaleza del agente estresante, producía la misma secuencia de eventos. Por ejemplo, cuando se expone a un animal de laboratorio a un frío excesivo, responde con una reacción de alarma. La exposición continuada produce una adaptación, y aparentemente el animal tolera el frío sin efectos negativos. Sin embargo, esta tolerancia es limitada. Con el tiempo la resistencia disminuye y el animal sucumbe.

El SGA describe un proceso energético. Sin embargo, reformular ese concepto en términos energéticos requiere alguna clarificación de la secuencia anterior de eventos que rodean un estrés o una lesión abrumadores. Este tipo de estrés o de lesión constituye una amenaza a la integridad del organismo, que reacciona conmocionándose. Ahora bien, lo que causa la conmoción es la retirada de energía y de sangre de la periferia del cuerpo o de la zona amenazada o atacada. Sin el concepto de conmoción es difícil entender la aparente reacción exagerada del organismo a un estímulo más bien inocuo como los alérgenos o el hecho de comentar unos problemas emocionales. Si la lesión es lo bastante grave, la conmoción puede ser fatal. Si no lo es, el cuerpo se recupera de ella e intenta cambiar o controlar la situación estresante. La respuesta psicológica a la conmoción es la reacción de alarma. El cuerpo moviliza su energía para enfrentarse a la amenaza. La energía y la sangre regresan a las áreas conmocionadas o traumatizadas causando inflamación y dolor. El desarrollo de la fiebre es también una expresión de movilización de la energía.

Si no se puede controlar ni solucionar la situación estresante, el organismo se adapta a ella a base de usar continuamente la reserva de energía. La adaptación elimina la experiencia del distrés, pero el cuerpo sigue bajo un estrés considerable; y aunque no está enfermo, tampoco se siente cómodo. Como se emplea la reserva de energía para mantener la adaptación, una conmoción adicional podría conducir a la enfermedad. En cualquier situación nuestra resistencia tiene un límite. Cuando se gasta la reserva de energía, surge el estado de agotamiento, que con frecuencia acaba en una enfermedad terminal.

En *La bioenergética*, mi anterior ensayo, señalé que la función principal de las glándulas suprarrenales es la movilización de la reserva de energía para lidiar con el estrés o con el distrés. La adrenalina, procedente de la médula de la glándula tiene un efecto rápido. Las hormonas corticoides del córtex presentan una acción más lenta pero más duradera.

En este ensayo estoy especialmente interesado en el estrés emocional y en cómo ese estrés conduce al distrés y a la enfermedad. La pregunta que surge espontáneamente es: ¿de qué manera difiere el estrés emocional del estrés físico? El primero actúa como el segundo en su efecto sobre el cuerpo en el hecho de que exige un gasto de energía. Una diferencia que puedo ver es que no es posible cuantificar la cantidad de estrés emocional en una situación determinada. Sin embargo se han hecho estudios de la relación entre los cambios vitales y la enfermedad que sugieren que ciertas situaciones constituyen agentes estresantes más poderosos que otros y es más probable que produzcan una enfermedad. Me refiero a los estudios de Thomas H. Holmes presentados en *Psychosomatics*.[5] Basándose en estos estudios se creó una tabla que contiene cuarenta y tres cambios vitales que van desde la muerte del cónyuge, con 100 unidades, hasta ser despedido del trabajo, con 42, pasando por la Navidad, con 12, o las multas de tráfico, con 11. El autor señala: «Se observó que varias enfermedades coincidían con un cambio vital de elevada magnitud […] si alguien ha tenido más de 300 unidades de cambio vital en el año anterior y se pone enfermo al siguiente año, es probable que desarrolle una diabetes, una esquizofrenia, un ataque cardiaco o un cáncer, en lugar de un dolor de cabeza, una mononucleosis, una reacción de ansiedad o asma».[6] Los cambios vitales pueden ser muy estresantes, no solo por las emociones que suscitan sino en gran medida porque exigen una producción cada vez mayor de energía para lidiar con la nueva situación vital.

Holmes descubrió que el estrés de las situaciones vitales estaba estrechamente ligado a la enfermedad. Por ejemplo, cuando un individuo con alergia al polen, entraba en una habitación con un nivel elevado de polen desarrollaba unos síntomas ligeros de alergia. Unos veinte minutos después, se le pedía que hablara de una situación familiar altamente conflictiva. Su alergia al polen se acentuaba con síntomas marcados. En otro caso se desarrolló un dolor de espalda al comentar unas situaciones delicadas. Holmes declara: «Conforme comenzó la entrevista, observamos la génesis de la tensión muscular registrada en el miograma y, tras un breve periodo, la notificación del dolor de espalda. Al cambiar de tema y tratar de asuntos neutrales la tensión muscular disminuyó y desapareció el dolor».[7]

Aunque estos estudios son válidos para demostrar la conexión directa entre el estrés emocional y la enfermedad, dejan sin responder algunas preguntas muy importantes. La magnitud de los cambios vitales no es el único factor que produce la enfermedad. Incluso entre quienes estaban en el nivel alto en cuanto a la magnitud de los cambios vitales solo un 80% desarrolló una enfermedad. Por otro lado, el 30% de las personas con cambios vitales bajos enfermó. La primera pregunta es: ¿por qué algunos enferman mientras que otros en una situación similar no lo hacen? La respuesta obvia es que alguna gente tiene una capacidad mayor para soportar las situaciones vitales que podrían producir estrés en otros. Hablando en términos generales, la diferencia está en la cantidad disponible de energía. La segunda pregunta tiene que ver con el tipo de enfermedad que la gente desarrolla como consecuencia del estrés. El paciente con dolor de espalda no desarrolla alergia al polen. Como observa Holmes: «La actitud del paciente con dolor de espalda ante su situación era bastante distinta del paciente que estaba llorando: este quería salir corriendo [...] pero no podía actuar; estaba inmóvil con los músculos esqueléticos preparados para el movimiento».[8] Creo que una incapacidad para gritar o llorar predispone a problemas de sinusitis y alergia al polen, y que la actitud del paciente o lo que llamamos la estructura de su carácter es lo que le hace propenso a ciertas enfermedades.

Para entender cómo la estructura del carácter se suma al estrés vital, tenemos que ver el estrés como una «fuerza opresora o impulsora». La palabra está relacionada con el latín *strictus*, que significa «contracción». En la bioenergética estamos familiarizados con las contracciones. Cada tensión muscular crónica representa una contracción del organismo. Estas contracciones deforman el cuerpo y, por tanto, producen estrés en él. Su desarrollo responde a la formación del superego y son los equivalentes somáticos de las órdenes y amonestaciones paternas. Así, la amonestación «no le levantes la mano a tus padres» puede llegar a integrarse en la estructura corporal de alguien en forma de tensiones musculares crónicas en el hombro que le impiden levantar el brazo por completo. Las amonestaciones del superego forman parte de la educación de todos los niños. Aquello que debe y no debe hacer se graba de tal manera en la mente del niño que termina convirtiéndose en parte de su carácter. «No llores», «no grites», «no te toques», «estate quieto», «ponte erguido» o «mete la barriga para dentro» son algunas de las exigencias que normalmente le hacemos a un niño que requieren un gasto de energía y por tanto crean estrés. Se gasta energía en la acción muscular para bloquear un impulso (fuerza opresora) o para asumir una postura (fuerza impulsora).

Sin embargo, hay que reconocer que la estructura del carácter neurótico no se desarrolla por las exigencias de los padres, a menos que estas exigencias vayan acompañadas por la amenaza de castigo declarada explícita o implícitamente. Y en la mayoría de los casos se asigna bastante castigo ya sea de un modo físico o retirando el amor y el contacto para convertir la amenaza en una realidad para el niño. Pero bajo el castigo o la amenaza de castigo subyace la hostilidad de los padres, que el niño vive como una amenaza a su supervivencia si no accede a las exigencias de sus progenitores. Por lo general los padres no son conscientes de su hostilidad porque racionalizan su comportamiento. Pero el niño la percibe, y se convierte en el elemento estresante de la situación. La hostilidad se puede expresar en una mirada, en un comportamiento frío o en una agresión física. El niño se asusta, incluso llega a sentir terror. El sentir miedo de sus padres supone una conmoción para su organismo. El terror es en realidad un estado de conmoción. Permitidme añadir que la amenaza implícita de castración asociada con la situación edípica es otra conmoción para el organismo.

El fenómeno de la conmoción denota la acción de un estrés abrumador, un trauma, que pone al cuerpo en un estado de distrés. La respuesta del cuerpo es la reacción de alarma del SGA. Pero la situación estresante no cambia y por eso el niño se ve forzado a una adaptación formando un superego. Esto indica que ahora el niño está en la fase de resistencia y que ha dejado de sentir distrés. Se enfrenta a la situación usando su voluntad, un mecanismo de emergencia que moviliza las reservas de energía del cuerpo. El estrés existe ahora en forma de tensiones crónicas musculares que deforman el organismo.

Las tensiones musculares crónicas sirven para suprimir impulsos prohibidos y peligrosos de la conciencia y de la expresión. De hecho, están encerrados para que uno no tenga que gastar energía consciente para protegerse de ellos. Es como meter en prisión a un criminal peligroso al que se puede vigilar empleando menos energía una vez que está tras las rejas. Pero no hay ninguna prisión que pueda evitar una fuga. Y ningún superego, por fuerte que sea, puede librar al individuo del posible peligro de que ese impulso suprimido escape. Este impulso es una expresión de la fuerza vital del individuo y, por tanto, está buscando constantemente liberarse. Cualquier rotura de la estructura defensiva debida a un estrés adicional o a otras fuerzas puede elevar la posibilidad de esa liberación. La posibilidad puede ser lo bastante fuerte como para suscitar el miedo que sentía al principio y llevar al cuerpo a un estado de distrés. Esta es la posibilidad que hace que hablar de conflictos emocionales sea tan estresante para mucha gente. Las conmociones de este tipo, si se repiten o son lo suficientemente intensas, trastocarán la adaptación de una persona.

El efecto inmediato de suprimir los impulsos es restringir la vida del individuo. La tensión muscular crónica es como un corsé que limita la respiración del que la sufre y reduce su energía. Al mismo tiempo el individuo está sometido a la presión cultural de alcanzar alguna meta que le brindará el amor que necesita. De este modo no solo se restringe su producción de energía sino que además está sujeto a exigencias adicionales que requieren un gasto de energía. Para la mayoría de la gente que se encuentra en esta situación el estrés es muy intenso. Explica las quejas casi universales de fatiga y cansancio. Es inevitable, como demostró Seyle, que de la fase de resistencia se pase a la de agotamiento. El individuo se queda sin energía para seguir adelante. Enferma. La enfermedad puede ser leve o grave. Puede sufrirse un resfriado común o cualquier otra de las enfermedades psicosomáticas habituales como la artritis, los trastornos gastrointestinales, la presión sanguínea alta, los accidentes cardiovasculares, el cáncer, el lupus eritematoso, la migraña, etc. Pero también puede crearse una depresión grave o un brote psicótico si está más predispuesto a la enfermedad mental. La enfermedad suele sacar a la persona de la situación estresante inicial, lo que le permite recuperar y recobrar su energía. Por supuesto crea más estrés, en la forma del proceso de la enfermedad. En el próximo capítulo veremos algunos aspectos de la relación entre estas enfermedades y la estructura del carácter y el estrés.

LA ENFERMEDAD PSICOSOMÁTICA

En este capítulo voy a exponer mis ideas sobre ciertas enfermedades que creo que dependen en gran medida del estrés. Son las llamadas enfermedades psicosomáticas porque no hay un agente etiológico específico que sea el único responsable de la enfermedad. En la génesis de estas enfermedades los factores emocionales juegan un papel importante. Pero en un sentido general todas las enfermedades son psicosomáticas, porque la actitud y los sentimientos de una persona influyen tanto en su aparición como en su curso. Por ejemplo, incluso en una dolencia como la tuberculosis, en la que se conoce el agente etiológico, Holmes descubrió que «quienes desarrollaron la enfermedad habían pasado por un número significativamente elevado de cambios vitales en los dos años previos a la aparición de la tuberculosis».[9]

Se ha estudiado en profundidad la influencia de los factores emocionales y de la personalidad en la enfermedad. La obra *Psychosomatic Medicine* (Medicina psicosomática), de Weiss y English, ha sido durante muchos años un clásico. Es interesante tener en cuenta que Spurgeon English fue psicoanalizado por Wilhelm Reich. Otra obra importante sobre este tema es *Mind and Body* (La mente y el cuerpo), de Flander Dunbar, directora del *Journal of Psychosomatic Medicine*. Estaba casada con Theodore P. Wolfe, quien llevó a Reich a Estados Unidos y tradujo varios de sus libros al inglés. Hay una enorme cantidad de material publicado sobre los factores psicosomáticos de la enfermedad.

No es mi intención hacer una crítica de este material. Me gustaría ofrecer algunas nuevas aportaciones sobre estas enfermedades, basadas en la comprensión del proceso energético que se produce en la situación subyacente de estrés. Creo que el hecho de que Reich fue mi maestro y mi psicoanalista es de sobra conocido.

Durante el tiempo que pasé en la facultad de medicina entre los años 1947 y 1951, me interesé por la tuberculosis porque pensaba que podía detectar el elemento emocional de la enfermedad. Mi interés también surgía de mi asociación con Wihelm Reich y de mis experiencias como terapeuta reichiano durante los dos años anteriores a mi paso por la facultad de medicina. La tuberculosis, o tisis, como se la llamaba entonces, era una enfermedad bastante común en el siglo XIX. Aparecía en las producciones literarias de ese periodo. *La montaña mágica*, de Thomas Mann, es la narración más conocida, pero no la única, de la vida en un sanatorio. Más importante aún, para nuestros propósitos, es la descripción de la protagonista tísica de *La dama de las camelias*, en la que se basa la ópera *La Traviata*. Desde mi punto de vista el anhelo romántico de la protagonista tiene relación con la tuberculosis. Veo como la persona se consume por un anhelo que no es posible alcanzar. El mismo elemento de anhelo romántico aparece en la música de Chopin, que también sufrió esa enfermedad.

¿Por qué debería estar relacionado el anhelo romántico con la tuberculosis? Ese anhelo o deseo de proximidad se siente como un flujo de excitación que recorre la parte frontal del cuerpo y carga la boca, los labios y los brazos. Es la sensación que le produciría a un niño o a un bebé alargar los brazos hacia su madre para tocarla y para tomar el pecho. La satisfacción de ese deseo en un niño le lleva a la dicha; pero si no se satisfacen sus necesidades orales, el anhelo del niño persiste hasta la edad adulta en forma de un dolor constante en el pecho y en la garganta. En el siglo XIX, cuando criar a los hijos amamantándolos era lo habitual, los niños conocían esta dicha. Pero cuando los destetaban muy pronto, la búsqueda de la satisfacción oral que equivale a la dicha se transformaba en la búsqueda de un amor romántico, que posiblemente no pudiera satisfacer la necesidad oral. Para un adulto la satisfacción es posible solo en el nivel realista de la sexualidad como orgasmo, no al nivel romántico de amor como dicha. En el individuo romántico del siglo XIX, que además estaba inhibido sexualmente, el anhelo oral insatisfecho se mantenía en el pecho, creando tensión e imponiendo estrés en los pulmones. Este estrés predisponía a la tuberculosis.

El estado emocional de anhelo oral insatisfecho no es el único factor causante de esta enfermedad. La persona tiene que estar expuesta al germen. Sin embargo, desde hace tiempo se ha reconocido que no todo el que está expuesto al germen desarrolla la enfermedad. Por tanto debemos buscar otros factores. Vivir en entornos de pobreza, el hacinamiento, una nutrición deficiente, la falta de aire fresco y de ejercicio y la fatiga contribuyen a agotar la energía de una persona y a volverla impotente para hacer frente a la infección. Sin embargo, si el estrés vital se vuelve insoportable, el factor que en mayor medida determina que la enfermedad se desarrolle es la actitud caracterológica.

Si a la tuberculosis se la puede considerar como la enfermedad representativa del siglo XIX, en parte porque estaba relacionada con el romanticismo de ese siglo, ¿qué enfermedad estaría asociada a la actitud de los individuos del siglo XX? Cuando les hice esta pregunta a mis amigos, tras describirles la relación de la tuberculosis con el romanticismo del siglo XIX, inmediatamente respondieron que era el cáncer. Yo había pensado lo mismo. Esto significa que hay una actitud emocional que tiene la misma relación con el cáncer que el anhelo romántico con la tuberculosis. Sería también la actitud típica de la segunda mitad del siglo XX. Esa actitud es la desesperación. Henry E. Sigerist expresa la idea de que la enfermedad y la cultura están relacionadas diciendo: «En cada época hay ciertas enfermedades que sobresalen y [...] son características de dicha época y encajan en toda su estructura».[10]

He de decir que Wilhelm Reich tenía la misma idea. Planteaba que el terreno en el que se desarrolla el cáncer es la resignación emocional. Describió el proceso de la enfermedad como una contracción de la energía vital en el cuerpo, y las células cancerosas como un producto de la desintegración del tejido normal. Quien esté interesado en un conocimiento más profundo del proceso del cáncer del que ofrece la medicina tradicional debería leer el libro de Reich *The Carcinomatous Shrinking Biopathy* (La biopatía del cáncer). Sin embargo, no es igual desesperación que resignación emocional, porque la desesperación no existe sin esperanza. Cuando la esperanza se pierde o nos rendimos, la desesperación se transforma en resignación, que es abandonarse a la muerte. En el paciente de cáncer estas actitudes emocionales no son conscientes. Es característico de él negar primero su desesperación y, más tarde, la resignación emocional en la que termina.

Negar la desesperación crea una situación de estrés para el organismo que lentamente va agotando sus reservas de energía. Esto se ve con claridad cuando nos percatamos de que la negación consiste en sumergirse de lleno en una actividad aparentemente significativa manteniendo una fachada de optimismo. Este falso optimismo es una defensa contra la desesperación subyacente, e impide descargarla llorando y lamentándose. La actividad tampoco sirve para nada ya que, inconscientemente, fue creada con el único fin de negar la desesperación. Se necesitan una energía y una voluntad considerables para mantenerse de pie y en movimiento frente a un intenso deseo de rendirse y dejarse llevar. Cuando finalmente se llega al agotamiento, el organismo se resigna a la muerte y lentamente rinde su vida. Ese es el proceso inconsciente. Al nivel consciente se llevan a cabo todos los esfuerzos posibles para mantener la fachada del optimismo y seguir adelante. Puede parecer una contradicción decir que si cedemos a la desesperación descubriremos la vida y la alegría pero es verdad, como explico en mi libro *The Fear of Life* (El miedo a la vida). La desesperación surge de las experiencias de la niñez y representa nuestra impotencia para conseguir el amor de nuestros padres. Al llegar a adultos somos igualmente impotentes para conseguir el amor pero nuestra necesidad es más de amar que de ser amados. También necesitamos amarnos a nosotros mismos. A ese nivel no somos impotentes y no existe una verdadera razón para la desesperación.

La afirmación de que la desesperación es la actitud habitual de la segunda mitad del siglo XX requiere una explicación. Para mí la desesperación está relacionada con la falta de amor en la vida, no de amor en el sentido espiritual sino de amor en el sentido físico de alegría y buen ánimo. ¿Cuánta alegría hay en nuestro mundo? Estamos tan obsesionados con el poder, la productividad y el rendimiento que se nos escapan los placeres sencillos de la vida. Como dice un conocido lema publicitario, *We are driven* (Estamos motivados). O, en otras palabras, somos esclavos de un sistema económico que promete satisfacción pero produce frustración. Cuanto más progresamos en la escala económica, menos libertad tenemos, y sin libertad no hay alegría. Solo podemos sentirnos plenos como seres humanos cuando nuestras vidas están enraizadas en nuestros cuerpos, en nuestra naturaleza animal y en la tierra. Desgraciadamente nuestra cultura tecnológica cada vez nos separa más de estas conexiones fundamentales. He perdido la esperanza de que algún día pueda producirse plenamente el restablecimiento de estas conexiones, la libertad o la alegría. Pero mi desesperación es consciente y la expreso. Y, como no creo en el sistema, no me esclaviza. Puedo sentir cierta alegría en mi vida.

Dada la actitud caracterológica de mi personalidad, soy más propenso a un ataque cardiaco que a un cáncer. El infarto de miocardio también puede considerarse una enfermedad común de nuestro mundo moderno. Creo que soy vulnerable a esta afección debido a la rigidez de mi pecho, que crea tensión en el corazón. He conocido a muchos hombres que sufrieron ataques de corazón y todos ellos tenían un tórax estrecho y rígido permanentemente dilatado. Para entender por qué la rigidez de la caja torácica crea una situación de estrés para el corazón, tenemos que comprender la actitud emocional que expresa la rigidez. Es una defensa para evitar que nos hieran, como todas las corazas musculares. La rigidez de la pared pectoral actúa como un peto que protege el corazón. Por supuesto, la herida que tememos no es física sino emocional. De hecho, estamos diciendo: «No permitiré que nadie me toque el corazón». Esta maniobra tiene sentido para quien la realiza porque ha sufrido una herida profunda. Le «partió» el corazón la falta de amor y comprensión de sus padres. Por eso protege su pobre corazón «partido» encerrándolo en una caja rígida.

Pero el corazón ansía ser libre y abrirse, porque sin libertad no hay alegría y sin alegría no hay amor. Sin embargo, esa persona no se atreve a aflojar el pecho y abrir su corazón; tiene mucho miedo a que le hagan daño. De manera que queda apresada por la misma defensa que erigió para protegerse. Y su corazón está literalmente atrapado en la caja torácica. En esta situación lo que crea estrés es el deseo de escapar y ser libre, el miedo a escapar o el deseo de amar y el temor a que le hagan daño. Atrapada en este conflicto, se encuentra profundamente frustrada y siente un gran resentimiento. Pero no expresa estos sentimientos porque alberga un profundo sentido de culpa proveniente de su miedo al amor. Esta dinámica interna lleva a este individuo a situaciones en las que se siente atrapado: podría tratarse de un trabajo o un matrimonio insatisfactorios. Al ser incapaz de liberarse, se vuelve vulnerable a un ataque cardiaco.

En mi opinión el ataque cardiaco se produce tras una reacción de pánico. El pánico no se siente como tal antes del ataque; más bien es el infarto de miocardio en sí lo que provoca pánico. Uno podría pensar, por tanto, que el ataque cardiaco es la causa de la sensación de pánico, pero este enfoque pasa por alto el hecho de que el pánico es la actitud emocional de quien sufre los ataques de corazón. Ese pánico se expresa mediante el pecho rígido y excesivamente hinchado, y es la sensación de estar atrapado. Aunque decimos «me siento atrapado», sería más acertado decir «siento pánico porque noto que estoy atrapado». Sin embargo, la rigidez de las paredes pectorales que forman la trampa y crean el estado de pánico es al mismo tiempo una defensa contra la percepción del pánico. La coraza muscular niega la vulnerabilidad y el pánico de la persona y, al mismo tiempo, es una expresión de ambas cosas.

La mayoría de la gente que enferma no es consciente de las fuerzas de su personalidad que la predisponen a la enfermedad. Este desconocimiento es lo que permite que el estrés aumente hasta llegar al punto de estallar. La posible víctima de un ataque cardiaco no nota que está atrapada ni siente el pánico asociado con esa sensación. Puede, y con frecuencia lo hace, emplear algunos medios especiales para evitar ser consciente de ello. El más frecuente es el abuso del alcohol. Esto lo ilustra el caso de un hombre que, al volver de noche a casa tras todo un día soportando una gran presión en la oficina, tomaba unas copas antes de cenar y luego veía la televisión hasta quedarse dormido, una conducta que repetía prácticamente todos los días laborales. Era el comportamiento de un hombre atrapado que no podía enfrentarse a su situación vital. Una mañana, cuando iba a la oficina, cayó al suelo fulminado por un ataque al corazón.

Aunque podemos reconocer en algunos individuos una causa para la predisposición a los ataques cardiacos, solo podemos hacer conjeturas sobre la causa que provoca el desenlace. ¿Qué sucede para activar el cierre coronario que causa el ataque? ¿Por qué ocurre en un momento y no en otro? ¿Por qué este día y no un día antes? Puedo responder que antes del ataque la persona se encuentra en la fase de resistencia o adaptación. Está lidiando con el estrés, o, al menos, eso parece. Cuando un organismo se encuentra en la fase de adaptación o resistencia, significa que el estrés era abrumador y que la forma de manejarlo fue movilizar la reserva de energía y la voluntad. La naturaleza del estrés que conduce a la enfermedad cardiaca coronaria fue estudiada intensamente por Rosenman y Friedman. Según ellos, este estrés reside en una situación en la que un individuo que «exhibe una personalidad con rasgos exacerbados de agresividad, ambición, competitividad, y está orientado al trabajo, preocupado por las fechas límite, y se muestra impaciente y con una fuerte sensación apremiante del tiempo» acepta un reto que hay que alcanzar o conseguir. Quienes muestran estos rasgos son los llamados individuos de tipo A. Con frecuencia tienen una presión sanguínea alta y niveles elevados de colesterol en la sangre. La presión sanguínea alta refleja un empuje de gran intensidad que se mantiene mediante la esclerosis de las arterias. Las arterias, entre ellas las coronarias, de estos individuos se vuelven cada vez más ateroscleróticas. Este endurecimiento de las arterias, que se asocia a un estrechamiento de su lumen, es el producto del estrés en el que viven.

Según Rosenman y Friedman, la manera más fácil de hacer el diagnóstico de los individuos del tipo A es basándose en sus características físicas. Algunas de ellas son un estado general de tensión (ausencia de relajación corporal, respiración con la parte superior de los pulmones, musculatura facial tensa, patrones de lenguaje explosivos y apresurados, movimientos corporales enérgicos e impacientes, etc.).

Estos signos corporales expresan cierto grado de dolor así como de empuje. La sensación apremiante refleja también un pánico subyacente. De hecho, el empuje del individuo tipo A proviene de un pánico inconsciente. Se ve empujado a estallar o a escapar porque en algún nivel se siente atrapado. No hay alegría en la vida de la persona competitiva y, por consiguiente, no hay libertad. Del mismo modo, tampoco hay tiempo ni energía para el amor. Para mi enorme sorpresa, me encontré con la siguiente afirmación en una galleta de la suerte: «El amor es un ablandamiento de las arterias del corazón».

Con frecuencia, además del efecto del estrés continuo, lo que precipita las enfermedades cardiacas coronarias es una nueva conmoción emocional que añade una carga extra de estrés a un organismo ya de por sí sobrecargado. En el caso del ataque al corazón, la nueva conmoción puede ser el fracaso de un intento de escapar de la trampa. Lo curioso es que es el intento mismo de escapar lo que provoca el pánico como fuerza activa. He visto a menudo cómo sucedía esto en una terapia en la que, con suerte, la persona está preparada para ese tipo de desarrollo. La destrucción de la posición defensiva permite que los sentimientos emerjan. Si la defensa se basa en una pared pectoral rígida, movilizar el pecho mediante la respiración profunda puede provocar el pánico subyacente. Esto me sucedió en mi primera sesión terapéutica con Reich, que describí en *La bionergética*. La tentativa de escape puede tomar la forma de un nuevo movimiento, una oleada de sentimiento o un pensamiento emocionante. Si el que experimenta esto no es capaz de manejar la ansiedad o el pánico subsiguientes, cerrará la apertura. Algo como esto ocurre durante un ataque cardiaco, que es el cierre de una arteria en el corazón que puede ocasionar que el mismo corazón se cierre.

En la mayoría de los casos de enfermedades cardiacas coronarias, el cierre de una arteria coronaria se debe al espasmo que con frecuencia se sobrepone a las arterias ateroscleróticas o endurecidas. Solo recientemente han tomado conciencia los médicos del importante papel que desempeña ese espasmo en los ataques al corazón. El espasmo arterial responde al sistema nervioso adrenérgico o simpático, que se activa por el frío, por el estrés o por una excitación fuerte.

Reich vinculó el sistema nervioso simpático con la ansiedad mientras que el opuesto, el parasimpático, se relacionaba con el placer. Este último sistema dilata las arterias. La descripción está bastante clara. El espasmo coronario surge de un ataque de ansiedad en el corazón. La ansiedad o el dolor surgen de una sensación profundamente asentada de estar atrapado. Por último, debemos reconocer que el espasmo es la reacción del músculo ante la conmoción.

Las ideas que acabamos de ver son el resultado de mi observación de varios hombres, que conocía bien, que padecieron ataques cardiacos. Dos de los casos son aleccionadores. Se trata de hombres cuyos primeros matrimonios terminaron en divorcio y que volvieron a casarse al poco tiempo. El primer matrimonio había sido insatisfactorio y salieron de él. Pero el segundo resultó igualmente insatisfactorio y ambos se sentían atrapados. Uno de ellos hizo un esfuerzo por cambiar de vida, por conseguir más placer y satisfacción; sin embargo, cuando ese esfuerzo estaba a punto de dar fruto, sufrió un ataque al corazón y se rindió. Ninguno de los dos estaba preparado para enfrentarse al hecho de estar atrapado o para afrontar abierta y directamente sus sentimientos.

La mejor protección contra los ataques cardiacos es el amor. El corazón que ama es libre y gozoso. Pero para que el amor sea completamente eficaz como prevención, tiene que expresarse físicamente. La expresión física más intensa del amor es el orgasmo sexual. En el orgasmo completo el corazón se libera de su prisión ya que se eliminan los límites del ser. El éxtasis que produce está ligado a su gran sensación de libertad. Tras un buen orgasmo, uno siente el corazón ligero y gozoso. Toda la tensión que lo rodea parece haber desaparecido. Uno se siente rejuvenecido; el corazón vuelve a ser joven. Un orgasmo de este tipo solo es posible si se es libre para amar por completo.

La artritis es otra enfermedad que puede entenderse solo como una reacción al estrés. Esta afirmación se basa en los hechos de que no hay ningún germen implicado como agente etiológico y de que la cortisona, una medicación antiestrés, es eficaz para tratar los síntomas. La cortisona actúa suprimiendo el proceso inflamatorio de las articulaciones que Seyle ve como una inadaptación y una reacción excesiva del cuerpo a «heridas comparativamente inocuas».[11]

La reacción exagerada del cuerpo a «heridas comparativamente inocuas» se ve en las alergias. Cualquiera que haya padecido de alergia al polen sabe con qué violencia puede reaccionar el cuerpo a la irritación menor del polen. Pero este es solo el factor desencadenante: su acción es parecida a la de la cerilla que enciende la mecha. La sustancia explosiva es la predisposición. En el caso de la alergia al polen, la sustancia explosiva es la hipersensibilidad de los tejidos debida al continuo estrés que padecen. Ese estrés está causado por la supresión del llanto que se desencadenó por una conmoción. El padre ordenando al niño en un tono iracundo de voz que deje de llorar puede dar lugar a una conmoción del organismo. Esta conmoción llevará a un conflicto entre la necesidad de llorar y el miedo a llorar. Si este conflicto es activo cuando el polen está en el aire, los tejidos se volverán sensibles a él. Pero para entender la reacción de la alergia al polen, debemos verla como un intento de descargar la tensión subyacente y no como una simple respuesta al agente irritante. Mientras el conflicto persista, el polen podrá activar la reacción de la alergia. Los antihistamínicos impiden la reacción alérgica secando las membranas mucosas y desactivando el conflicto mediante la insensibilización de los tejidos.

La gente vuelve a reaccionar una y otra vez de forma exagerada ante cualquier situación que le remueva un trauma o un conflicto del pasado. Esto se ve continuamente en la terapia bioenergética. El mejor ejemplo es la reacción que se suele tener a cualquier presión en la musculatura tensa que rodea a los órganos genitales. Muchos pacientes casi se salen de su piel cuando se les toca. Reaccionan quedándose paralizados por el miedo a que se les haga daño en esta zona. Este miedo es la ansiedad de la castración que desarrollaron en el periodo edípico al sentir que los amenazaban con la castración por competir sexualmente con el progenitor de su mismo sexo. Esta experiencia temprana fue una verdadera conmoción para el organismo, y causó la retirada de la sensación sexual y de la energía sexual de la pelvis.[12] Después de que la conmoción disminuya vuelve parte de la energía pero es vacilante y está rigurosamente controlada. Cualquier movimiento inesperado que haga con los dedos cuando estoy trabajando en esa área produce a menudo una reacción como de conmoción en el paciente.

Obviamente le recuerda a la antigua experiencia y suscita la misma reacción. De igual modo, un niño que haya sido mordido por un perro pucdc ponerse histérico al ver acercarse un perro desconocido.

El punto débil de Seyle en el conocimiento de la artritis es que no tiene en cuenta el poder de los factores emocionales en la producción del distrés y de la enfermedad. Los experimentos de Harold G. Wolfe y sus colegas del Hospital de Nueva York han demostrado claramente que el simple hecho de comentar temas emocionalmente dolorosos con los pacientes produce una intensificación de sus problemas. Lo siguiente es un ejemplo: «Cuando se sometió a los pacientes con una tensión sanguínea normal y a los hipertensos a una entrevista en la que se trataron conflictos personales con ansiedad y resentimiento conscientes o inconscientes, el resultado fue una presión arterial elevada, un acortamiento del tiempo de coagulación y de la tasa de sedimentación y un incremento de la viscosidad de la sangre».[13] Este tipo de reacción al estrés apareció en la mayoría de los sistemas de órganos sensibles. Así, en un paciente con el colon vulnerable, se observó un incremento de la vascularidad, la motilidad y la fragilidad de la mucosa cuando una conversación sobre su hermana política le despertó sentimientos de hostilidad, resentimiento y culpa.

Estos dos ejemplos del estudio de Wolfe muestran el efecto estresante inmediato de un conflicto emocional. Pero la pregunta que pocos investigadores pueden responder claramente es: ¿por qué unos reaccionan al estrés con artritis mientras que otros desarrollan una colitis ulcerosa? Están de acuerdo en que la vulnerabilidad del órgano viene determinada por experiencias vitales tempranas que crean patrones de conducta al tratar con el estrés. Entonces, ¿cuál es el patrón de conducta que predispone a un individuo a la artritis? Vamos a examinar el problema artrítico desde la perspectiva de la bioenergética.

La artritis es una perturbación de la motilidad de un organismo. La articulación artrítica está literalmente paralizada debido al dolor del proceso inflamatorio o a los procesos degenerativos de las superficies articulares. Pero ambos son fenómenos secundarios. En realidad la perturbación de la motilidad es anterior a la enfermedad artrítica. Sabemos por nuestros estudios sobre pacientes con esta enfermedad que sufren un fuerte conflicto en su personalidad relacionado con la expresión de los impulsos agresivos. Este conflicto se encuentra justo bajo la superficie, en contraste con los individuos masoquistas, en quienes está suprimido a un nivel más profundo. Los artríticos suelen tener una estructura de carácter rígida aunque presentan tendencias masoquistas. Puede que incluso se dé un marcado elemento esquizoide en su personalidad. La rigidez es lo que los predispone a la artritis. Por ejemplo, en las manos con algo de artritis descubrimos una tendencia a la contractura al flexionar los dedos. Con frecuencia la mano artrítica en su estado contraído se asemeja a una garra. Uno puede presuponer que el bloqueo inconsciente del impulso de arañar es lo que crea la contracción.

En un caso en el que la artritis de las manos era muy grave y había causado una deformación pronunciada en forma de garra, sugerí a la paciente que su trastorno podía deberse a los impulsos agresivos reprimidos. Ella rechazó con vehemencia esa sugerencia. Era artista, y se veía a sí misma como una persona sensible y considerada. La imagen de su ego no admitía la posibilidad de que pudiera albergar impulsos agresivos hostiles o negativos. Pero como esos impulsos existen en todos los miembros de nuestra cultura, su negación delataba el conflicto. La necesidad de suprimir los impulsos somete al cuerpo a un estrés considerable. Sin embargo, mientras uno tenga energía para afrontar el estrés, permanecerá en un estado de resistencia y no se desarrollarán los síntomas de la enfermedad. El agotamiento de la energía o un estrés adicional sobrevenido en forma de conmoción pueden arrastrar a la enfermedad.

El organismo puede verse abocado a un estado de conmoción cuando la expresión del sentimiento se enfrenta con una fuerte reacción hostil del entorno. Los niños experimentan conmociones continuamente debido a las reacciones negativas de sus padres. Como hemos visto, la conmoción se produce por la retirada de energía de la superficie del cuerpo. El efecto que provoca es congelar el cuerpo, inmovilizándolo. Esta conmoción es parecida a la que causa el trastorno esquizoide. En este último caso la conmoción es más grave y más prolongada, y surge porque al niño se le niega el derecho de ser.

Por tanto, la personalidad esquizoide está encerrada en un estado de inmovilidad congelada. Cuando los padres son menos hostiles y, en consecuencia, la conmoción es menos grave, hay una recuperación energética que supera el estado de inmovilización. Se restablece alguna agresividad pero el niño pronto aprende a tener cuidado de no enfrentarse a sus padres. Desarrolla el control sobre la expresión de los sentimientos negativos mediante la formación de un superego. Este control se manifiesta a nivel corporal en forma de tensión y rigidez muscular. Aparentemente el niño se ha adaptado de manera satisfactoria y la situación se ha estabilizado. El estrés sigue funcionando a un nivel inconsciente. El organismo se halla en la fase de resistencia.

El ataque artrítico por lo general se desarrolla tras una o más conmociones producidas como reacción a algunos impulsos agresivos. La conmoción no necesariamente es consecuencia de una acción exterior; de hecho, a menudo no es así. Quien la experimenta se asusta de sus propios sentimientos agresivos e inconscientemente retira esta energía de sus miembros, que son sus órganos de agresión. A la retirada de energía de la periferia del cuerpo le sigue generalmente un resurgir de la energía. Esta recuperación o flujo de energía que vuelve a las articulaciones paralizadas produce la inflamación característica de la artritis reumatoide y el dolor asociado con ella. Esta secuencia de eventos encaja con nuestro concepto básico de que la enfermedad representa el intento del cuerpo de recobrar su plena capacidad funcional.

Adele Davis, famosa nutricionista que había practicado la terapia reichiana, cuenta la historia de una mujer que le consultó acerca de un trastorno reumático que sufría en las manos y en los codos. Hablando con la paciente, Davis comprendió que la mujer sentía mucha ira hacia su hermano. Davis le entregó una almohada y le dijo que la golpeara con los puños para descargar su ira. Inmediatamente después de expresar la ira, las manos y los puños de la mujer se sintieron libres del dolor y en poco tiempo su problema desapareció.

He trabajado con muchos pacientes artríticos y tengo que confesar que nunca he obtenido un resultado semejante. Nunca he sido capaz de hacer que ninguno de ellos exprese totalmente su ira. Por lo general mis intentos de hacer que la expresen solo han conseguido que el trastorno artrítico empeore. Y por consiguiente han abandonado la terapia. Mi error se debió al hecho de que nunca les hice expresar ninguna ira auténtica porque estaban muy asustados o se sentían muy culpables. Por eso, en lugar de llevar la energía a sus manos y a sus miembros la retiraron, dando lugar a una conmoción y a un agravamiento de su enfermedad. He llegado a la conclusión de que en el futuro tendría que exigirles a los pacientes que afrontaran el miedo y la culpa que sienten por su hostilidad antes de hacerles expresar la ira.

Veamos ahora la colitis ulcerosa. Wolfe, que estudió a algunas personas que la sufrían, dice: «El paciente con colitis ulcerosa suele ser un individuo aparentemente tranquilo y pacífico, más dependiente de lo habitual. Al profundizar en esta tranquilidad externa, vemos claramente que aunque por fuera se muestra muy sereno, está sentado sobre "un barril de pólvora" de intensa hostilidad, resentimiento y culpa».[14] Sin embargo, esta descripción también encaja con muchos pacientes artríticos e incluso con otros que no reaccionan con síntomas físicos. Tenemos que saber por qué a una persona el ataque le afecta al intestino, a otra a las articulaciones y a una tercera a otro punto del cuerpo. En parte la respuesta a esta pregunta nos la puede proporcionar el análisis del historial del paciente. Pero otra parte hay que buscarla en el análisis de la dinámica de la enfermedad.

La retirada de energía de la parte inferior del intestino está asociada a la emoción del miedo. La base para esta afirmación es el lenguaje del cuerpo. En inglés existe la expresión «tener tripas», que significa tener valor. Sin embargo, como todo el mundo tiene «tripas», la expresión solo tiene sentido si se refiere al sentimiento de las tripas. La persona que siente sus tripas tiene valor, y la que no las siente es un cobarde, es decir, está asustado. Notar o sentir responde a la carga energética. Así, cuando una persona está muy asustada, «cagada de miedo», como se dice vulgarmente, la energía se le va de las tripas. Esto pone al abdomen en un estado de conmoción. La recuperación o la vuelta de la energía y de la sangre producen la diarrea sanguinolenta o la colitis ulcerosa. Esta reacción se debe al hecho de que el estado de «conmoción» del revestimiento mucoso intestinal le impide retener el líquido cargado que viene de vuelta y este se filtra al colon, llevando consigo el revestimiento desprendido del intestino. En casos menos graves el resultado es una colitis mucosa. Cuando el estrés o el miedo es más grave, se produce una ulceración en el intestino, como observó Seyle, y como consecuencia de ello una hemorragia intestinal.

Aunque el miedo afecta a los intestinos de cualquier individuo, no todo el mundo reacciona con colitis. En mucha gente los ojos son la zona que el miedo elige como objetivo. Decimos: «Se le abrieron los ojos de par en par de miedo». Una persona está predispuesta a esta reacción por las experiencias que haya experimentado en su más tierna infancia. Creo que cuando la reacción es en el intestino, tiene relación con la falta de apoyo. La sensación de estar indefenso frente a lo que parece una amenaza abrumadora es el miedo que conmociona al intestino. Los bebés y los niños muy pequeños sienten este tipo de miedo cuando les asusta una persona desconocida o un sonido en ausencia de su madre o de su padre. Los individuos que tienen una fijación emocional en este nivel inicial están predispuestos a este tipo de reacción. Podríamos describir a esta clase de personas diciendo que tienen un carácter oral que denota una falta de cariño y de apoyo de una figura materna. Y esta clase de personas, como señaló Wolfe, son más dependientes de lo normal.

El estrés en estos individuos no está causado por la dependencia sino por el esfuerzo de negar que necesitan ayuda. Esto lo hacen apretando el vientre y los intestinos para no sentirse ansiosos ni inseguros. Con esta maniobra uno no se siente seguro; más bien está destinada a dejar de sentir. De hecho, la persona se está sujetando por las tripas. En el carácter oral, como indiqué en *El lenguaje del cuerpo*, las piernas son débiles pero están rígidas. La rigidez proporciona una ilusión de que «te sostienes sobre tus propios pies» cuando, en realidad, el carácter oral se aferra a los otros. Como sucede en otras ocasiones, la enfermedad no sale a la superficie hasta que la persona entra en un estado de agotamiento. Antes de llegar a este momento el carácter oral se encuentra en la fase de resistencia. Usando su reserva de energía la persona puede lidiar con el estrés surgido al negar y suprimir su inseguridad y su necesidad. Pero otra conmoción surgida a raíz del peligro, junto con la sensación de indefensión o con la retirada de apoyo de un ser querido, puede provocarle una colitis ulcerosa. De esta manera la situación se vuelve más difícil de lo que puede manejar y entra en un estado de distrés.

El carácter oral, debido a su antigua privación de amor y de apoyo, abriga fuertes sentimientos de resentimiento y de hostilidad. Y como estos sentimientos están dirigidos principalmente a la persona que puede dar cariño, van acompañados de culpa. «No muerdas la mano que te da de comer» es un dicho que haría que un niño se sintiera culpable de su hostilidad hacia su madre. En realidad la sensación de hostilidad se suprime en pro de la supervivencia, mucho antes de que el ego se desarrolle. La supresión de la hostilidad proporciona la base somática para la idea de la culpa.

Si este análisis que acabamos de ver es correcto, el tratamiento de la enfermedad debe aspirar a ayudar al individuo a lograr una sensación interna de apoyo que vendría de sentir plenamente las piernas sobre la tierra. Esto requiere un programa de trabajo físico intensivo con las piernas y con los pies para que recobren la energía y la sensibilidad. Pero el paciente con esta enfermedad opondrá resistencia a esta clase de programa. No confía, como sucede con cualquier carácter oral, en que pueda apoyarse en el suelo más de lo que podía apoyarse en su madre. La madre es el primer «terreno» del bebé, y permanece por siempre identificada con la tierra y con el suelo. Por eso el paciente no se atreverá a caer. El miedo a caer está relacionado con el miedo a estar indefenso y abandonado. Para contrarrestar este miedo, uno tensa los músculos de las piernas y las convierte en apoyos rígidos carentes de sensibilidad. Al mismo tiempo la persona tensa el vientre para no sentir miedo. El intenso trabajo físico con las piernas no tiene como propósito hacerlas más duras sino más suaves. De hecho, a consecuencia de los ejercicios se sentirán más débiles, no más fuertes. A la persona le parecerá que sus piernas no la sostienen. Esta sensación es la verdadera percepción de las piernas y denota que ahora está en contacto con ellas y con el suelo. Asimismo denota que la rigidez ha disminuido enormemente. La sensación de que las piernas no te sostendrán produce ansiedad. Es la llamada ansiedad de caer.

Luego, conforme uno trata esta ansiedad a base de seguir ejercitando las piernas, estas se vuelven más fuertes porque pueden sostener a la persona sin volverse rígidas.

Al mismo tiempo trabajamos con la respiración para hacerla más profunda y más abdominal. Y también trabajaremos directamente los músculos tensos de los intestinos y de la pared abdominal para relajarlos. Este trabajo conduce a la liberación del llanto mediante sollozos profundos. Con la liberación de este llanto el vientre se relaja. Y quedará relajado si se analizan los conflictos emocionales enterrados en la personalidad y se trabaja hasta superarlos.

Creo que este enfoque sería eficaz para curar a una persona de colitis ulcerosa. Sin embargo, como todos los individuos neuróticos, ofrecerá alguna resistencia al proceso de recuperación. En parte esta resistencia surge del miedo subyacente bajo la enfermedad, un miedo que el paciente se niega a sentir. De forma inconsciente hará todos los esfuerzos posibles para evitar sentir la debilidad de sus piernas y la ansiedad de caer con la que la asocia. Ese es su patrón neurótico. Otra fuente de resistencia son las ventajas secundarias que le aporta el hecho de estar enfermo. Como enfermo, en realidad no tiene que valerse por sí mismo, y tendrá el apoyo y la atención que tanto deseaba. El enfermar se convierte en una salida fácil, en el sentido de que uno puede abandonar toda la lucha neurótica para superar su debilidad sin admitir que ha fracasado.

En un sentido más profundo, la enfermedad ofrece a la persona una oportunidad real de trabajar sus actitudes neuróticas y encontrar una manera más sana de vivir. La crisis que lleva a la enfermedad interrumpe la lucha neurótica que ha agotado su energía y puede permitirle, en la fase de la convalecencia, una reconstrucción de las reservas de energía. Desde este punto de vista toda enfermedad puede verse como el intento del cuerpo por recuperarse. Todo depende de si la persona puede entender y aceptar las sensaciones que experimenta en lugar de forcejear con él para controlarlas.

PREVENIR LA ENFERMEDAD, MANEJAR EL ESTRÉS

He explicado cómo el estrés viene de una situación que exige un gasto de energía al organismo. Si este tiene suficiente energía para satisfacer esa exigencia, no hay problema. El problema surge cuando la exigencia es excesiva. En ese caso la reacción normal y saludable es alejarse de la situación. Todos los animales siguen este patrón de comportamiento, que se rige por el principio del placer y el dolor. Vivir nos resulta placentero cuando tenemos suficiente energía para satisfacer las exigencias de la vida. Cuando las exigencias son excesivas o nos falta energía, el estrés se vuelve distrés, que es doloroso. El principio del placer y el dolor nos dice que todos los organismos buscan el placer e intentan evitar el dolor.

Los seres humanos están también gobernados por otro principio llamado el principio de la realidad, que afirma que una persona prescindirá del placer y tolerará el dolor si cree que dicho comportamiento le llevará a un placer mayor o a evitar un dolor mayor en el futuro. Debido a este principio, la gente no siempre se aleja de las situaciones estresantes o dolorosas. Un niño pequeño enfrentado a unos padres hostiles que lo castigan no puede retirarse físicamente de esa situación. Estar solo le da más miedo que el dolor que debe soportar. Pero esta sumisión no alivia el efecto de la conmoción resultante de la hostilidad o del castigo.

Hay una alternativa a la huida. Si uno tiene la energía y la fuerza suficientes, puede luchar contra el agresor, lo cual, si tiene éxito puede impedir el dolor y el estrés. La lucha o la huida son las reacciones animales básicas ante las situaciones estresantes o dolorosas. Tanto en la lucha como en la huida se movilizan las reservas de energía mediante la acción de la adrenalina para hacer frente a la emergencia. Estas emergencias en el mundo animal suelen ser de corta duración: el ataque de un depredador, por ejemplo. La presa escapa y la emergencia llega a su fin.

Por lo general, no hay escapatoria a la hostilidad de los padres. El niño se ve obligado a ceder a sus exigencias. En el nivel físico no puede escapar ni luchar pero mentalmente puede hacer ambas cosas. Puede retirarse de una situación si corta su contacto con la realidad.

La manera de hacerlo es retirar energía de la periferia del cuerpo. Se trata de un patrón esquizoide o esquizofrénico y también es el equivalente de una conmoción. El individuo esquizofrénico permanece en un estado más o menos permanente de conmoción que le hace insensible a la realidad. Por eso, en ese estado, el estrés vital o el de la realidad no le afecta, y así no desarrollará una enfermedad psicosomática como las descritas anteriormente. Las autopsias de esquizofrénicos revelaron que tienen el corazón y los vasos sanguíneos como los de los jóvenes. El precio que pagan por su protección del estrés es estar alejados de la vida. Su existencia transcurre en una especie de limbo, no están muertos ni tampoco completamente vivos. Al retirarse limitan su capacidad de absorber energía, su respiración es muy superficial. Mencioné antes que el individuo esquizofrénico no es tan susceptible a los resfriados como los demás porque permanece en lo que podríamos llamar un estado de congelación. Sin embargo, su respiración deficiente aumenta la probabilidad de que con el paso de los años sufra una neumonía. En el pasado, antes de que existieran los antibióticos, era frecuente que fallecieran por esta enfermedad.

La forma de luchar fisiológicamente es tensar el cuerpo para que pueda aguantar el castigo sin venirse abajo. Externamente el niño parece que se ha sometido; por dentro se pone rígido para resistirse a las exigencias de sus padres. Esta tensión y rigidez de los músculos puede ser localizada o generalizada pero en ambos casos significa «no lo haré» en el lenguaje del cuerpo. Pero al hacer esto el conflicto se interioriza, ya que con su sumisión explícita el ego del niño incorpora las exigencias de los padres como objetivos válidos. Así, una parte del ego, el superego o ego ideal, manda que se alcancen estos objetivos, mientras que otra, la resistencia suprimida, lucha para que no se consigan. El niño también acepta la racionalización y la justificación de sus progenitores por su actitud negativa, es decir, si fuera como desean sus padres, ellos lo querrían. Este es el patrón habitual del neurótico, que acepta la realidad tal y como la declaran sus padres y se esfuerza en satisfacer sus exigencias. Será como le exigieron sus padres. Pero todo lo que en realidad puede hacer es erigir una fachada de conformidad, ya que por dentro es justo lo contrario.

La diferencia básica entre la actitud del esquizofrénico y la del neurótico es que mientras que la del primero representa una retirada de energía de la superficie y de la realidad, en el neurótico se invierte una gran cantidad de energía en fabricar una apariencia superficial que se hace pasar por la verdadera realidad. Por eso, vimos que una persona que padecía colitis ulcerosa, alguien del tipo de carácter oral, ha creado una fachada que niega sus necesidades, su dependencia y su miedo de caer, mientras que alguien que desarrolla artritis, básicamente alguien del tipo de carácter rígido, no reconoce su agresividad negativa y muestra una fachada de atención y desvelo por los demás. Recientemente trabajé con una joven que padecía lupus eritematoso. Esta es una enfermedad que podría describirse acertadamente como autodestructiva en la que una parte del cuerpo, el sistema inmunológico, parece reaccionar negativamente a sus propios tejidos. En su caso los síntomas eran debilidad, inflamación pulmonar, una erupción facial y trastornos oculares. Su fachada era la de ser «la niña buena de papá». Su papel requería una inhibición de su sexualidad, una supresión de sus deseos románticos y una negativa a reconocer su rabia contra su padre y los hombres en general. A cambio esperaba obtener el amor y la protección de su padre y de otros hombres con quienes salió. Nunca había conseguido esto de ninguno de ellos. Sí consiguió promesas tácitas de amor y de protección que nunca se cumplieron. Aun así creía en ellas e invertía su energía en el esfuerzo de hacerlas realidad.

Mientras pudiera mantener la fachada, estaría en la fase de resistencia y sin síntomas de enfermedad. Sin embargo, tenía que soportar un gran nivel de estrés porque mantener la fachada requería de mucha abnegación y le exigía una energía considerable. Estaba a punto de llegar a la fase de agotamiento. Y sufrió una conmoción. La traicionó un hombre que ocupaba la posición de la figura paterna. A juzgar por su reacción, fue una conmoción grave porque al día siguiente de producirse estaba en el hospital con fiebre alta. La cortisona logró controlar lentamente su afección y desaparecieron los síntomas pero el estrés que sufrió posteriormente los reactivó.

En la terapia que siguió conmigo hizo algunos progresos, se sentía más fuerte y mejor. Como terapeuta, me convertí en esa figura paterna que se suponía que debía protegerla y amarla. A cambio ella sería mi niña pequeña. Ser terapeuta implica mucho más que ser amoroso y protector con los pacientes: tenía que examinar en detalle su actitud neurótica y hacerla enfrentarse a ella. Cuando lo hice, se sintió traicionada y sus síntomas reaparecieron de una forma más leve. Fue otra conmoción. Cuando estuve fuera durante el verano, su ira hacia mí hizo que se recrudecieran sus trastornos oculares. Y sin embargo, solo a base de esas conmociones y de la reaparición de su enfermedad fue capaz de discernir el patrón que la hacía propensa a esta enfermedad.

El mantenimiento de una fachada predispone a la persona a una dolencia somática porque le impone al cuerpo un estrés constante. Uno intenta ser lo que no es, y esto deforma la personalidad y el cuerpo. Cuando la deformación (el estrés) persiste durante bastante tiempo, la estructura interna del organismo se viene abajo. No es la fachada la que se viene abajo, sino los tejidos del cuerpo. La fachada se mantiene incluso a costa de la integridad estructural. En el caso de la esquizofrenia, lo que se rompe bajo el peso abrumador del estrés es la superficie de la personalidad, mientras que sus órganos están protegidos internamente. Se puede expresar de otra manera. En la esquizofrenia la ruptura es mental o psíquica y en las neurosis es física o somática. Esto se ve claramente en el caso del cáncer.

He relacionado el cáncer con la desesperación. La víctima del cáncer casi nunca reconoce su desesperación. Mantiene una fachada de valor y de esperanza casi hasta el mismo final. Muere por dentro mientras por fuera mantiene una fachada de interés por la vida. Por otro lado el esquizofrénico nunca está lejos de su desesperación. No puede manejarla mejor que el paciente de cáncer pero no intenta superarla. Al mantenerse retirado, muere por fuera mientras mantiene un núcleo de integridad por dentro.

No estoy intentando decir que la enfermedad mental sea mejor o peor que la somática. Ninguna de ellas es salud, que es lo que queremos. He escrito extensamente sobre los problemas de la enfermedad mental en otras publicaciones. Aquí, me gustaría centrarme en las enfermedades psicosomáticas y en el problema del estrés inapropiado.

Pero si queremos tratarlas o prevenirlas, tenemos que conocer las dinámicas de la energía que subyacen bajo estas enfermedades.

Todos sabemos que el estilo de vida de la sociedad moderna nos crea un estrés enorme. Nos somete a grandes exigencias, en ocasiones excesivas. Estas exigencias son, hablando en términos generales, producir, conseguir y lograr objetivos: el éxito, el poder y la fama. Para alcanzar estas metas, hace falta dedicar prácticamente toda nuestra energía a esa tarea. Esto es especialmente cierto porque además se trata de una cultura muy competitiva. La gente que está comprometida con alcanzar las metas de esta cultura no tiene lugar en sus vidas para sentimientos. Para tener ese empuje que impulsa a alcanzar el éxito, es preciso desarrollar una estructura de personalidad rígida basada en la supresión de todos los sentimientos, entre ellos la sexualidad. La persona se vuelca en la acción, en lograr objetivos, en rendir. En la mayoría de las familias el entrenamiento para esta vida empieza en los primeros años de la niñez.

La supresión de los sentimientos se logra mediante la contracción muscular que pone al cuerpo en un estado de tensión. Aunque la tensión crea el empuje, al contraer la respiración también se reduce la energía corporal. El resultado es que quienes generan ese empuje son candidatos a terminar sufriendo un colapso nervioso. Este análisis sugiere solo una manera de evitar la enfermedad, y es revertir el patrón de esta cultura. Hay que reducir el impulso o el empuje para alcanzar el éxito e incrementar la vida del cuerpo expresada mediante el sentimiento. Debemos comprender que esa búsqueda de éxito es un intento de compensar nuestra sensación interior de fracaso como hombres o mujeres. Es un esfuerzo para convencer a nuestros padres y al mundo de que nos merecemos que nos quieran a pesar de que no nos sintamos dignos de amor. Pero, por mucho que lo intentemos o por más éxito que tengamos, nunca llegaremos a sentirnos queridos ni dignos de que alguien nos quiera y sucumbiremos a la desesperación que nos negamos a admitir.

La clave de la salud es vivir plenamente la vida del cuerpo. Esto significa que sentir es más importante que hacer, que ser libre es más importante que ser rico y que el presente siempre es más importante que el futuro. No se trata de negar que el principio de realidad tenga alguna validez. Pero al sacrificar el presente en aras del futuro debemos asegurarnos de que la promesa de la ganancia futura no sea una quimera, una ilusión que nunca podremos alcanzar. En términos del cuerpo, no hay éxito ni fracaso. La vida es para vivirla, y viviéndola envejecemos y morimos. Pero cuando se pospone la vida hasta que se alcance el éxito —«Lo logró»—, el final siempre es trágico.

Vivir la vida del cuerpo significa estar en contacto con los propios sentimientos y ser capaz de expresarlos. Esto requiere que el cuerpo esté todo lo libre que sea posible de esas tensiones musculares crónicas que nos afectan a todos. Tenemos que sentir lo que ocurre en nuestros cuerpos. Solo seremos capaces de hacerlo si nos tomamos un tiempo para trabajar con ellos y sentir nuestras piernas y el suelo, ser conscientes de nuestra postura y de nuestra respiración. Para mí esto significa seguir un programa constante de bioenergética durante el resto de mi vida. Ese tipo de programa puede ayudarme enormemente a mantener mi energía a un nivel óptimo.

Al tratar con situaciones que crean un estrés indebido, es fundamental tener el valor de retirarse físicamente de ellas. Tememos retirarnos porque lo sentimos como una derrota. Seguimos ahí porque lo contrario parecería un fracaso. Debemos emplear nuestra voluntad y superar esos miedos y debilidades aparentes para probar nuestro valor. Luchamos contra un destino que se vuelve más inevitable a medida que intentamos evitarlo. Realmente somos nosotros quienes creamos esas situaciones estresantes que a la larga nos destrozan.

Notas

1. Wolfe, Harold G., *Stress and Disease* (El estrés y la enfermedad), Charles C. Thomas, Springfield, Ill., 1953, p. 4.
2. Seyle, Hans, *The Stress of Life* (El estrés de la vida), McGraw-Hill, Nueva York, 1956, p. 54.
3. Seyle, Hans, *Stress Without Distress* (El estrés sin distress), New American Library, Nueva York, 1975.
4. *Ibid.*, p.14.
5. Holmes, Thomas H., «Life Situations, Emotions and Disease», *Psychosomatics*, vol. 19. n.º12 (diciembre de 1979), pp. 747-754.
6. *Ibid.*, p. 753.
7. *Ibid.*, p. 748.
8. *Ibid.*, p. 748.
9. *Ibid.*, p. 753.
10. Sigerist, Henry E., citado en *Stress and Disease*, de H. G. Wolfe, op. cit., p. 2.
11. Seyle, Hans, *The Stress of Life*, op. cit., p. 165.
12. Ver mi nuevo libro, *The Fear of Life*, para una explicación completa de la ansiedad de castración.
13. Wolfe, Harold G., *Stress and Disease*, op. cit., p. 86.
14. *Ibid.*, p. 52.

2

EL RITMO DE LA VIDA:
UN ANÁLISIS DE LA RELACIÓN ENTRE EL PLACER
Y LAS ACTIVIDADES RÍTMICAS DEL CUERPO

CONFERENCIA 1: EL PLACER Y EL DOLOR

El misterio del placer

El esfuerzo para entender el dilema humano nos conduce inevitablemente al misterio del placer. Desde que se popularizó el psicoanálisis hemos aceptado la afirmación de Freud de que el organismo se esfuerza por alcanzar el placer y evitar el dolor. Con anterioridad a Freud, Leslie Stephen había señalado: «Repito que el dolor y el placer son, en mi opinión, las causas determinantes de la acción. Incluso podría decirse que son las únicas y últimas causas». Pero aunque sabemos lo que es el dolor y podemos medirlo objetivamente, el fenómeno del placer escapa de la observación científica.

Parece que el dolor tiene una cualidad sustancial. Su intensidad suele estar directamente relacionada con la intensidad del agente nocivo. Una quemadura de segundo grado es invariablemente más dolorosa que una de primer grado. El dolor es un fenómeno bastante consistente en el sentido de que un determinado estímulo doloroso afecta por igual a la mayoría de la gente. Y el dolor tiende a estar localizado. El cuerpo contiene receptores y nervios específicos para él que sirven para localizar su origen. Si estos nervios están bloqueados por un agente anestésico, el dolor desaparece.

Por el contrario, el placer parece insustancial. Si una buena chuleta puede estimular nuestro paladar, dos buenas chuletas pueden causarnos una indigestión. Con frecuencia sucede que una cena que ayer nos pareció estupenda no nos dice nada si nos la vuelven a servir hoy. El placer depende en gran medida de nuestro estado de ánimo. Cuando nos sentimos tristes, la mejor compañía puede ser una molestia. Es tan difícil disfrutar de algo bello cuando uno está deprimido como oler una rosa cuando está resfriado. Pero un buen estado de ánimo, a pesar de ser imprescindible para poder disfrutar, no es una garantía de placer. En muchas ocasiones he ido al teatro y al cine con mucha ilusión y mucho entusiasmo solo para salir de allí decepcionado y desencantado. Parece ser que para que haya placer el estado interno y la situación externa deben coincidir.

La diferencia entre nuestras reacciones ante el dolor y el placer puede explicarse, al menos en parte, por el hecho de que el dolor es una señal de peligro. Indica una amenaza a la integridad del organismo y provoca una movilización de los recursos con carácter de emergencia. Todos los sentidos están en alerta y la musculatura se prepara para la acción. Para enfrentarse a la amenaza, hay que conocer la localización exacta del peligro, medir su intensidad y suspender toda actividad hasta que se garantice la seguridad.

El placer es elusivo. Cuanto más te esfuerzas en buscarlo, menos probabilidades tienes de encontrarlo. Si te aferras a él con ansia, se te va de las manos. Robert Bruns escribe:

Pero los placeres son como amapolas abiertas: tomas la flor y los pétalos se esparcen.

Por otra parte, puede aparecer donde menos te lo esperas: una flor que crece al borde del camino, una conversación con un desconocido, un evento social nocturno al que no te apetecía asistir que termina siendo una velada encantadora...

El placer no se puede poseer. Uno debe entregarse a él, es decir, dejar que tome posesión de tu ser.

El placer es tan tímido como escurridizo. Oculta su bello rostro de las miradas vulgares. Reside en la intimidad del amante y se desvanece cuando se transgrede esa intimidad. No obedece órdenes ni satisface peticiones. Es producto de la espontaneidad, como una niña pequeña que esconde su talento cuando está delante de la gente. Y sin embargo el placer no es reservado, nos exige que lo compartamos. Florece en la compañía de los iniciados, los comprensivos y los bienintencionados. Como todo el mundo sabe, un placer compartido es un placer ganado. Un placer escondido es un placer perdido.

Tan suave como una brisa estival, tan frágil como un susurro en la noche, el placer tiene el poder de cambiar los destinos y la fuerza de crear vida. Puede destruirse tan fácilmente como puede uno aplastar una flor y, lo mismo que la flor, surge de nuevo de la tierra abundante. Se presenta espontáneamente, es un don de los dioses, para elevar el espíritu del hombre e iluminar su mundo. En su presencia cesan las preguntas, es aquello que tiene todo el significado en sí mismo. Su ausencia fuerza al hombre a embarcarse en una búsqueda que desde un principio está destinada al fracaso.

La naturaleza del placer

De todos es sabido que el placer aparece al satisfacer las necesidades. Comer cuando uno está hambriento y dormir cuando tiene sueño son experiencias placenteras que ejemplifican a la perfección este principio. Freud sostenía que el placer surge de la descarga de la tensión y proponía que la cantidad de placer está relacionada con la pendiente de la descarga: cuanto más pronunciada es la pendiente, mayor el placer. Esto sin duda es verdad en lo referente al sexo, en el que la cantidad de placer está en función de la intensidad del deseo y la proporción de la descarga. Sin embargo, una visión del placer que lo limite a la descarga de la tensión o a la satisfacción de las necesidades, aunque obviamente sea válida, resulta muy limitada para entender el comportamiento humano.

A la gente le agrada sentir una cierta cantidad de tensión. Encuentra placer en enfrentarse a desafíos como los de los deportes de competición porque la tensión incrementa la excitación. El aumento de la excitación es una experiencia placentera cuando está asociada a la perspectiva de su liberación o satisfacción. En la actividad sexual, esta intensificación de la excitación se llama placer anterior para distinguirlo del placer final o la satisfacción del orgasmo. Sin embargo, cuando no existe la perspectiva de liberar esa tensión o la satisfacción se aplaza excesivamente, el deseo y la necesidad se vuelven estados dolorosos. Así, en ausencia del conflicto o de la perturbación, tanto la necesidad como su satisfacción son aspectos del placer.

Como las necesidades primordiales del organismo tienen que ver con el mantenimiento de su integridad, el placer está relacionado con la sensación de bienestar que surge cuando esta integridad está asegurada. En su forma más simple, el placer refleja el funcionamiento sano del proceso vital del cuerpo. Naturalmente el dolor indica una interrupción o una perturbación de las funciones vitales. Leslie Stephen defiende esta misma idea:

> Por tanto, debemos suponer que el dolor y el placer están mutuamente relacionados con ciertos estados que podrían considerarse como el funcionamiento armonioso o el funcionamiento distorsionado de la maquinaria física; y dados estos estados, las sensaciones deben estar siempre presentes.

En su significado más sencillo, el placer es la sensación que surge del proceso continuo de la vida, que es más que un mero sobrevivir, es decir, más que el mantenimiento de la integridad física del organismo. Muchos individuos perturbados que se quejan de encontrar poco o ningún placer en vivir y se sienten deprimidos tienen la capacidad de sobrevivir. En estos casos los procesos vitales han dejado de ir «hacia delante». La vida no tiene como objetivo un equilibrio estático sino que implica el concepto de crecimiento. Por eso es por lo que la novedad es un ingrediente tan esencial del placer. La repetición de experiencias idénticas causa aburrimiento y, en nuestras mentes, significa una negación de la vida. Usamos la expresión «muerto de aburrimiento» para describir los efectos perjudiciales de la falta de excitación.

El placer está estrechamente ligado al fenómeno del crecimiento, que es una expresión vital del proceso continuo de la vida. Crecemos al incorporar el entorno en nuestro ser tanto física como psicológicamente, y disfrutamos cuando expandimos y extendemos nuestro ser: el aumento de nuestra fuerza, el desarrollo de la coordinación motora y las habilidades, la ampliación de nuestras relaciones sociales y el enriquecimiento de nuestras mentes. Una persona sana siente literalmente «hambre» de vivir, de aprender, de incorporar nuevas vivencias en su ser. Este concepto explica por qué la juventud, un periodo de crecimiento activo físico y mental, está más cerca del placer que la edad adulta. También explica por qué el placer de los mayores adquiere una forma más intelectual, ya que este aspecto de su personalidad es capaz de seguir creciendo todavía. La gente joven, como todo el mundo sabe, tiene una mayor capacidad de entusiasmo que la mayor.

El misterio del placer está escondido en el fenómeno de la excitación, la capacidad del organismo vivo de mantener e incrementar su estado de excitación. El organismo vivo no cambia de un estado inerte a uno de reacción como una máquina cuando el motor está arrancado o cuando la corriente está conectada. En el organismo vivo hay una excitación continua que aumenta o disminuye en respuesta a los estímulos del entorno. Hablando en líneas generales, un aumento de la excitación conduce al placer, y una disminución al aburrimiento o a la depresión.

Los fenómenos excitativos ocurren en la naturaleza inerte. En la física se dice que un electrón se excita cuando una partícula de energía luminosa, un fotón, cae sobre un átomo. El electrón captura la energía y pasa a una órbita exterior, a un «estado más excitado». Cuando el electrón libera esta energía en forma de luz, vuelve a su posición anterior, a un estado menos excitado. La iluminación de nuestra atmósfera es otro ejemplo de excitación. Cuando el sol se alza sobre el horizonte, su energía bombardea la cubierta gaseosa de la Tierra. Esta energía la recogen los átomos de la atmósfera, que se vuelven excitados y desprenden luz. El hecho de que el espacio sea oscuro muestra que la luz del día es un proceso excitativo producido en nuestra atmósfera por la energía solar. Podemos considerar que la iluminación de una bombilla eléctrica se debe al mismo proceso. Se podría decir que la electricidad que pasa por los filamentos de la bombilla eléctrica «excita» los electrones de los filamentos, haciéndoles desprender luz.

La iluminación también es un aspecto de la excitación de los organismos vivos. Nos encendemos de placer, brillamos en estado de júbilo y resplandecemos cuando nos sentimos extasiados. El brillo de alguien que está vivo se ve más claramente en los ojos, pero también se manifiesta en el resplandor de su piel. Recuerdo un comentario que hizo mi hijo cuando su madre le dijo que no sonriera cuando le fueran a tomar la foto para la escuela.

—Pero mamá –protestó–, mira cómo me brillan los ojos.

El placer intenso, como el de un orgasmo sexual pleno, produce una sensación en el cuerpo que se percibe directamente como un resplandor. Por último, el brillo de alguien que está enamorado nos hace conscientes de su felicidad.

La excitación de un organismo vivo difiere de la producida en la naturaleza en que está contenida en un sistema cerrado. El cuerpo está rodeado por una piel que actúa como un escudo para protegerlo contra las fuerzas externas y como una funda para guardar su carga interna. Bajo la piel están los músculos voluntarios que cubren al organismo y forman parte de esta funda.

Los individuos varían en su capacidad de excitación y en su capacidad de contener esta excitación. Alguna gente es sombría, muy seria e inhibida. En el mundo del teatro se los conoce como «los malos». Parece que nada los excita. Otros son exageradamente excitables, muy nerviosos, inquietos e hiperactivos. No pueden contener su excitación y tienden a ceder a cada impulso.

Como se trata de un sistema cerrado que contiene una carga interna o excitación, el cuerpo vivo presenta una motilidad inherente. Despierto o dormido, siempre está en constante movimiento. El corazón late, la sangre circula, los pulmones se expanden y se contraen, la digestión es un proceso continuo, etc. Se mueve independientemente por el espacio. En el hombre muchos de estos movimientos son conscientes y dirigidos por el ego, aunque muchos más son movimientos involuntarios de los que puede o no ser consciente. Las reacciones involuntarias a un estímulo o a una situación se describen como espontáneas, si se producen conscientemente. La persona sana se caracteriza por un alto grado de motilidad y de espontaneidad. Ambas disminuyen en los individuos deprimidos.

Estas consideraciones muestran la íntima conexión existente entre el proceso vital continuo, la excitación, el movimiento y el placer.

Vida (proceso energético)➤Excitación➤Movimiento➤Placer

Esto se ve con claridad en un niño que salta literalmente de alegría.

El placer podría definirse como la percepción o la sensación de los movimientos espontáneos del cuerpo. Esto no significa que los movimientos voluntarios o dirigidos por el ego no sean placenteros. Hay un elemento de espontaneidad en muchas de nuestras actividades conscientes que aporta placer a su realización. Por otro lado, existe poco placer en las actividades que nos obligan a hacer o que nos imponemos a nosotros mismos en contra de nuestros deseos o de nuestras inclinaciones naturales. La espontaneidad está en el corazón del placer y de la dicha.

Sin embargo, esta definición ignora el hecho de que muchos movimientos espontáneos o involuntarios reflejan más dolor que placer. La reacción espontánea a una sensación de pánico es desagradable. Un niño con una rabieta se mueve de forma involuntaria pero esa experiencia tampoco nos proporciona placer. Hay que tener en cuenta que un estado de excitación puede ser doloroso o agradable; en cualquier caso, se manifestará a través de ciertos movimientos que permiten al observador distinguir uno del otro.

Un análisis de los movimientos subyacentes a las distintas sensaciones del espectro que va desde el dolor hasta el placer revelará la naturaleza del placer.

Agonía➤Dolor➤Estrés➤Sensaciones positivas
➤Placer➤Dicha➤Éxtasis

AGONÍA: podría considerarse la más extrema de las sensaciones dolorosas. Indica que un estado doloroso se ha prolongado por encima de la capacidad de aguante del cuerpo. Durante la agonía, el cuerpo se tuerce y se contorsiona en una serie de movimientos convulsivos. La agonía final de la muerte es una de esas convulsiones.

DOLOR: se expresa mediante movimientos de contorsiones y sacudidas menos convulsivos que los de la agonía. Sin embargo, la diferencia es solo de grado.

ESTRÉS: es una forma más suave de agitación dolorosa. Con él, el cuerpo puede retorcerse o contorsionarse pero los movimientos no son tan espasmódicos como en los estados precedentes.

SENSACIONES POSITIVAS: indican un estado de comodidad y relajación del cuerpo que se manifiesta en movimientos tranquilos y armoniosos. Este es el estado básico de placer, y se expresa en el comentario: «Me siento bien».

PLACER: conforme la excitación aumenta hasta llegar al placer, la dicha y el éxtasis, los movimientos se vuelven más intensos y más rápidos, manteniendo su coordinación y su ritmo. Durante el placer la persona se siente flexible, vibrante y como flotando; los ojos brillan y la piel se vuelve cálida. Puede decirse que el cuerpo ronronea de placer.

DICHA: indica una excitación placentera aumentada hasta el punto de que el cuerpo parece bailar. Sus movimientos son animados y gráciles.

ÉXTASIS: en él, la forma más elevada de excitación placentera, las corrientes que se sienten en el cuerpo son tan intensas que «brillamos» como una estrella. Se produce una sensación de verse transportado (de la Tierra al cosmos). El éxtasis se siente durante un orgasmo sexual pleno. En mi libro *Love and Orgasm* (El amor y el orgasmo), describo los movimientos que acompañan a esta sensación.

La diferencia entre los movimientos en el lado del dolor y el del placer del espectro estriba en la calidad de la coordinación o del ritmo.

En el dolor los movimientos corporales son descoordinados y espasmódicos; en el placer, armoniosos y rítmicos. Estos movimientos rítmicos son el lenguaje del cuerpo. Observándolos se puede adivinar lo que está sintiendo otra persona. Las madres pueden distinguir por la expresión y los movimientos corporales de un bebé si se encuentra en un estado de distrés o de dolor, o si está cómodo o sintiendo placer.

Este análisis muestra que no se puede definir el placer como la ausencia del dolor. Porque aunque es verdad que el alivio del dolor produce inconfundiblemente una buena sensación, lo hace al devolver al cuerpo a su estado básico, las sensaciones agradables. El dolor nos ha hecho conscientes de nuestros cuerpos y durante un breve espacio de tiempo después de liberarnos de él somos también conscientes del placer de estar vivos. Perdemos esta conciencia y nuestro placer muy rápidamente debido a la presión de las ansias de éxito y estatus de nuestro ego. Desgraciadamente, lo normal es sentir que, en palabras de Samuel Johnson: «La vida es una progresión de deseo en deseo, no de placer en placer».

Es más lógico definir el dolor en términos de placer que al revés. Este último representa el funcionamiento sano del cuerpo, mientras que el primero indica una perturbación de nuestro ser. El dolor es, por tanto, la pérdida del placer. Sentimos el dolor de esta forma psicológicamente cuando decimos: «Me duele tu rechazo».

Tanto el dolor como el placer son reacciones naturales del cuerpo a su entorno. Cuando la relación del organismo a su entorno es armoniosa y positiva, la tonalidad emocional es placentera. Cualquier amenaza o interrupción de esa armonía es dolorosa. En la naturaleza no hay un estado neutral, y no existe ningún estado natural del organismo que se corresponda con la ausencia del placer y el dolor. Desde este punto de vista, una ausencia de sensación o la sensación de vacío son patológicas. Esta afección que aqueja a tantos indica que han suprimido las emociones. Se han vuelto rígidos, y por tanto han eliminado todo movimiento y toda sensación.

Puede afirmarse que la rigidez o la tensión muscular crónica se ha creado para suprimir las sensaciones dolorosas. Obviamente nadie querría deshacerse de las sensaciones agradables. Cuando en el curso de la terapia bioenergética se disuelven estas tensiones, puede esperarse que los recuerdos y los efectos dolorosos afloren a la conciencia. La capacidad de un paciente para aceptar y tolerar estas sensaciones dolorosas determinará su capacidad de experimentar sensaciones agradables. En estos casos se puede aplicar el dicho: «No hay rosa sin espinas».

La pérdida del placer. El dolor: La regulación nerviosa de la reacción

El organismo mamífero está equipado con dos sistemas nerviosos para integrar y regular sus reacciones. Uno, el sistema cerebroespinal, coordina la acción de los músculos voluntarios con los estímulos sensoriales, proprioceptivos y exteroceptivos. Regula el tono muscular y mantiene la postura. En mayor o menor medida, los movimientos que dirige están sujetos a un control consciente. Los músculos sobre los que actúa son los músculos esqueléticos estriados.

El segundo es el sistema nervioso autónomo o vegetativo, que regula los procesos básicos corporales, como la respiración, la circulación y la función del corazón, la digestión, la excreción, la actividad glandular y la reacción pupilar. A los músculos sobre los que actúa se los llama músculos lisos, porque carecen de la estriación característica de los músculos esqueléticos mayores. Su acción no está bajo el control consciente, de ahí el nombre sistema autónomo. Está compuesto de dos subdivisiones conocidas como los nervios simpáticos y parasimpáticos, que actúan de manera antagónica entre sí. Por ejemplo, los nervios simpáticos aceleran la acción del corazón; los parasimpáticos la ralentizan.

Wilhelm Reich observó que «el parasimpático [está] operativo cada vez que hay *expansión, alargamiento, hypemia* y *placer*. A la inversa, el simpático funciona cada vez que el organismo se contrae y retira sangre de la periferia, donde muestra *palidez, ansiedad o dolor*».[1] Centrándose muy estrechamente en la función sexual, Reich proponía una antítesis entre placer y ansiedad en lugar de entre placer y dolor. La identidad del placer y las funciones parasimpáticas está clara, incluso si este concepto no es totalmente reconocido por los fisiólogos. El simpático, sin embargo, mediante su estimulación de la glándula suprarrenal, moviliza al cuerpo para hacer frente a la emergencia creada por el dolor o por la amenaza de peligro. Prepara al organismo para luchar o huir; en el proceso se alerta a los sentidos (dilatación de las pupilas), se estimulan los músculos del corazón, se eleva la presión sanguínea y se incrementa el consumo de oxígeno.

Las dos divisiones tienen efectos contrarios en la dirección del flujo sanguíneo. La acción parasimpática dilata las arteriolas periféricas, incrementando el suministro de sangre a la superficie y produciendo una mayor calidez superficial. La acción simpática contrae estas arteriolas y empuja a la sangre al interior del cuerpo para proporcionar más oxígeno a los órganos vitales y a la musculatura. De hecho, la primera promueve una expansión del organismo y un acercamiento al entorno, es decir, una reacción placentera. La segunda produce una contracción y una retirada del entorno, una reacción al dolor.

La ansiedad es una forma de miedo, una reacción a la amenaza del dolor. Se ha provocado experimentalmente en animales y se ha identificado su dinámica. Si a un animal de laboratorio se le ofrece comida (un estímulo placentero) a la que se conecta un estímulo doloroso, el animal desarrolla síntomas graves de ansiedad. Incapaz de avanzar porque su anterior experiencia le advierte del dolor, incapaz de retirarse por la atracción del placer, se vuelve confuso, tembloroso y ansioso. La ansiedad de los pacientes neuróticos debe explicarse de manera similar como un conflicto entre fuerzas contrarias de dolor y de placer.

Cada situación dolorosa es una situación de emergencia a la que respondemos activando el sistema simpático suprarrenal, aguzando todos los sentidos y movilizando nuestra voluntad. Se crea un estado de tensión, y los movimientos normales y placenteros del cuerpo se suspenden hasta que pasa la emergencia. El concepto de voluntad se establece en *The Betrayal of the Body*. Esto significa que se suprime la espontaneidad. Generalmente no se aprecia que los movimientos normales de una persona son en gran medida autónomos y espontáneos, lo que permite que puedan expresarse las sensaciones de placer mediante movimientos gráciles y rítmicos. Esto cambia en una situación de emergencia. Un ejemplo de esta diferencia sería el del jinete de un caballo que ha estado disfrutando de ir al galope, permitiendo al animal una gran libertad de movimientos. Al enfrentarse a una emergencia, toma por completo el control del caballo, que responde a cada orden pero el placer desaparece tanto para este como para el jinete.

La voluntad es incompatible con el placer. Su movilización para conseguir aunque solo sea un pequeño objetivo reduce la sensación de placer. Por su naturaleza, todo objetivo crea una situación de emergencia ya que no tendría sentido si no supusiera un desafío ni requiriera un esfuerzo. En la medida en que el objetivo es imprescindible, exige aunar las energías y concentrar el pensamiento. La reacción del cuerpo ante el desafío de un objetivo no es distinta de su respuesta a cualquier otra emergencia: el sistema simpático suprarrenal se activa para proporcionar la energía extra para el esfuerzo. Tanto si el objetivo es físico, por ejemplo competir en una carrera, como psicológico, por ejemplo escribir un artículo antes de una fecha límite, crea un estado de tensión que, en el espectro, pertenece al lado del dolor. Esa conocida imagen del novelista sentado ante la máquina de escribir, tenso, nervioso, frustrado y fumando un cigarrillo tras otro representa la intensidad del desgaste físico que puede imponer un objetivo psicológico.

Establecer metas responde al principio de la realidad que afirma que un individuo tolerará el dolor o aplazará un placer inmediato para obtener un placer mayor en el futuro. Alcanzar una meta significa que uno puede relajarse y disfrutar los frutos de su esfuerzo. Este tipo de comportamiento es racional si la meta guarda una verdadera relación con la promesa del placer. Desgraciadamente, la mayoría de las metas son símbolos de estatus a los que la gente da una importancia exagerada. Ganar dinero para comprar un barco es una actividad válida para alguien a quien le encanta estar en el agua, pero no para quien contempla el barco como una posesión. En el segundo caso poseer un barco puede suponer una satisfacción para el ego que considero un falso placer.

Para muchos la consecución de los objetivos es lo que da significado a sus vidas. Tan pronto como alcanzan un objetivo se proponen otro. Cada logro proporciona un brote momentáneo de entusiasmo que desaparece enseguida, y la mente se concentra en una nueva meta: un coche más potente, una casa mejor, más dinero, etc. Estamos obsesionados con conseguir objetos, y el resultado es que parece que hemos perdido la capacidad para el placer. Si continuamente estamos luchando por conseguir objetivos, viviendo en un continuo estado de emergencia, ¿qué tiene de sorprendente que padezcamos de presión arterial alta, úlceras, tensión y ansiedad? Estamos orgullosos de nuestra ambición y no nos damos cuenta de que cada esfuerzo que realizamos requiere la activación del sistema simpático suprarrenal.

No todos los objetivos exigen que aplacemos el placer inmediato. Hemos visto que un estado de tensión puede ser agradable si está asociado con la perspectiva de liberación de esa tensión o de satisfacción. La anticipación del placer es en sí misma una experiencia placentera. En esta situación el esfuerzo necesario es fácil y relajado, la actividad se realiza con suavidad, casi sin esfuerzo, y los movimientos del cuerpo son rítmicos y coordinados. Trabajar así es agradable. Pero uno solo puede trabajar de esta manera cuando no hay desesperación por medio, cuando la actividad en sí es tan importante como la meta o cuando el fin no está por encima de los medios. La preocupación por las metas y por alcanzar resultados es lo que caracteriza a la gente que le tiene miedo al placer.

El miedo al placer

El miedo al placer parece una contradicción. ¿Cómo puede alguien temer a lo contrario del dolor? Y sin embargo mucha gente rechaza el placer. Algunos experimentan una ansiedad aguda en las situaciones agradables y otros sienten dolor cuando la excitación placentera se vuelve intensa. Al final de esta conferencia alguien preguntó: «¿Cómo explica la expresión: "Es una sensación tan agradable que duele"?». Esta pregunta me recordó un comentario que hizo un paciente: «Es un dolor placentero». Como todos sabemos, alguna gente siente placer con el dolor, una reacción masoquista que también requiere explicación.

Antes que nada comentaré la reacción masoquista. Pensad en la situación de alguien que se da cuenta de que se ha quedado agarrotado por estar en una misma posición durante mucho tiempo. Le resulta doloroso estirar los músculos rígidos; sin embargo, al hacerlo siente una sensación agradable porque se restablece la circulación. Otro ejemplo es la persona que se aprieta una espinilla para aliviar la presión. El procedimiento es doloroso pero cuando se revienta la espinilla y descarga su contenido, la sensación es de placer y de satisfacción. En ambos casos puede decirse que el placer consiste en el alivio de la tensión y que el procedimiento doloroso fue necesario para obtener ese alivio. La verdad es que no hay nada de masoquismo en soportar algo de dolor en aras del placer. Todos lo hacemos como parte del principio de realidad. Si, como en los citados ejemplos, al dolor le acompaña un alivio de la tensión, podría parecer que la persona realmente disfruta del dolor.

El masoquista sexual que obtiene placer al ser golpeado tiene una motivación similar. Necesita el dolor para liberar el placer. Su cuerpo está tan rígido y sus glúteos tan tensos que la excitación sexual no puede llegar hasta sus genitales. Los golpes, aparte del significado psicológico, relajan su tensión al aflojar sus músculos, lo cual permite que fluya la excitación sexual. Wilhelm Reich señaló en su estudio del masoquismo que al masoquista no le interesa el dolor por sí mismo, sino que busca el placer que el dolor libera. Explico con más detalle este concepto en *The Physical Dynamics of Character Structure* (La dinámica física de la estructura del carácter).

Es interesante observar que las heridas no son siempre inmediatamente dolorosas. A veces ni siquiera sentimos el corte infligido sin darnos cuenta por el deslizamiento de un cuchillo afilado. Unos instantes después se produce un dolor repentino a medida que las olas de sensación inundan el área herida. El corte de cuchillo es como una conmoción que deja a la parte herida momentáneamente aturdida. Lo mismo sucede con los traumas psicológicos. A menudo un insulto no se percibe en el momento en el que se profiere. El dolor del insulto parece golpearnos más tarde, cuando una ola de ira inunda nuestro ser. Tal vez nos pillara desprevenidos para reaccionar, pero esto es algo que se puede aplicar generalmente a los insultos.

La congelación es el principal ejemplo de una herida sin dolor y de una recuperación dolorosa. La persona que sufre de congelación puede que no sea consciente de este problema hasta que entre en una habitación cálida. Entonces comienza el dolor, y se vuelve cada vez más intenso a medida que la sangre circula por la extremidad congelada. Obviamente, la congelación cortó toda sensibilidad en esa parte. Este procedimiento se usa incluso como anestésico. Parece que el dolor es una respuesta al daño. Es una reacción del cuerpo ante el daño, una reacción que tiene como objeto superar el daño. También es un aviso de peligro, un signo de que el proceso de descongelación debe ser lento para evitar cualquier pérdida funcional permanente.

El individuo cuyo cuerpo está tenso, rígido y contraído se encuentra en una situación parecida a la de la congelación. Está congelado en su inmovilidad y pérdida de espontaneidad. En una situación de placer está expuesto al calor producido por la circulación de la sangre en la periferia del cuerpo por la acción de los nervios parasimpáticos. El placer provoca una expansión del cuerpo que es momentáneamente dolorosa e incluso puede llegar a ser alarmante. Definitivamente, no se trata de una sensación corporal agradable. La persona siente como si fuera a estallar o a perder el control. Lo primero que piensa es en salir de la situación.

Si permaneciera en la situación y permitiera que el placer se incrementara, experimentaría la pérdida de control físico. Empezaría a temblar y a vibrar y a sentirse convulso. Sentiría que ha perdido el control de su cuerpo, sus movimientos serían torpes y perdería su aplomo. Cederían sus tensiones corporales y sus contrapartidas psicológicas, las defensas de su ego. Esto le ha ocurrido a mucha gente en esas situaciones. Se vuelven tan nerviosos que se ven forzados a retirarse. Sin embargo, si permitimos que los temblores continúen, terminarán en llanto. El llanto es una ruptura de la rigidez provocada por un placer abrumador. Los ejemplos de esta reacción son numerosos. Muchas mujeres lloran después de una experiencia sexual placentera. La gente llora cuando se encuentra con amigos o familiares que no han visto desde hace mucho tiempo. Hay una expresión que dice: «Estoy tan feliz que siento ganas de llorar».

Como adultos, tenemos muchas inhibiciones en contra de llorar. Sentimos que es una expresión de debilidad, de feminidad o de infantilidad. Quien tiene miedo de llorar tiene miedo del placer. Esto es porque quien tiene miedo de llorar se controla con rigidez para no llorar; es decir, la persona rígida tiene tanto miedo del placer como de llorar. En una situación de placer se volverá ansiosa. Conforme se relajan sus tensiones, empezará a temblar y a agitarse, e intentará controlar su temblor para no romper a llorar. Su ansiedad no es nada más que el conflicto entre su deseo de soltarse y su miedo a hacerlo. Este conflicto aflorará cuando el placer sea lo bastante fuerte como para amenazar su rigidez.

Como la rigidez se desarrolla como un medio de bloquear las sensaciones dolorosas, desprenderse de la rigidez o la restauración de la motilidad natural del cuerpo sacará a la luz estas sensaciones dolorosas. En algún lugar de su inconsciente el individuo neurótico tiene conciencia del placer que pueden suscitar los fantasmas reprimidos del pasado. Podría ser que una situación de este tipo haya dado lugar al dicho: «No hay rosa sin espinas».

En el ser humano el principal mecanismo para aliviar la tensión es la descarga compulsiva del llanto. La mayoría de los bebés lloran cuando están afligidos; todos los bebés lloran cuando sienten dolor. A un nivel interpersonal o psicológico su llanto es una llamada a la madre. Biológicamente significa que se recuperan de un estado de contracción. Si uno observa a un bebé justo en el momento antes de empezar a llorar, notará cómo se ha puesto rígido debido a la aflicción o al dolor. Su cuerpo vibrante y animado no puede mantener la rigidez. Primero comienza a temblarle la barbilla, luego la barbilla se encoge, y en un instante todo su cuerpo está convulso por el llanto. Las madres saben que llorar es una señal de malestar y se apresuran a eliminar la molestia. Sin embargo, el bebé no llora para llamar a su madre, porque seguirá llorando mientras la tensión persista.

La función de llorar para reducir la tensión se ve en la práctica psiquiátrica. Los pacientes declaran casi invariablemente que se sienten mejor después de un buen llanto. Algunos incluso subrayan: «Me hacía falta llorar». Después de llorar el cuerpo del paciente está más blando, su respiración es más fácil y profunda, sus ojos más brillantes, y su color de piel mejor. Puede uno sentir cómo la tensión abandona su cuerpo conforme el llanto se alarga. Cuando llorar no produce este efecto es porque el paciente está muy inhibido para entregarse del todo a la convulsión. Una palmada amistosa o un comentario comprensivo pueden disolver la inhibición de un paciente lo suficiente para permitir que se produzca una descarga completa.

Insistir en que un niño o un adulto dejen de llorar es cometer una grave injusticia contra ellos. Se puede reconfortar a alguien que está llorando y permitirle así relajarse y que no necesite llorar más; pero humillar a un niño que llora es aumentar su dolor y su rigidez. Les impedimos llorar a otros porque no podemos soportar los sonidos y los movimientos de sus cuerpos. Amenaza nuestra propia rigidez. Provoca sentimientos similares en nosotros mismos que no nos atrevemos a expresar y evoca una resonancia en nuestros propios cuerpos que resistimos.

Llorar, es decir, sollozar con lágrimas, que yo sepa es una forma de expresión que solo se da en los humanos. Otros animales pueden llorar de dolor, pero su llanto nunca es una reacción convulsiva mantenida. Llorar es una expresión de indefensión. Está probablemente relacionada con la completa indefensión del bebé humano, que es incapaz de aliviar su malestar o de separarse de una situación dolorosa. La naturaleza ha provisto a este organismo indefenso con un medio de reducir las tensiones destructivas que surgen de las situaciones que no puede manejar. Conforme el bebé crece y gana movilidad a través de una coordinación cada vez mayor, desarrolla otras reacciones al dolor y al malestar. Puede escapar o atacar con ira, pero los niños muy pequeños son incapaces de disponer de estas emociones.

CONFERENCIA 2: EL ESPECTRO DE LAS EMOCIONES

Una jerarquía de las funciones

La conciencia surge cuando el organismo percibe las sensaciones producidas por las actividades corporales. Como percibimos estas sensaciones en tonos sensoriales, «cada intervalo de conciencia tiene la calidad del placer o el dolor».[2] La regulación consciente del comportamiento, es decir, esforzarse por el placer y evitar el dolor, descansa sobre la conciencia básica de la sensación corporal. La ausencia de sensación, motora o sensorial, lleva a la desintegración de la conciencia.

Con el crecimiento y el desarrollo de la conciencia del ser humano, estas sensaciones de placer y dolor se convierten en emociones. La palabra «e-moción» describe un movimiento «fuera, fuera de o desde», según el significado del prefijo. Por tanto, una emoción es un movimiento que surge de o desde un estado excitado de placer o de dolor. Sandor Rado divide las emociones en dos grupos: las emociones de bienestar y las emociones de emergencia. Las primeras, entre las que están el afecto, la comprensión y el amor, son «elaboraciones diferenciadas de la experiencia y la anticipación del placer». Las segundas, que provocan el miedo, la ira y el odio, son «elaboraciones diferenciadas de la experiencia y la anticipación del dolor».[3]

Las emociones también pueden clasificarse en sencillas y complejas. Una emoción sencilla lleva a una acción directa. En la ira uno intenta atacar; en el miedo, huir. Sin embargo, dos o más emociones pueden combinarse para producir una respuesta más compleja. En el resentimiento, por ejemplo, hay ira además de miedo cubierto con una capa de hostilidad. Cuando las emociones se mezclan con juicios, el resultado es una emoción o sentimiento conceptual. La culpa, la vergüenza y la vanidad caen dentro de esta categoría de emociones.

En el siguiente nivel de desarrollo las sensaciones y las emociones se diferencian en el pensamiento. Esto implica una traducción de los sentimientos en símbolos y una asociación más estrecha entre los sentimientos y las circunstancias del mundo externo. Uno no puede pensar en la ira sin intentar relacionarla con una causa. Al pensar nos planteamos la pregunta: «¿Por qué?». Cuanto más pensamos, más intentamos comprender las relaciones causales. Al pensar, la atención pasa de la sensación al estímulo que provocó esa sensación, de la acción que sigue a la sensación o la emoción a una comprensión y apreciación de la relación entre el estímulo y la sensación.

En el pensamiento emocional se reconoce y se acepta de forma explícita o implícita el papel del sentimiento para evocar el pensamiento. Explícita cuando pienso: «Estoy enfadado porque hiciste algo que me dolió». Implícita en el pensamiento: «¡Qué día tan bonito!». En este caso asocio implícitamente el estado del tiempo con mi sensación de placer.

Un nivel superior de conciencia me permite pensar sin referencia a los sentimientos. El pensamiento desapasionado o lógico en teoría se basa solo en los símbolos: las palabras, los signos matemáticos, las fuerzas abstractas, etc. Se rechaza explícitamente toda conexión entre el contenido del pensamiento y las emociones o los sentimientos. Se supone que el proceso de pensamiento sigue leyes abstractas libres de contaminación emocional. A este tipo de pensamiento objetivo lo llamamos razonamiento para indicar el uso de una facultad especial, el intelecto. El razonamiento se esfuerza por ser objetivo, al contrario que el pensamiento emocional, que tiene una fuerte base subjetiva. Los seres humanos poseen esta facultad especial de observar y criticar su propio proceso reflexivo. Esto es posible porque el ego humano es capaz de ver el cuerpo como una especie de objeto, es decir, con desapego; pero creer que el ego llega a ser alguna vez totalmente independiente de los procesos corporales es una ilusión. El psicoanálisis ha demostrado que lo que pensamos y el por qué lo pensamos están determinados por fuerzas inconscientes. Por tanto, la distinción entre subjetivo y objetivo, entre pensamiento emocional y razonamiento es una diferencia de grado. Cada paso en la progresión de la sensación a la emoción y finalmente al pensamiento representa un nivel más elevado de conciencia. El pensamiento objetivo o el razonamiento es una expresión del nivel superior de conciencia, la conciencia del yo o el ego.

Toda la estructura de la conciencia con sus mecanismos para la regulación del comportamiento está enraizada en los procesos corporales inconscientes que mantienen las funciones vitales del organismo. Estos procesos, hormonales, celulares, químicos y energéticos, constituyen lo que Walter Cannon llamó la sabiduría del cuerpo. La relación de los distintos niveles entre sí puede mostrarse en forma de diagrama, como en la figura 1 que se muestra en la página 76. En esta conferencia comentaré algunas de las distintas respuestas emocionales.

Las emociones sencillas

El desarrollo de la conciencia humana está ligado al desarrollo y coordinación del sistema muscular. Antes del final del primer año de vida el niño empieza a reaccionar al dolor y al estrés con movimientos activos. A una edad temprana manifestará sentimientos de irritación, que expresa con un pataleo espontáneo. A medida que el niño se va volviendo más fuerte su irritación se transforma en ira. Cuando esté frustrado o sienta dolor pasará de simplemente empujar un objeto que le disgusta a golpearlo con las manos. Esta reacción de ira lentamente reemplaza al llanto como medio de liberar la tensión. Sin embargo, en los niños pequeños la ira suele ser infructuosa para cambiar su situación y normalmente desaparece y deja paso al llanto, que es el mecanismo primordial de desahogo.

Los pacientes adultos de la terapia, en su mayoría mujeres, muestran una regresión similar hasta el llanto cuando ven que la ira no cambia la situación. Para las mujeres es más fácil llorar que para los hombres, que debido a su mayor desarrollo muscular reaccionan más rápidamente con ira al dolor. Llorar es una reacción más involuntaria a la ira y, por tanto, está menos sujeta al control del ego. La ira requiere de una capacidad para distinguir la causa del dolor: implica un objeto en contra del cual se dirige. Por lo general la ira es una respuesta más eficaz que llorar, ya que su objetivo es eliminar la causa del dolor. Mientras que llorar te hace sentir impotente ante una situación, la ira se sobrepone a ese sentimiento de impotencia.

En la ira la excitación carga el sistema muscular, liberando movimientos poderosos de la parte superior del cuerpo. Los órganos agresivos están localizados en la parte superior y delantera del cuerpo, probablemente porque la agresión está íntimamente conectada con la consecución de alimentos. La gente siente la ira como una corriente de sentimiento que fluye en sentido ascendente, cargándoles la cabeza y los brazos. Cuando existen inhibiciones que bloquean la descarga de este sentimiento, puede producirse un dolor de cabeza. Por otro lado la sensación que se experimenta al llorar es la de desprenderse. El sentimiento fluye en sentido descendente y la carga se aleja de la musculatura. La ira en muchos aspectos es como una tormenta. Una vez que se descarga el sentimiento, el ceño fruncido se despeja y regresan las buenas sensaciones.

La ira pertenece al grupo de las emociones de emergencia. Activa el sistema simpático suprarrenal y es una reacción a la sensación del dolor. Todas las emociones que pertenecen a este grupo van en el mismo sentido; el sentimiento aflora hacia la parte frontal y del extremo superior del cuerpo. Las emociones que surgen del placer, las emociones del bienestar, como las designó Rado, van en el sentido contrario, hacia el extremo inferior del cuerpo.

Cada emoción puede manifestarse en varias formas que constituyen un espectro de esa emoción. El espectro de la ira se muestra bajo estas líneas. En su forma más suave la ira aparece como molestia; en la más grave, como furia.

Molestia ➤ Irritación ➤ Ira ➤ Rabia ➤ Furia

MOLESTIA: se siente cuando el estrés es ligero. Intentamos deshacernos de algo que nos molesta con movimientos sencillos, como cuando espantamos a una mosca.

IRRITACIÓN: significa que la excitación se está acumulando en el sistema muscular pero no ha alcanzado el punto en el que explota en una acción agresiva. La irritación da lugar a movimientos más fuertes que la molestia.

IRA: es una respuesta al dolor. La ira indica que la excitación del sistema muscular ha llegado al punto de ebullición. Su liberación, aunque sea involuntaria, está sujeta al control del ego que ajusta la acción a la realidad de la situación. La ira no es destructiva.

RABIA: es una reacción a un dolor intenso como el de una tortura. La excitación muscular es excesiva y la participación del ego en la expresión del sentimiento es reducida. Al contrario que la ira, la rabia tiene una cualidad destructiva.

Furia: es como un torbellino en el que desaparece toda distinción y se pierde el control del ego.

El miedo, como la ira, es una reacción al dolor o a la amenaza del dolor. Esta amenaza se siente como dolorosa y nuestra reacción ante ella es la misma que ante el dolor. El miedo, como la ira, es una emoción de emergencia que activa el sistema simpático suprarrenal y moviliza la musculatura corporal. Sin embargo, en la ira el organismo ataca a la fuente del dolor, mientras que en el miedo se aleja y escapa de ella. En la ira la excitación se mueve hacia delante sobre la parte superior de la cabeza y entra en los caninos; en el miedo la excitación se retira hacia la parte posterior del cuello, tirando de la cabeza hacia atrás y alzando los hombros. La correspondencia entre las dos emociones es tal que si se revierte el sentido del movimiento, una se transforma en la otra. Si una persona asustada se da la vuelta y ataca, se volverá enfurecida y sin miedo. Cuando alguien que está atacando empieza a retirarse, sentirá miedo. El espectro del miedo muestra la correspondencia entre los dos estados de excitación.

Aprensión ➤ Ansiedad ➤ Miedo ➤ Pánico ➤ Terror

Aprensión: surge cuando una situación que prometía placer contiene también la posibilidad de dolor. Uno siente aprensión de que el placer que había anticipado desaparecerá (dolor) pero aun así sigue adelante.

Ansiedad: se desarrolla cuando la amenaza del dolor es aproximadamente igual a la promesa del placer. En consecuencia el organismo está atrapado entre dos impulsos contrapuestos, el de avanzar y el de retirarse. La ansiedad se ha reproducido experimentalmente con animales a base de unir un estímulo doloroso con otro placentero. Si esto se hace con la suficiente frecuencia, el animal asocia el dolor con el estímulo placentero y reacciona con ansiedad ante este último. En el conflicto entre ambos impulsos es incapaz de moverse y tiembla violentamente mientras la excitación fluye por su cuerpo.

MIEDO: ocurre cuando el dolor o la amenaza del dolor dominan la situación, produciendo un deseo de escapar o retirarse. Normalmente en los animales el ataque de ira se reserva para las circunstancias en las que la retirada es física o psicológicamente destructiva. Este concepto se explora en el libro de Robert Ardrey *The Territorial Imperative* (El imperativo territorial). Un animal atacará a su propia especie en defensa de su estatus o de su territorio. Menciono esto porque puede surgir la pregunta de qué es lo que determina que la reacción al dolor sea de miedo o de ira. Si el dolor o la amenaza son abrumadores, uno huye presa del pánico o se queda inmovilizado por el terror. De lo contrario, podría decirse, hablando en términos generales, que la ira predominará si uno está convencido de tener razón.

PÁNICO: es un miedo absoluto. El único impulso que se tiene es el de escapar, y el impulso es tan fuerte que uno corre a ciegas. Está relacionado con la claustrofobia, una sensación de estar atrapado o de que las paredes se cierran sobre uno. Durante el pánico el individuo siente que se le corta la respiración. El miedo suele provocar que se trague aire. Este es un mecanismo de emergencia que proporciona oxígeno extra para escapar. Cuando el miedo se eleva a pánico el aire se retiene, la garganta se cierra y el pecho se vuelve rígido. Está cerrado en la posición inspiratoria. La persona no puede respirar y esto aumenta el pánico. En el momento en que la persona escapa al peligro su respiración vuelve a la normalidad.

TERROR: es una forma más grave de miedo que el pánico. En el terror la musculatura se queda paralizada, haciendo la lucha o la huida imposibles. El terror se desarrolla en situaciones de dolor o peligro abrumadores. La sensación se retira de la periferia del cuerpo para reducir la sensibilidad del organismo durante la agonía final. Es literalmente una huida hacia dentro. El terror es equivalente a un estado de conmoción. La pérdida de tono muscular en el terror provoca que se expulse el aire y hace que inspirar sea prácticamente imposible. El pecho se mantiene en una posición espiratoria. El terror puede hacer que alguien se desmaye, en cuyo caso los procesos corporales inconscientes lo mantienen con vida. Si el terror se prolonga, conduce a una despersonalización, es decir, a una disociación entre el ego que percibe y el cuerpo.

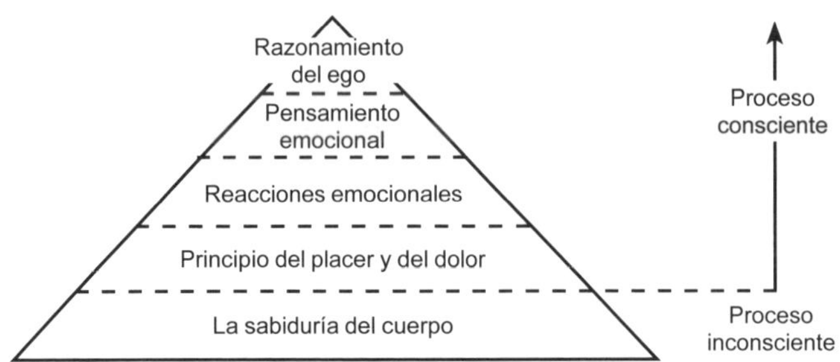

FIGURA 1. Las emociones sencillas

La conciencia en ciernes del niño le permite reconocer las fuentes específicas de su placer, recordar una satisfacción pasada y anticipar futuras alegrías. La anticipación del placer evoca un sentimiento positivo hacia el objeto que es la fuente del placer. Este sentimiento puede describirse en su forma más sencilla como afecto. Mientras que la ira y el miedo tienen sus raíces en sensaciones dolorosas, el afecto surge de sensaciones agradables. Rado lo describiría como una emoción de bienestar. Activa el sistema parasimpático, que expande el cuerpo y produce sentimientos que fluyen en sentido descendente. El sentimiento descendente puede explicarse como establecer contacto con el suelo o la tierra, que es un símbolo de la madre, de quien surge todo el afecto.

El afecto varía en profundidad dependiendo de la intensidad del placer anticipado. Lo siguiente es el espectro sugerido de este sentimiento:

Amistad ➤ Cordialidad ➤ Afecto ➤ Cariño ➤ Amor

AMISTAD: diferencia nuestros sentimientos por aquellos con quienes compartimos gustos y actitudes similares de los que tenemos por un desconocido. Los placeres se comparten con los amigos.

CORDIALIDAD: es muy similar a la amistad. Comprende la idea de buena voluntad hacia el otro.

AFECTO: es un sentimiento de calidez hacia alguien. Esta calidez es una sensación física real producida por la dilatación de los vasos sanguíneos periféricos bajo la acción del sistema nervioso parasimpático. Este sentimiento es más personal que los dos anteriores.

CARIÑO: puede ser descrito como un sentimiento especial hacia una persona que es más concreto que el afecto pero menos intenso que el amor.

AMOR: implica el deseo más fuerte de cercanía con otro y promete el mayor placer. En nuestras mentes el éxtasis está asociado con la sexualidad, la relación más íntima entre dos personas, pero un nivel tan alto de placer solo es posible cuando el sexo es una expresión del amor. Esto parece ser muy poco habitual en nuestra cultura.

Los sentimientos de afecto hunden sus raíces en la experiencia del placer y están ligados a la anticipación de esta experiencia. Alguien que tenga limitada su capacidad de sentir placer tendrá también limitada su capacidad de amar. Quien siente miedo del placer teme al amor. La capacidad de amar surge de la experiencia de placer de un niño en relación con sus padres, especialmente con su madre. Esta conexión íntima entre el placer y el amor muestra la importancia del placer en la vida. Sin placer una persona está apartada de las experiencias que le dan a la vida su verdadero significado. Con poco placer podemos sobrevivir de una manera distanciada e inconexa, aferrados a la ilusión de que algún día encontraremos el amor que llenará de dicha nuestra vida. Desgraciadamente esto no sucede; el placer es un ingrediente esencial del amor. El colapso inevitable de la ilusión nos deja más amargados y desencantados.

El afecto, o amor, es una reacción expansiva, un acercarse a los demás y al mundo. La gente afectuosa ama el placer, es abierta, cálida, relajada y dulce. Es dulce porque el placer es dulce. Sin placer una persona se vuelve amargada. El individuo amargado es frío, retraído y tenso. El amor se vuelve frío cuando el placer sale de una relación.

Cuando la relación de un niño con sus padres está cargada de experiencias dolorosas, el niño desarrolla sentimientos de hostilidad que con frecuencia se cubren con piadosas declaraciones de amor. La asociación de una persona o de una situación con sensaciones dolorosas hace surgir emociones hostiles. Estas forman un espectro que va desde los sentimientos poco amistosos al odio. Hay una correspondencia entre la emoción hostil y la afectuosa.

No es difícil entender la polaridad del amor y el odio. En mi primer libro definí el odio como amor helado, es decir, un amor que se ha vuelto frío como el hielo. Como todas las relaciones están basadas en una expectativa de placer, su resultado solo puede ser satisfacción o decepción. El grado de decepción será proporcional a la expectativa de placer si dicho placer no se ha obtenido. La decepción es una sensación dolorosa. Corroe la armonía entre la sensación de nuestra cadencia interna y el mundo exterior. El rechazo del afecto en una relación se experimenta como una herida profunda que produce sentimientos de hostilidad.

El siguiente espectro sugiere una escala de sentimientos de hostilidad:

Desconfianza ➤ Enemistad ➤ Hostilidad ➤ Antipatía ➤ Odio

DESCONFIANZA: es la actitud que tiene uno ante un desconocido que no supone una amenaza. Hace muchos años vi unos dibujos animados en los que se veía a dos galeses mirando cómo se acercaba un desconocido. «¿Lo conoces, Bill?», pregunta uno. «No», responde el otro galés. «Tírale una piedra», dice el primero.
Creo que por naturaleza desconfiamos de los desconocidos, a pesar de que en la civilización moderna se nos ha enseñado el concepto de la hospitalidad hacia el desconocido como parte de la tradición judeocristiana o de otras tradiciones culturales. Entre los niños siempre se mira al recién llegado con precaución. A su vez este se aproxima cautelosamente al grupo de niños. Observa sus actividades desde lejos durante algún tiempo, y luego se va

acercando a ellos de una manera muy gradual. Con el tiempo su familiaridad le asegura la aceptación del grupo.

El extraño representa un elemento perturbador para el sentimiento de comodidad y de armonía que impregna al grupo. Su presencia inhibe el flujo de sensaciones placenteras que se produce entre los íntimos y, por tanto, evoca algún grado de hostilidad. Cuanto más diferente es, mayor es la perturbación que causa su presencia y mayores las reacciones negativas hacia él. Por otro lado, el desconocido representa la novedad y la emoción con su promesa de placer. Cuál de los dos factores determinará la reacción ante el desconocido dependerá de la personalidad de los miembros del grupo. Un individuo seguro estará más dispuesto a aceptar a un extraño que uno inseguro, pero esta aceptación se produce tras una desconfianza y frialdad iniciales.

La persecución del extraño es una expresión de odio más que de simple desconfianza. Siendo el objeto natural de los sentimientos de hostilidad, fácilmente se convierte en un objetivo para los odios reprimidos que surgen de las dolorosas experiencias de la niñez. La gente proyecta en el extraño la intensa hostilidad provocada en sus hogares y reprimida mediante la culpabilidad. El extraño se convierte en el chivo expiatorio al que se transfiere toda esa hostilidad. Esta transferencia generalmente recibe la aprobación social y con frecuencia está racionalizada por el ego. La desconfianza con la que se lo suele recibir se va superando gradualmente a medida que nos familiarizamos con él, pero el odio al extraño no puede solucionarse socialmente.

Los odios reprimidos requieren de una situación terapéutica para liberarlos. Primero, se debe usar alguna forma de técnica analítica para tomar conciencia de estos odios. Segundo, hay que subsanar la culpa que sirve para mantener suprimidos estos sentimientos hostiles. Y tercero, se deben facilitar algunos medios para expresar la hostilidad en el entorno controlado de una situación terapéutica para que se liberen las tensiones físicas que subyacen bajo los sentimientos negativos. Las hostilidades, cuando las expresamos en formas apropiadas de ira, se desahogan, es decir, se desfogan y se descargan. Cuando esto ocurre, la capacidad del individuo para experimentar el placer se restaura y las «buenas sensaciones» pasan a ser la tonalidad normal del cuerpo.

Enemistad: es un sentimiento más intenso que la desconfianza. Se reserva para los extraños que son considerados una amenaza.

Hostilidad: es el término genérico para esta clase de emociones. Hablando en términos generales, la hostilidad se manifiesta en frialdad y retraimiento. Si una persona es fría con otra se dice que es hostil. La hostilidad no indica una acción agresiva. Se refiere a una actitud. Una acción hostil combina una actitud negativa con alguna forma de ira.

Antipatía: puede verse como lo contrario a cariño. Indica una aversión tan intensa que uno evita el contacto con el otro.

Odio: se ha descrito anteriormente como lo contrario del amor. El odio se expresa en acción a través de la ira o de la furia. Al no expresarlo, se manifiesta en una rigidez del cuerpo, es decir, en una paralización de toda la motilidad espontánea.

Puede decirse que somos hostiles a la gente de la que tenemos miedo pero también es verdad que tenemos miedo de la gente por la que sentimos hostilidad. Esto es porque ambas emociones tienen en común la anticipación del dolor. Cuando somos hostiles estamos a la defensiva, preparados para atacar, pero también para escapar si hace falta. Bajar la guardia es un signo de afecto, una indicación de que ante una próxima reunión uno anticipa placer en lugar de dolor.

La maduración del organismo con su conciencia en continuo crecimiento nos presenta además los recuerdos de placeres y dolores pasados como emociones importantes. El recuerdo de un placer pasado es un placer presente. Echamos la vista atrás con cariño recordando nuestras experiencias agradables. Sin embargo, el recuerdo del dolor pasado tiene cualidades especiales. Si lo que causó el dolor fue la pérdida de un objeto de amor o de una fuente de placer, el recuerdo hace surgir la emoción de la tristeza. Lo que provoca esta emoción es el recuerdo del placer desaparecido; el dolor de la pérdida solo se percibe indirectamente. Por tanto, la tristeza es, según Rado, una emoción de bienestar transmitida por el sistema parasimpático y tiene un tono subyacente de placer. Produce una respuesta positiva en la gente.

La tristeza normalmente lleva al llanto pero esta reacción es distinta de la del niño que llora por causa del dolor. Todo llanto alivia la tensión que no puede aliviarse de otra manera. El niño llora porque es incapaz de eliminar una fuente de dolor que hay en su vida en ese momento. Un adulto llora porque es incapaz de recuperar el objeto perdido de su amor. En el primer caso no se puede recurrir a la ira; en el segundo, no tiene sentido hacerlo.

La tristeza, como un reflejo de su origen, tiene una cualidad agridulce. Esta cualidad establece un espectro para esta emoción:

Tristeza ➤ Pesar ➤ Amargura

Tristeza: ocurre cuando el recuerdo de las buenas sensaciones supera al dolor.

Pesar: es un sentimiento en el que el dolor de la pérdida supera al recuerdo del placer.

Amargura: se desarrolla cuando el dolor domina la visión y excluye el placer. La amargura es una emoción agria.

En la terapia los pacientes se sienten tristes a menudo y lloran sin ser conscientes de la razón de sus sentimientos. Con frecuencia comentan: «No sé por qué me siento triste». La ocasión inmediata para la tristeza es recapturar la sensación en partes del cuerpo que estaban bloqueadas de la conciencia. De hecho, el cuerpo de una persona es su objeto original de amor, la fuente real de su placer. Establecer contacto con un cuerpo abandonado[4] activa el sentido de pérdida y suscita el sentimiento de tristeza. A medida que el sentimiento de tristeza se vuelva más fuerte, abarcará la pérdida de contacto con el cuerpo de la madre, la primera fuente externa de placer, y más tarde se extenderá para incluir la pérdida del amor entre los padres y el niño.

La represión de la emoción. La ilusión

La pérdida de la capacidad de sentir conocida como depresión está estrechamente relacionada con la emoción de la tristeza. El término describe lo que sucede, una depresión de todas las funciones vitales y la pérdida correspondiente de sensación y de motivación. Por otro lado, la depresión es un sentimiento, ya que sentimos nuestra capacidad de respuesta disminuida.

Cuando la amenaza de perder un objeto de amor produce un dolor tan intenso que pone en peligro la integridad del organismo, la conciencia niega la catástrofe que está a punto de producirse y la reemplaza con una ilusión. La ilusión sirve para mantener el espíritu contra lo que a la persona le parece una pérdida irreparable. La ilusión es el antídoto de la desesperación, lo contrario de la desesperanza. Su función se explica en *The Betrayal of the Body*. Dos ejemplos ilustrarán su conexión con la depresión.

Un niño desesperado por conseguir el amor de sus padres puede crearse la ilusión de que si se vuelve famoso, el mundo, como símbolo de sus progenitores, le adorará y le querrá. Durante toda su vida intentará desesperadamente alcanzar su sueño, sin darse cuenta de que está actuando bajo una ilusión, ya que la fama nunca trae el amor verdadero. En circunstancias similares otro niño puede crearse la ilusión de que la obediencia y la productividad le asegurarán la recuperación del amor perdido. En ambos casos el sacrificio del placer que la ilusión exige hace del éxito una victoria sin sentido. Más tarde o más temprano la burbuja estallará, el sueño se desvanecerá y se derrumbará la ilusión. Con las energías exhaustas en una maniobra desesperada por hacer realidad una visión imposible, ambos niños se deprimirán. Desconocedores de la ilusión a la que han subordinado todo sentimiento, no logran entender la causa de su depresión.

He presentado aquí el concepto de depresión por su conexión directa con la tristeza y con otras emociones. La persona deprimida no está ni triste, ni enfadada, ni asustada y tampoco es hostil. Está, específicamente, deprimida, lo que significa que sus procesos corporales están deprimidos. Su apetito está disminuido, su motilidad reducida y su respiración restringida. Las consecuencias inmediatas de esta disminución del funcionamiento vital son un metabolismo energético reducido y una pérdida de tonalidad emocional en el cuerpo. La depresión puede tratarse psicológicamente liberando las emociones reprimidas, y físicamente activando las funciones corporales. Lo más eficaz es combinar ambos enfoques.

Cuando se estimula la respiración de los pacientes deprimidos mediante los ejercicios apropiados, empiezan a llorar. Lo sorprendente es que muchos de estos pacientes no ven ninguna razón para ello. No se sienten tristes. Puede que incluso me pregunten: «¿Por qué estoy llorando?». Esta pérdida de sensibilidad es la base de su depresión. Cuando la respiración se vuelve más abdominal mediante la terapia física continuada, el llanto se hace más profundo y se transforma en un sollozo rítmico que restaura la motilidad del cuerpo y alivia la depresión. Gradualmente los pacientes sienten la tristeza que subyace en su ser y comprenden mejor la pérdida que la provocó. Una persona triste no está deprimida porque mientras que la depresión deja fríos e insensibles a quienes la padecen, una persona triste es cálida y se siente viva. Aceptar la tristeza abre la puerta a la experiencia del placer. Reactivar los sentimientos de placer y dolor le permite al paciente reaccionar emocionalmente con miedo e ira a los traumas que le infligieron dolor y le causaron el problema. Con la restauración de la capacidad de sentir se supera la necesidad de crear ilusiones y la tendencia a la depresión.

Las emociones mezcladas

Los seres humanos pueden distinguir muchos sentimientos que son mezclas de las emociones sencillas descritas anteriormente. La compasión, por ejemplo, combina el afecto y la tristeza. El *Webster's International Dictionary* define la raíz de esta palabra como «soportar o sufrir con otro». Sin un sentimiento de afecto que vincule a una persona con otra, el sufrimiento de los demás nos dejaría fríos. Nos identificamos con individuos hacia los que sentimos afecto y podemos compartir su pesar porque conocemos el nuestro. La compasión significa «con sentimiento hacia alguien». Esto también abarca la pena. Nuestra compasión se extiende a otra persona en apuros; nuestra pena es una respuesta a su dolor.

El fenómeno de la empatía, estrechamente conectado con el sentimiento de la compasión, nos permite percibir lo que otros están sintiendo. La comprensión empática tiene lugar en el cuerpo. Somos sensibles a los movimientos rítmicos de los cuerpos ajenos si los nuestros están vivos y sensibles, es decir, si nuestra actividad rítmica se produce de forma tranquila y libre. El cuerpo vivo vibra como un diapasón. Por tanto, tiene la capacidad para resonar en armonía con otros cuerpos. Lo que percibimos a través de la empatía es la resonancia en nuestro cuerpo al responder a la vibración de los otros. Una persona rígida carece de esta capacidad.

Quienes comparten un sentido de comunidad se sienten afectados los unos por los otros. Dentro de una comunidad los sentimientos son contagiosos. Nos entristecemos en presencia de una persona triste y nos sentimos elevados en presencia de una persona dichosa. Sin embargo, como la compasión, la comprensión empática solo se extiende a aquellos por quienes sentimos algún afecto. Los sentimientos dolorosos y las emociones que se derivan de ellos —el miedo, la ira y la hostilidad— bloquean la comprensión empática. Y cuando los sentimientos están suprimidos por tensiones crónicas la sensación de empatía disminuye.

El placer es la clave de la respuesta empática. Sin buenas sensaciones en nuestro propio cuerpo carecemos de la capacidad para acercarnos a los demás en el nivel preverbal en el que ocurre la empatía. Por tanto, el placer es la base de todas las relaciones interpersonales significativas. Cuando ignoramos el placer o negamos su importancia, las relaciones se desintegran en un conflicto. Esto es especialmente cierto en el hogar, en donde la cercanía y la intimidad promueven una gran expectativa de placer. Un hogar sin alegría es una escena de discordia en la que nadie parece ser capaz de entender o sentir compasión con las dificultades y el sufrimiento de quienes le rodean.

Otra emoción compleja es el resentimiento, que está compuesto de hostilidad y de miedo. El miedo impide que la hostilidad se exprese abiertamente como ira, con el resultado de que el resentimiento es una emoción abrasadora. La persona resentida guarda su resentimiento hasta que este crece, volviéndose más grande que su miedo, y en ese momento explota en forma de furia. Si el miedo es muy grande para permitir liberar esta emoción, el resentimiento se transforma en rencor. La hostilidad se vuelve hacia el interior y se expresa por medio de acciones autodestructivas que tienen el propósito inconsciente de acabar con los buenos sentimientos del otro. Uno solo puede ser rencoroso contra alguien que le importa.

La envidia, otra emoción compleja, es una combinación de tristeza más hostilidad. La persona envidiosa ha sufrido una pérdida de placer. Esto la entristece, pero no puede soltar esa tristeza porque se siente culpable. La culpa le hace sentir hostil pero tampoco puede expresar su hostilidad. La hostilidad se vuelve contra la persona que no ha sufrido una pérdida de placer. Incapaz de compartir un sentimiento de alegría, el envidioso quiere privar a los demás de su buena suerte. Creo que todos sentimos la hostilidad detrás de la envidia. En el espectro de la envidia están las emociones de la amargura y los celos. En los celos la hostilidad nos lleva a una acción visible; la persona que está celosa no puede tolerar el placer del otro. Por otro, el amargado vuelve la hostilidad contra sí mismo y se retira a su interior para alimentar su dolor.

Otra emoción compleja más será suficiente para ilustrar este concepto. El asombro combina el placer con el miedo. Un espectáculo asombroso es emocionante y aterrador; su aspecto emocionante seduce al observador para que se acerque mientras que su aspecto aterrador le hace querer salir huyendo. El efecto de estos dos sentimientos opuestos actuando a la vez deja al observador suspendido en un estado de asombro.

Cuando a un mismo tiempo se producen emociones antitéticas, hablamos de sentimientos encontrados o de ambivalencia. Así, el amor y el odio pueden coexistir en una persona en relación con el mismo objeto. Podemos sentirnos atraídos por algunos aspectos de un objeto y repelidos por otros. Podemos estar al mismo tiempo asustados y enfadados, o simultáneamente querer reír y llorar. El que los sentimientos ambivalentes o encontrados sean normales o neuróticos solo puede entenderse en referencia a una situación específica. La consecuencia de estos sentimientos es que, al no fundirse en una sola reacción definitiva, bloquean en todos los casos cualquier respuesta eficaz a la situación.

Cuando un individuo está suspendido entre dos impulsos en conflicto, se ve forzado a usar el poder del pensamiento para salir del punto muerto. Uno de los dos impulsos encontrados se suprime en favor del otro. Si la supresión de un sentimiento viene acompañada de un juicio moral, el resultado es lo que llamo una «emoción conceptual». Los sentimientos encontrados por lo general se resuelven a base de juicios prácticos, la solución normal a este problema.

Las emociones conceptuales

Un sentimiento de culpa es una emoción conceptual. Representa la imposición de un juicio moral acerca de una función o proceso corporal, que está más allá del control del ego o de la mente consciente. Para entender esta idea habría que establecer una distinción entre la culpa como juicio legal y la culpa como juicio moral. La primera es una definición de una acción o comportamiento que quebranta una ley establecida. La segunda genera un sentimiento que con frecuencia no guarda relación con las acciones o el comportamiento de uno. Alguien que quebranta la ley es culpable de un delito, tanto si se siente culpable como si no. Un niño que siente hostilidad hacia sus padres puede sentirse culpable aunque no haya cometido ningún acto destructivo. El sentimiento de culpa no es un juicio de un comportamiento sino un juicio de las emociones.

Los deseos sexuales son una fuente habitual de sentimientos de culpa. Pero un deseo natural es una reacción corporal natural a un estado de excitación que normalmente escapa del control del ego o de la mente. Sentirse culpable por el deseo sexual es volverse contra el cuerpo. Suprimir el deseo sexual es deprimir todas las funciones de placer corporales. Por otro lado, aceptar los propios sentimientos sexuales no significa que uno tenga el derecho de actuar según esos sentimientos en cualquier situación. Un ego o una personalidad saludables tienen el poder de controlar el comportamiento de manera que sea apropiado a la situación. La falta de este poder en un ego débil o en una personalidad enferma puede llevar a acciones destructivas para los individuos y para el orden social. La sociedad tiene el derecho y la obligación de proteger a sus miembros contra ese comportamiento. No tiene derecho a etiquetar el sentimiento mismo como negativo.

Un sentimiento de culpa indica que una parte de la personalidad, el ego, se ha vuelto contra otra parte, los sentimientos del cuerpo. Esta separación de la unidad de la personalidad produce efectos destructivos que se examinan en *The Betrayal of the Body*. La mayor parte de todo el esfuerzo psicoterapéutico está dirigido a eliminar el sentimiento de culpa con objeto de restaurar la integridad de la personalidad. Es precisamente el sentimiento de culpa lo que merma el poder del ego para controlar el comportamiento. Esto no significa que una persona sana sea perfecta. Podemos hacer cualquier cosa que hiera a los demás, y cuando lo hacemos nuestra reacción debería ser arrepentimiento o tristeza, que son emociones auténticas.

Cualquier sentimiento o emoción puede convertirse en un objeto de culpa si se le añade un juicio moral. Por lo general son nuestras sensaciones sexuales o nuestros sentimientos hostiles los que reciben estos juicios. Lamentablemente, la mayoría de la gente no es consciente de sus sentimientos de culpa ya que están reprimidos junto con el deseo prohibido. Esta supresión general reduce el placer de vivir. Al negarse el placer a sí misma, la gente evita su ansiedad y esconde su culpa.

Del mismo modo que juzgamos algunos sentimientos como moralmente incorrectos, a otros los consideramos moralmente superiores. La persona que se siente virtuosa ha suprimido su hostilidad en favor de un falso afecto, su ira en favor de una fachada de compasión y su placer en favor de la imagen de su ego. También ha reprimido la culpa que siente por sus verdaderos sentimientos. Virtud y culpa son la cara y la cruz de una misma moneda. Una no existe sin la otra, aunque solo se muestra una cada vez. Todos los que se sienten culpables cargan con un sentimiento oculto de superioridad moral.

Otra emoción conceptual es el sentimiento de vergüenza. Este sentimiento indica un juicio negativo dirigido al cuerpo y a sus procesos biológicos. Para el ego el cuerpo es algo corrupto, condenado al deterioro y la decadencia, mientras que la mente, pura e incorpórea, es infinita e inmortal. La vergüenza del cuerpo nos hace rechazarlo y disociarnos de él. Al igual que el sentimiento de culpa, divide la unidad de la personalidad. Nos hace preocuparnos en exceso por nuestra apariencia. Conduce necesariamente a sentimientos de vanidad y de soberbia. La vanidad conlleva un juicio positivo del cuerpo, vestido o desnudo, que cubre un sentimiento subyacente de vergüenza. La persona soberbia está preocupada por su imagen y rechaza su cuerpo. Los sentimientos normales acerca del cuerpo que están libres de juicios de valor son la modestia y el orgullo. En su modestia y en su orgullo una persona expresa su identificación con el cuerpo, y su placer y su dicha en su funcionamiento.

El espectro de las emociones analizadas anteriormente es, por fuerza, incompleto. He omitido sentimientos como el remordimiento, cuyos componentes no están claros. Los sentimientos y las emociones están sujetos a gradaciones que las palabras no son totalmente capaces de describir. En esta conferencia he intentado mostrar la relación entre las emociones y las sensaciones de placer y de dolor subyacentes a ellas. Los procesos de la mente se superponen a las emociones. La conexión entre sentir y pensar será el sujeto del próximo debate.

CONFERENCIA 3: LOS MOVIMIENTOS RÍTMICOS DEL CUERPO

Los ritmos de las funciones naturales

En la primera conferencia se definió el placer como la percepción consciente de la actividad rítmica y pulsátil del cuerpo producida por un estado interno de excitación. Cualquier perturbación de esta actividad rítmica producirá alguna sensación de dolor. La intensidad del placer o del dolor es proporcional al grado de excitación.

El crecimiento de la conciencia y del ego más el desarrollo de la coordinación motora llevan a la elaboración y diferenciación de las emociones a partir de las amplias sensaciones de placer y dolor. Las emociones son estados organizados de excitación relacionados con situaciones específicas el entorno. Una diferenciación más avanzada ocurre con el desarrollo del lenguaje, que permite la abstracción de los estados de sensaciones de la acción motriz directa y su expresión en palabras. El aumento de la abstracción mediante el uso de palabras empleadas como símbolos da lugar a formas superiores de pensamiento como la lógica. El hombre ha estado tan fascinado por su capacidad de manipular símbolos y ganar conocimiento que ha tendido a pasar por alto el hecho de que la base de esta estructura consiste en los procesos involuntarios del cuerpo. En este estudio señalaré algunas de las actividades rítmicas de este y mostraré su relación con la experiencia del placer y del dolor.

El ritmo corporal más obvio es la alternancia entre sueño y vigilia. Para la mayoría de los animales, entre ellos el hombre, esta alternancia se corresponde en líneas generales con el ritmo del día y de la noche. Durante el día estamos conscientes y activos; por la noche la conciencia se rinde y la actividad se reduce. Podría decirse que durante el sueño el cuerpo se renueva; se ha demostrado que una prolongada privación de sueño produce trastornos graves en el cuerpo y en la personalidad. Sin embargo, el fenómeno del sueño sigue siendo tan misterioso como el del placer. Me gusta pensar que durante el sueño volvemos a un tipo vegetativo de existencia semejante en algunos aspectos a la vida vegetal, un modo de existencia que el animal dejó atrás al principio de su evolución. Pero esto es pura especulación.

El sueño es un estado de excitación difusa y reducida. Durante el sueño, muchas de las funciones vitales del cuerpo presentan una disminución en su ritmo: el corazón late más lentamente, la presión sanguínea baja, el nivel de azúcar en la sangre disminuye, el ritmo respiratorio se enlentece y baja la temperatura corporal. Los electroencefalogramas muestran que hay ciclos durante el sueño, una subida y bajada rítmica en el nivel de excitación que altera la profundidad del sueño. Si no se interrumpe el proceso, la persona se despierta con la sensación de estar fresca, con ganas de empezar las actividades diarias y, normalmente, con deseos de comer. Al despertar tras una buena noche de sueño, uno siente una clara sensación de placer, como si el cuerpo de alguna manera fuera consciente durante el sueño de su funcionamiento armonioso. Del mismo modo, acostarse a dormir cuando uno está cansado pero relajado es una sensación deliciosa.

Este sencillo placer se le escapa a mucha gente, a juzgar por la demanda de píldoras para dormir. Estas personas se quejan de estar cansadas y su necesidad de descansar es evidente; sin embargo, al acostarse no logran quedarse dormidas. Obviamente, en estos casos algo falla en los procesos autorreguladores normales del cuerpo. Comenté algunos aspectos de esta situación en *The Betrayal of the Body*. La incapacidad de quedarse dormido es una forma de ansiedad de la caída, una ansiedad sobre la pérdida de conciencia. En otro nivel esta ansiedad refleja la persistencia de un estado de excitación de las capas conscientes de la personalidad. A veces la excitación persistente es una tensión sexual que no se ha descargado, pero con más frecuencia se debe a miedo y ansiedades residuales que quedan de las actividades del día. Si la excitación persistente es inconsciente, se manifestará en sueños que, como señaló Freud, tienen la función de guardar el estado de somnolencia soltando la excitación. Sin embargo, la excitación puede ser tan fuerte que la persona se despierte del sueño, o el descanso del sueño puede verse alterado por la intensidad de este.

Las funciones corporales relacionadas con la comida —la ingestión, la digestión y la eliminación— siguen un patrón rítmico gobernado por las necesidades de energía del organismo. Los niños de muy corta edad lactan frecuentemente, cada dos horas, y tienen varios movimientos intestinales al día. En los adultos el patrón tiende a estabilizarse en tres comidas y un movimiento intestinal al día. Comer es un placer cuando se ajusta a un ritmo interno. Sin embargo, mucha gente se alimenta de forma compulsiva; sus hábitos alimenticios guardan poca relación con sus ritmos metabólicos. Comen antes de estar hambrientos, ya que esta sensación está asociada con sensaciones de vacío que asustan a los individuos hambrientos de afecto.

Los comedores compulsivos no disfrutan de la comida. Al placer inicial de llevarse algo sabroso a la boca no le sigue la satisfacción más profunda que viene de mitigar el hambre. Para ellos comer es un placer sensual que, como otros placeres sensuales, le deja a uno insatisfecho. La sensación de estar lleno y saturado, pese a ser claramente desagradable, supera temporalmente los sentimientos de vacío y la ansiedad que subyacen a comer de manera compulsiva. Como estos sentimientos atormentadores vuelven a aparecer muy pronto, se forma un círculo vicioso que lleva a seguir comiendo. La gente también es compulsiva con la función de eliminación. Desarrollan un hábito de regularidad basado en un entrenamiento rígido del uso del inodoro que sustituye a la satisfacción falsa que siente el ego con el placer de una eliminación espontánea.

El conducto digestivo desde la boca hasta el ano es un sistema de órganos que pulsa rítmicamente y funciona de forma muy parecida a un gusano. El alimento pasa de un extremo al otro de este tubo mediante ondas peristálticas similares a las ondas que mueven el cuerpo de un gusano o una oruga cuando avanza. Se producen contracciones y alargamientos, como en el estómago, a lo largo del tubo digestivo, que facilitan el proceso digestivo y modifican la frecuencia y la forma de la onda rítmica pero no cambian su carácter esencial. Como esta actividad peristáltica está siempre presente, hay una excitación continua en el conducto digestivo, más alta en los momentos de la comida, más baja durante el sueño. Cuando esta excitación se mantiene dentro de los límites normales, la persona tiene una «buena sensación» en el cuerpo. Un estado hiperactivo en cualquier parte del sistema, un trastorno de colitis, por ejemplo, reemplaza la buena sensación habitual con sensaciones dolorosas. La hipotonicidad o pérdida de tono en cualquier segmento produce sensaciones de estrés.

Por lo general no somos conscientes del funcionamiento normal del canal alimentario desde un punto inferior a la faringe a otro sobre el recto. El placer consciente de comer buena comida consiste en su capacidad de estimular las papilas gustativas, las glándulas salivales y el reflejo de la deglución, es decir, el área que va de la boca al esófago. Sin embargo, esta estimulación atraviesa todo el canal alimentario aligerando sus ritmos y estimulando su secreción. Así, el placer inicial del gusto se transforma en disfrute de la comida. Cuando en el tubo existen tensiones que bloquean el libre flujo de las ondas peristálticas, se nos niega esta satisfacción más profunda e incluso disminuye el placer que anticipamos del gusto de la comida. Podemos llegar al punto de perder el apetito o sentir una sensación de náuseas en el estómago.

Pocos trastornos nos hacen sentir tan mal como las sensaciones de náusea. El cuerpo parece revolverse por dentro y trata de expulsar la sustancia tóxica. La náusea produce fuertes ondas peristálticas que avanzan en sentido ascendente, aumentando en intensidad hasta que el cuerpo arroja la sustancia dañina. Vomitar produce una sensación de alivio tan grande como el malestar que la precede, pero la experiencia nunca es agradable.

El mecanismo del vómito es un reflejo protector contra sustancias dañinas peligrosas que puedan haberse ingerido por error. Pero también puede ser provocado por estados de tensión, especialmente el estrés de un conflicto emocional cuando estamos comiendo. Casi todo el mundo ha tenido alguna vez esta experiencia. Recuerdo un incidente cuando mi hijo tenía un año que es un buen ejemplo de esta idea. Acabábamos de almorzar y nos dábamos prisa para acudir a una cita. De repente, mientras mi esposa estaba vistiendo al bebé, este se introdujo un dedito en la boca y vomitó la comida. Me sorprendió que un niño tan pequeño supiera cómo aliviar su malestar provocándose náuseas.

Los pacientes de terapia bioenergética desarrollan en ocasiones sensaciones de náusea en el curso de sus esfuerzos para respirar más profundamente. La náusea parece ser independiente de la ingesta de comida, por lo que puede sobrevenirle a un paciente varias horas después de un desayuno ligero. Parece que la respiración más profunda activa las tensiones crónicas del diafragma y el estómago que producen esta sensación de náusea. En algunos casos la náusea puede aliviarse con la respiración abdominal, que relaja el diafragma. En otros la sensación se ve intensificada por este procedimiento y el paciente tiene que vomitar para descargar la tensión.

En parte el origen de esta tensión se encuentra en sus experiencias con la alimentación durante la niñez; a los niños se los suele obligar a comer comida que no les gusta en cantidades que no quieren. Se han hecho muchos chistes sobre las madres que, por querer a sus hijos, los atiborran de comida. En otras casas, como me han dicho los pacientes, a los niños se les prohíbe dejar la mesa hasta que han terminado todo lo que tenían en sus platos. No solo se le suele hacer comer al niño comida que no desea, sino que se le avergüenza y se le riñe si la vomita. Para evitar que esto ocurra, el niño debe tensar el diafragma para bloquear cualquier impulso de vomitar.

La comida no es lo único que una persona puede tener que tragarse en contra de sus deseos. Puede que también se «trague» traumas psicológicos como los insultos y las humillaciones cuando tiene miedo de quien la ha insultado. La expresión «no tengo estómago para» indica el efecto que tiene sobre este órgano la sumisión a las situaciones dolorosas. Además los niños son frecuentemente obligados a «tragarse» las lágrimas o el llanto, lo que lleva a tensiones crónicas en la garganta y el diafragma. Como apenas hay pacientes que no hayan sufrido esos traumas, puede esperarse que una terapia que funciona directamente con las tensiones físicas del cuerpo active el impulso suprimido de «vomitar». Sin embargo, a la mayoría de los pacientes les resulta difícil tragar cómodamente. A menudo hay que hacer un trabajo considerable con el reflejo de la náusea antes de que la garganta y las tensiones diafragmáticas estén suficientemente relajadas para permitir que esta función opere con normalidad. Un resultado de este procedimiento es la eliminación de la acidez gástrica crónica que afecta a tanta gente. En todos los casos, la relajación de la tensión diafragmática restaura el placer experimentado con las actividades básicas de comer y digerir, y facilita una respiración más completa.

El sistema respiratorio está estrechamente vinculado con el canal alimentario. Su función se ve perturbada por los conflictos que surgen de la negación del principio de placer subyacente bajo la autorregulación del sistema digestivo. Embriológicamente, los pulmones se desarrollan como un apéndice del tubo alimentario primitivo y durante toda la vida permanecen conectados a este tubo a través de la boca y de la faringe. Tragamos aire al tragar el alimento. Cuando el niño mama la leche del pecho de su madre, el aire entra en su cuerpo. Y como Margaret Ribble mostró en su importante libro *The Rights of Infants* (Los derechos del niño), cualquier debilitamiento del impulso de lactar deprime la función respiratoria. Normalmente existe la creencia de que respiramos solo con los pulmones, pero de hecho el trabajo de la respiración se hace con todo el cuerpo. Los pulmones juegan un papel pasivo en el proceso respiratorio. Su expansión se produce por un ensanchamiento, especialmente en sentido descendente, de la cavidad torácica, y cuando esa cavidad es reducida se hunden. La respiración adecuada implica los músculos de la cabeza, el cuello, el tórax y el abdomen. Está demostrado que la tensión crónica en cualquier parte de la musculatura del cuerpo interfiere en los movimientos respiratorios naturales.

Respirar es una actividad rítmica. Por regla general, una persona en reposo realiza aproximadamente dieciséis o diecisiete respiraciones por minuto. La frecuencia es superior en los bebés y en los estados de excitación, y más baja en el sueño y en quienes padecen una depresión. La profundidad de la onda respiratoria es otro factor que varía según el estado emocional. La respiración se vuelve superficial cuando estamos asustados o ansiosos y se hace más profunda con la relajación, el placer y el sueño. Pero, por encima de todo, lo que determina que respirar sea o no placentero es la calidad de los movimientos respiratorios. Con cada respiración se puede ver cómo una onda asciende y desciende por el cuerpo. La onda inspiratoria comienza a un nivel profundo en el abdomen con un movimiento hacia atrás de la pelvis. Esto le permite al abdomen expandirse hacia fuera. A continuación la onda avanza hacia arriba mientras el resto del cuerpo se expande. La cabeza se mueve muy ligeramente hacia delante para absorber el aire mientras las fosas nasales se dilatan y la boca se abre. La onda espiratoria se inicia en la parte superior del cuerpo y se mueve en sentido descendente: la cabeza cae hacia atrás, el pecho y el abdomen se hunden y la pelvis se mece hacia delante.

Respirar libre y plenamente es uno de los placeres básicos de estar vivo. El placer se experimenta claramente al final de la espiración, cuando la onda descendente inunda la pelvis con una deliciosa sensación. En los adultos esta sensación tiene una cualidad sexual, aunque no provoca ninguna sensación genital. Los ligeros movimientos de la pelvis hacia atrás y hacia delante, parecidos a los movimientos sexuales, aumentan el placer. Aunque el ritmo de la respiración es más pronunciado en el área pélvica, se experimenta al mismo tiempo en todo el cuerpo como una sensación de fluidez, suavidad, ligereza y excitación.

No es preciso destacar la importancia de la respiración. Proporciona el oxígeno necesario para los procesos metabólicos; se puede decir que mantiene el fuego de la vida. Pero la respiración como «pneuma» es asimismo el espíritu o el alma. Vivimos en un océano de aire como el pez vive en un medio acuático. Con la respiración nos ajustamos a nuestra atmósfera. Si la inhibimos, nos aislamos del medio en el que existimos. En todas las filosofías orientales y místicas la respiración contiene el secreto de la dicha superior. Por eso es por lo que constituye el factor dominante de la práctica del yoga.

Ritmos del movimiento

Las actividades rítmicas del cuerpo pueden dividirse en tres categorías: las relacionadas con la función del tubo interno, la digestión y la respiración; las relacionadas con el tubo externo, la percepción sensorial y los movimientos voluntarios, y por último las actividades de los órganos y las estructuras entre ellos. Esta división se asemeja en líneas generales a la del desarrollo embrionario del organismo desde los tres estratos primarios: el endodérmico, el ectodérmico y el mesodérmico. El endodérmico da origen a la piel y el sistema nervioso. Este último se invagina y se vuelve un sistema interior. Del mesodermo surge el esqueleto, el corazón, los vasos sanguíneos, las glándulas, la musculatura y los tejidos conectivos. La musculatura voluntaria forma una funda sobre el cuerpo cerca de la piel y se transforma en una parte del tubo externo. Así, el cuerpo está construido sobre el principio de un tubo dentro de otro tubo, como un gusano.

Esta división de actividades no implica una independencia de una categoría con respecto a otra. Las funciones del tubo interno, la digestión y la respiración están íntimamente conectadas con los movimientos del tubo externo. Y ambos tubos son dependientes, por supuesto, de las actividades del órgano y de los tejidos que mantienen la integridad del cuerpo.

El tubo externo, que consiste en la piel, los tejidos subyacentes y la musculatura estriada, está directamente relacionado con la percepción de los estímulos del entorno y su respuesta ante ellos. Para estas funciones, sensorial y motriz, está dotado de una gran cantidad de terminaciones nerviosas. Por tanto, somos más conscientes de las sensaciones, especialmente de las que nos provocan placer y dolor, en esta parte del cuerpo que en ninguna otra.

Todos los estímulos que repercuten sobre la superficie del organismo son percibidos por este como placenteros o dolorosos. Lógicamente, no hay estímulos indiferentes, porque un estímulo que no evoca ninguna sensación no se percibiría. Podríamos preguntarnos qué cualidad del estímulo determina que nuestra respuesta sea placentera o dolorosa. ¿Por qué, por ejemplo, ciertos sonidos son deliciosos para el oído mientras que otros son desagradables e incluso dolorosos? Un conocimiento mínimo de los seres humanos nos dice que esas cuestiones no pueden responderse objetivamente. La gente reacciona de forma distinta. Lo que para uno es placer para otro es dolor. Depende en gran medida del estado de ánimo y del talante del individuo que recibe la impresión sensorial. Hay una gran diferencia entre una caricia y una palmada, y sin embargo no a todo el mundo le resulta agradable una caricia ni dolorosa una palmada. Los niños no quieren que los acaricien cuando están activos, y una palmada en la espalda puede ser una expresión de aprecio.

Hablando en líneas generales, encontramos placer sensual en los estímulos que armonizan con el ritmo y el tono de nuestros cuerpos. La música de baile es agradable cuando deseamos bailar, pero molesta cuando estamos tratando de pensar. Incluso nuestra sinfonía favorita puede ser perturbadora cuando uno está participando en una conversación seria. Lo mismo se puede decir de todos los sentidos. Una comida bien preparada es una delicia para alguien con hambre, no para quien no tiene apetito. Un paisaje bucólico encantador puede ser agradable de observar cuando uno está tranquilo y satisfecho, pero no si está agitado y se siente impaciente. Las impresiones sensoriales agradables no solo elevan nuestro estado de ánimo, también aumentan la actividad rítmica de nuestros cuerpos. Se puede decir de una manera sencilla que son estimulantes.

Podría parecer que cualquiera, de una forma u otra, puede obtener placer sensorial. Pero imaginaos una persona que está «desanimada» y no encuentra placer en nada de lo que ve ni de lo que escucha.

Parece que nada puede complacerle. Está, como decimos, hecha un lío, desanimada porque carece de armonía interior. Al carecer de un tono o patrón de actividad rítmica constantes, es incapaz de responder abierta y efusivamente a ningún entorno. La persona deprimida o retraída se encuentra en una situación similar. El placer sensorial o sensual no está a su alcance porque no puede acercarse al estímulo. Pero lo que está deprimido en una persona retraída es su actividad rítmica. Sin ritmo no hay placer.

La relación del ritmo con el placer se ve más claramente en la función motriz del tubo externo, es decir, en los movimientos voluntarios del cuerpo. Cualquier actividad motriz que se realice rítmicamente es placentera. Sin ritmo la misma actividad tendría una cualidad dolorosa. El mejor ejemplo es caminar. Cuando uno camina rítmicamente, caminar es agradable; cuando lo hace para llegar a un destino tan rápido como sea posible, la actividad física se convierte en un esfuerzo. Incluso una tarea tan tediosa como barrer el suelo puede ser agradable cuando los movimientos son rítmicos. Uno puede medir la falta de placer en la vida de la gente por la manera en que se mueven. Los movimientos rápidos, bruscos y compulsivos de la mayoría de la gente de nuestra cultura delatan la falta de dicha que hay en sus vidas. Quien conoce el placer se mueve rítmicamente, sin esfuerzo y con elegancia.

Por supuesto, el baile es el ejemplo clásico de placer en un movimiento rítmico. La música marca un ritmo en nuestro cuerpo que luego se traduce en el patrón rítmico del paso de la danza. Qué doloroso es sentir que va uno desacompasado con la música y qué molesto es descubrir que esta desentona con nuestro ritmo interno. Marcar el paso tiene el mismo efecto en el hecho de caminar que la música de baile tiene en la danza. La música acentúa el ritmo natural de nuestros cuerpos, y centrar nuestra atención en el ritmo incrementa nuestro placer.

Es importante entender que la música no crea el ritmo. De hecho, la música es la expresión del ritmo del cuerpo del compositor que despierta un eco en el cuerpo de quien la escucha. Sería correcto decir que la música evoca los ritmos que llevamos dentro. Toda la actividad corporal es inherentemente rítmica, y los movimientos del tubo externo no son una excepción. Sencillamente es cuestión de coordinación. El bebé cuyos movimientos de succión vienen coordinados de nacimiento lleva a cabo esta actividad rítmica y placenteramente. Más tarde, a medida que desarrolla más la coordinación sobre sus otros movimientos, también estos se vuelven rítmicos y una fuente de placer para él. Observad a un niño pequeño saltando en la cama o a una niña más mayor saltando a la comba, y os haréis una idea del placer que estas actividades rítmicas sencillas les proporcionan a los niños.

Los adultos con mayor coordinación requieren ritmos más complejos para sentir placer. Por ejemplo, participan en varios deportes. No importa el deporte que una persona prefiera, es la cualidad rítmica de los movimientos de ese deporte lo que le proporciona placer. Puedo pensar en esquiar y nadar, dos deportes que me gustan, como dos buenos ejemplos. En ambos se requiere un alto grado de coordinación. Cuando esto se ha alcanzado y esquiar o nadar adquieren una cualidad rítmica, el placer es estupendo. En el momento en el que se pierde el ritmo, sin embargo, la actividad se convierte en un esfuerzo doloroso.

Una de las razones por las que los deportes juegan un papel tan importante en nuestras vidas es porque nuestras actividades diarias han perdido su cualidad rítmica. La gente camina mecánicamente, trabaja compulsivamente e incluso habla monótonamente, sin ritmo y a veces sin ton ni son. Puede ser que la falta de ritmo se deba a la falta de placer en estas actividades. Es igualmente cierto que la falta de placer se debe a la pérdida de ritmo.

Hemos dividido nuestro mundo en lo que hacemos seriamente, por un propósito o una ganancia, y en lo que hacemos por diversión o placer. En los asuntos serios de la vida el ritmo no tiene lugar. Buscamos la llamada eficiencia fría de la máquina. E intentamos esperanzadoramente recobrar nuestro ritmo y nuestra calidez en los deportes, los juegos y otras formas de recreación. Pero aquí de nuevo nos sentimos a menudo frustrados por nuestro impulso compulsivo de buscar la perfección.

Al hombre le fascina la eficacia productiva de la máquina que puede realizar cualquier trabajo mejor que él. La máquina gana su eficacia siguiendo un patrón rítmico. Al contrario, el hombre tiene muchos patrones rítmicos que se corresponden con sus distintos estados de ánimo y deseos. Es capaz de cambiar de ritmo a medida que su excitación varía. Es capaz de tejer complejos patrones rítmicos para aumentar su placer y su dicha. Está, en otras palabras, estructurado biológicamente para el placer, no para los logros. El hombre es un ser creativo, no productivo. Sin embargo, de su placer han surgido grandes logros. Desgraciadamente, ha encontrado poca dicha en sus logros porque la producción se ha vuelto más importante que el placer.

El funcionamiento de los órganos vitales no suele asociarse con el placer. Prácticamente no somos conscientes de su actividad rítmica. Solo tomamos conciencia de ellos cuando algo va mal y surgen sensaciones dolorosas. Si el corazón se detiene durante el espacio de un latido o de repente incrementa su ritmo, inmediatamente nos alarmamos. Por eso nos damos por satisfechos si no ocurre nada que perturbe nuestra falta de conciencia. Sin embargo, estos órganos, especialmente el corazón, juegan un papel importante en nuestra experiencia del placer. Para sentirse bien nuestros cuerpos deben permanecer en un estado de saludo que significa que las «buenas sensaciones» reflejan un funcionamiento óptimo de los órganos vitales. No obstante, el corazón participa directamente en los estados de placer con una mayor excitación.

Los ritmos del amor

El éxtasis del amor y el amor del éxtasis son respuestas corporales a una excitación que alcanza al corazón y lo abre. Esto se experimenta más directamente en el acto sexual. Durante el clímax de la respuesta sexual total el corazón se acelera con excitación para rendirse por completo. Quienes no son conscientes de este ritmo acelerado se pierden la cumbre del placer. Otros se asustan y sujetan su excitación. Si no hay inhibiciones contra la rendición total al placer, la sensación de la actividad rítmica del corazón es la cúspide del éxtasis.

El éxtasis más elevado, la dicha, es el tema de la *Novena Sinfonía* de Beethoven. También se la conoce como la *Sinfonía Coral*, ya que termina con una rendición coral del poema de Schiller «Oda a la alegría».

El objetivo del coro, como en una tragedia griega, es, creo, sustituir al público. Beethoven quería que cada oyente sintiera la sensación de júbilo que viene de la naturaleza y de la hermandad entre los hombres. Para hacer esto tenía que llegar al corazón de su público con la música, no figuradamente, sino de manera literal, y hacer que cada oyente percibiera el latir rítmico de su corazón latiendo al unísono con los corazones de los demás.

Beethoven alcanzó su objetivo en los tres primeros movimientos de la sinfonía. El primer movimiento describe al individuo pidiendo amor y la respuesta del universo: «Alégrate». Es tan poderoso que uno de mis amigos confesó: «Me parte y me abre el pecho, mostrándome el corazón». El segundo movimiento viene marcado cada cierto tiempo por dos golpes fuertes de timbales. Estos dos sonidos son tan similares a los sonidos del corazón que el significado de este movimiento es obvio. Uno puede sentir el ritmo del corazón latiendo de forma suave y contenida en algunos pasajes y emocionada por la ilusión en otros. Conforme cada instrumento retoma el tema, sentimos que ningún corazón late solo; todos laten al unísono. El tercer movimiento lírico expresa, en mi opinión, el anhelo de amor que reside en el corazón. Este anhelo se satisface en el movimiento final cuando el coro canta *El himno a la alegría*. La rendición vocal hace pasar la sinfonía de una presentación objetiva a una expresión subjetiva y traduce la experiencia del nivel dramático al personal. En esta sinfonía Beethoven abrió con su genio nuestros corazones a la alegría y así llevó la alegría a nuestros corazones.

Entre los órganos corporales, el corazón es único por su actividad rítmica. Si a una rana le extraemos el corazón y lo inundamos de sangre y oxígeno, seguirá latiendo sin estimulación nerviosa. Un fragmento del músculo cardiaco suspendido en una solución fisiológica también mostrará contracciones rítmicas espontáneas. Esto significa que el ritmo del corazón está presente intrínsecamente en su tejido, el músculo cardiaco. En el organismo este ritmo inherente está regulado por varios marcapasos que, naturalmente, se encuentran bajo el control nervioso. Asimismo el músculo cardiaco es único en el sentido de que es un cruce entre la musculatura voluntaria e involuntaria.

Tiene estrías como los músculos voluntarios pero está mediado por el sistema nervioso autónomo y forma un santuario que permite que los impulsos pasen libremente de una célula a otra.

Usamos la expresión «poner el corazón en algo» para indicar un compromiso total con una actividad. A este nivel, quizá el más profundo que uno puede sentir, los movimientos del cuerpo están animados por un ritmo que emana del corazón. El ejemplo más claro es el de la función sexual. Hay dos patrones rítmicos en los movimientos sexuales, uno voluntario y otro involuntario. Durante la primera fase del coito, los movimientos pélvicos del hombre y de la mujer son conscientes y se dan bajo el control del ego. En esta fase la excitación corporal es relativamente superficial aunque se va profundizando gradualmente por el contacto de fricción y el vaivén pélvico. La respiración es bastante tranquila y el ritmo cardiaco está solo ligeramente acelerado.

Cuando la excitación toca los órganos internos, se produce un cambio drástico que conduce al clímax. En el hombre se inicia un movimiento de pulsación en la vesícula seminal, la próstata y la uretra que culminará con la emisión eyaculatoria del semen. En la mujer esto se manifiesta en contracciones de la uretra y el ensanchamiento de los labios menores. Si la excitación se limita al área genital, solo se producirá un orgasmo parcial. Si se extiende en sentido ascendente y llega hasta el corazón, el cuerpo entero entra en un tipo de reacción convulsiva en el que todo control voluntario se rinde a un ritmo primitivo.

En el orgasmo completo los movimientos pélvicos que han ido incrementándose gradualmente en frecuencia se vuelven involuntarios y más rápidos. Su ritmo se coordina con el ritmo de las pulsaciones genitales, las emisiones eyaculatorias en el hombre y las contracciones de los labios menores en la mujer. La respiración se hace más profunda y se acelera para convertirse en parte del ritmo general. El corazón se acelera; su latir se vuelve consciente y uno siente el pulso de la vida en todas las células del cuerpo.

¿El corazón se une abandonándose al placer o, más bien, es él el que establece el ritmo que nos lleva a alcanzar el orgasmo y el éxtasis? Es una pregunta que en estos momentos no puedo responder. El cuerpo es una unidad que, recordemos, se desarrolló a partir de una sola célula. Lo que es cierto es que si el corazón no participara en el ritmo del clímax, la experiencia sexual nunca alcanzaría la dicha más profunda.

El éxtasis del orgasmo es una respuesta corporal a la excitación sexual que alcanza y abre el corazón. Este concepto se estudia detalladamente en *Love and Orgasm*. Se dice que el amor nos hace sentir el «corazón ligero». La pérdida de un ser amado hace que sintamos el peso de la tristeza en el corazón. No creo que esto sean solo metáforas vacías. Cualquiera que haya estado enamorado ha sentido el enardecimiento en su corazón. Un corazón enardecido es ligero, salta de alegría. Pero no es solo el corazón el que salta de alegría. Los enamorados saltan y bailan por la calle. El ritmo de su corazón dicta los movimientos de todo su cuerpo.

Notas

1. Reich, Wilhelm, *Function of the Orgasm*, Orgone Institute Press, Nueva York, 1942, p. 257.
2. Feibleman, J. K., «A Philosophic Analysis of Pleasure», en *The Role of Pleasure in Behaviour*, ed. R. G. Heath, Nueva York: Harper & Row, 1964, p. 253.
3. Rado, Sandor, «Hedonic Self-Regulation» en *The Role of Pleasure in Behaviour*, op. cit., p. 261.
4. Lowen, Alexander, *The Betrayal of the Body*, Nueva York: MacMillan, 1967.

3

LA RESPIRACIÓN, EL MOVIMIENTO Y LA SENSACIÓN: LAS BASES DEL ANÁLISIS BIOENERGÉTICO

CONFERENCIA 1: LA RESPIRACIÓN

Hay verdades evidentes que no hace falta demostrar. Pero al ser evidentes nos pasan inadvertidas. Por ejemplo, nadie negará la importancia de estar vivo. Queremos estar vivos y sin embargo nos olvidamos de respirar, nos da miedo movernos y somos renuentes a sentir. Otra verdad evidente es que la personalidad se expresa tanto a través del cuerpo como a través de la mente. No se puede dividir a un individuo en una mente y un cuerpo. Sin embargo, nuestros estudios de la personalidad se han concentrado en la mente y han desatendido relativamente el cuerpo.

El cuerpo de un individuo nos dice mucho sobre su personalidad. El porte, la expresión de la mirada, la posición de la mandíbula, la postura de la cabeza y la disposición de los hombros son solo algunos de los muchos indicios de carácter a los que reaccionamos inconscientemente. Hay otras características como la cualidad de un apretón de manos, el tono de la voz o la espontaneidad de los gestos que nos impresionan inmediatamente. Como estas expresiones corporales identifican a una persona, pueden emplearse también en el diagnóstico de los trastornos de la personalidad.

Los principios y la práctica del análisis bioenergético se basan en el concepto de identidad funcional entre la mente y el cuerpo. Esto significa que un cambio de personalidad está condicionado a un cambio de las funciones corporales. Las dos funciones más importantes a este respecto son la respiración y el movimiento. En la persona emocionalmente enferma ambas funciones están perturbadas por tensiones musculares crónicas, que son la contrapartida fisiológica de los conflictos psicológicos. A través de estas tensiones los conflictos se estructuran en el cuerpo como una restricción respiratoria y una limitación de la motilidad. Solo con la liberación de estas tensiones, y la resolución de los conflictos, puede lograrse una mejora significativa de la personalidad.

La respiración y el movimiento crean la *sensación*. Un organismo solo siente el movimiento de su cuerpo. En ausencia de movimiento no hay sensación. Cuando, por ejemplo, un brazo está inmovilizado, se vuelve entumecido y la persona deja de sentirlo. Uno tiene que restaurar la motilidad para recobrar la sensación. La profundidad de la respiración afecta a la intensidad del sentir. Reteniendo la respiración se puede disminuir o amortiguar la sensación. Así como las emociones fuertes estimulan la respiración, la activación de la respiración despierta sensaciones reprimidas. La muerte es el cese de la respiración, la detención del movimiento y la pérdida de toda sensación. Estar vivo es respirar profundamente, moverse con libertad y sentir plenamente. Si apreciamos la vida, no podemos ignorar estas verdades evidentes.

La mayoría de los médicos y terapeutas no tiene en cuenta lo importante que es para la salud emocional y física respirar apropiadamente. Sabemos que la respiración es necesaria para la vida, que el oxígeno nos proporciona la energía para mover el organismo, pero no comprendemos que la respiración inadecuada reduce la vitalidad. Normalmente las quejas habituales de cansancio y agotamiento no se atribuyen a una respiración deficiente. Sin embargo, la depresión y la fatiga son el resultado directo de una respiración deprimida. Al carecer del suficiente oxígeno, la combustión metabólica es muy baja, como un fuego con poco tiro. En lugar de brillar de vitalidad. «el mal respirador» está frío, apagado y sin vida. Le falta el calor y la energía. La escasez de oxígeno afecta directamente a su circulación. En los casos crónicos de respiración deficiente las arteriolas se estrechan y disminuye el número de glóbulos rojos.

La mayoría somos «malos respiradores». Nuestra respiración es superficial y tenemos una fuerte tendencia a retenerla en cualquier situación de estrés. Incluso en situaciones de estrés tan sencillas como conducir un coche, escribir una carta o esperar una entrevista, tendemos a limitar la respiración. El resultado es que se eleva la tensión. Cuando tomamos conciencia de nuestra respiración, notamos con qué frecuencia la retenemos y lo mucho que la inhibimos. Los pacientes suelen comentar: «Me doy cuenta de lo poco que respiro».

Descubrí la relación entre respiración y tensión cuando estaba en la universidad. Como miembro del ROTC (Cuerpo de entrenamiento para oficiales de reserva), participaba en las prácticas de tiro con rifle en el centro de entrenamiento local. Mis disparos eran erráticos, mi puntería desigual. Uno de los oficiales profesionales que me observaban me aconsejó:

—Antes de apretar el gatillo respira hondo tres veces. A la tercera dejar salir el aire lentamente y, mientras lo haces, aprieta gradualmente el gatillo.

Seguí su consejo y me sorprendió descubrir que mi brazo se volvió más firme y que empecé a dar en el blanco. Esta experiencia me resultó valiosa en otras situaciones. Solía sentarme en el sillón del dentista en un estado de tensión, apretando fuertemente los brazos. Eso no solo aumentaba mi miedo sino que, como descubrí más adelante, también aumentaba el dolor. Cuando, en lugar de hacer eso, centré mi atención en la respiración, me sorprendió agradablemente descubrir que no solo me sentía menos asustado, sino que parecía doler menos. Respirar profundamente tenía un parecido efecto relajante durante mis exámenes. Al tomarme tiempo para respirar podía también organizar mejor mis pensamientos.

Muchos años después, en mi práctica profesional, comprendí que la restricción de la respiración era directamente responsable de la incapacidad para concentrarse y de la agitación que afectaba a tantos estudiantes. A menudo los padres me consultan acerca de las dificultades de sus hijos con el trabajo escolar. El examen del niño siempre revela que su cuerpo está tenso y su respiración es mínima. El niño se agita cuando intenta concentrar su atención en un texto escolar durante un periodo prolongado de tiempo. Su mente divaga. Se siente impulsado a moverse. Se esfuerza, pero no puede estudiar fácilmente. Los adultos que no respiran bien tienen el mismo problema. Su concentración y su efectividad están disminuidas.

La incapacidad de respirar plena y profundamente es también responsable de que no se alcance una satisfacción sexual plena. Retener la respiración al acercarse el clímax reduce las sensaciones sexuales intensas. Normalmente se espira al balancear la pelvis hacia delante. Si durante ese movimiento hacia delante se produce la inhalación, el diafragma se contrae e impide la entrega necesaria para la descarga orgásmica. Cualquier restricción en la respiración durante el acto sexual reduce el placer.

La respiración inadecuada produce ansiedad, irritabilidad y tensión. Es la base de síntomas como la claustrofobia y la agorafobia. La persona claustrofóbica siente que no puede tomar bastante aire en un espacio cerrado. La agorafóbica se asusta en los espacios abiertos porque estimulan su respiración. Cualquier dificultad respiratoria crea ansiedad. Si es una dificultad grave puede provocar pánico o terror.

¿Por qué hay tanta gente con dificultades para respirar plena y cómodamente? La respuesta es que respirar crea sensaciones y la gente tiene miedo a sentir. Tiene miedo a sentir su tristeza, su ira y su temor. De niños retenían la respiración para no llorar, echaban hacia atrás los hombros, tensaban el pecho para contener la ira y contraían la garganta para no poder gritar. El efecto de cada una de estas acciones es limitar y reducir la respiración. Del mismo modo, la supresión de cualquier sentimiento o sensación produce la inhibición de la respiración. Ahora, en la edad adulta, inhiben la respiración para mantener reprimidas estas sensaciones. Por eso, la incapacidad de respirar normalmente se convierte en el principal obstáculo para la recuperación de la salud emocional.

En un sentido amplio, como la represión no puede superarse hasta que la respiración plena sea restaurada, es importante entender los mecanismos que bloquean la respiración. Comentaré dos trastornos habituales de la respiración. En uno de ellos esta se limita más o menos al pecho, con la exclusión relativa del abdomen. En el otro, la respiración es principalmente diafragmática y apenas se producen movimientos en el pecho. El primer tipo de respiración es típico de la personalidad esquizoide; el segundo, de la personalidad neurótica.

En el individuo esquizoide el diafragma está inmovilizado y los músculos abdominales se encuentran firmemente contraídos. Estas tensiones cortan las sensaciones de la mitad inferior del cuerpo, especialmente las sensaciones sexuales de la pelvis. El pecho se mantiene en la posición desinflada y, generalmente, estrecho y constreñido. Por tanto la inspiración es limitada y el resultado es una oxigenación deficiente y un metabolismo debilitado. Inspirar es, literalmente, succionar aire y requiere una actitud agresiva hacia el entorno. Sin embargo, la agresividad del individuo esquizoide, que está cerrado emocionalmente al mundo, es reducida. Manifiesta una resistencia inconsciente a respirar porque tiene una fijación con el nivel uterino, en el que su necesidad de oxígeno se satisfacía sin esfuerzo. Para superar el bloqueo esquizoide ante la inhalación, debe liberar su terror y movilizar su agresividad. Debe sentir que tiene derecho a exigirle cosas a la vida, en su sentido más primitivo, a chupar.

Por otro lado, en el individuo neurótico, cuya agresividad no se encuentra tan bloqueada como la del esquizoide, el pecho está inmovilizado mientras que el diafragma y la parte superior del abdomen están relativamente libres. El pecho suele mantenerse en una posición ensanchada y los pulmones contienen una gran cantidad de aire de reserva. Al neurótico le resulta difícil espirar totalmente. Se aferra a su reserva de aire como medida de seguridad. Espirar es un proceso pasivo, el equivalente a «soltarse». La espiración plena es un entregarse, un rendirse al cuerpo. Al soltar el aire se siente ese abandono del control que le da miedo al individuo neurótico. La respiración diafragmática del neurótico es un tipo de respiración más eficaz que la torácica del esquizoide, ya que proporciona el máximo de aire con un esfuerzo mínimo y es apropiada para los propósitos normales. Sin embargo, a menos que tanto el pecho como el abdomen participen en el esfuerzo respiratorio, la unidad del cuerpo se divide y la receptividad emocional queda limitada.

La respiración normal o saludable tiene una cualidad unitaria e integral. La inspiración comienza con un movimiento hacia fuera del abdomen mientras el diafragma se contrae y los músculos abdominales se relajan. La onda de expansión se extiende entonces hacia arriba para abarcar el tórax. No está cortada por la mitad como en los individuos perturbados. La espiración se inicia soltando el pecho y prosigue como una onda de contracción hacia la pelvis. Produce una sensación de flujo a lo largo de la parte frontal del cuerpo que termina en los órganos genitales. En la respiración saludable la parte frontal del cuerpo se mueve como una sola pieza en un movimiento ondulatorio. Este tipo de respiración puede verse en los niños pequeños y en los animales cuyas emociones no están bloqueadas. Esta respiración en realidad involucra a todo el cuerpo, y una tensión en cualquier parte del cuerpo perturba este patrón normal, que puede verse interrumpido, por ejemplo, por la inmovilidad pélvica. Normalmente hay un ligero movimiento hacia atrás de la pelvis en la inspiración y un ligero movimiento hacia delante en la espiración. Esto es lo que Reich llamaba el reflejo del orgasmo. Si la pelvis se bloquea en la posición adelantada o atrasada, no puede producirse esta rotación de equilibrio.

La cabeza también participa activamente en el proceso respiratorio. Con la garganta, forma un gran órgano succionador que lleva el aire a los pulmones. Si la garganta está contraída, esta acción succionadora se reduce. Cuando no se absorbe aire, la respiración es superficial. Se ha observado en los niños pequeños que cualquier perturbación de su impulso succionador afecta a su respiración. He advertido que tan pronto como los pacientes succionan aire su respiración se vuelve más profunda.

La conexión entre succionar y respirar se ve claramente en el acto de fumar. La primera chupada que se le da a un cigarrillo es una acción fuerte de succión que absorbe el humo como uno absorbe el aire. Hay una sensación temporal de satisfacción cuando el humo llena la garganta y los pulmones, y la persona siente que sus pulmones cobran vida como reacción al estímulo irritante del tabaco.

Este uso de los cigarrillos excita los movimientos respiratorios creando una dependencia del tabaco. A la primera chupada le sigue una segunda y una tercera, etc., y fumar se convierte en una compulsión. El humo en sí tiene un efecto depresor de la actividad respiratoria aparte de su estimulación inicial. Cuanto más fuma una persona, menos respira. Sin embargo, debido a esa primera experiencia no puede escapar de la sensación de que el cigarrillo es esencial para ayudarle a respirar.

La función de fumar para estimular la respiración puede verse en dos situaciones, el cigarrillo matutino y fumar en una situación de estrés. Para algunos el cigarrillo matutino significa el comienzo del día, pero también los engancha al tabaco durante el resto de la jornada. En situaciones de estrés, cualquier persona normal tiende a contener la respiración. Esto hace que se sienta ansiosa. Para empezar a respirar y superar la ansiedad enciende un cigarrillo. Así se establece el hábito: recurrir al tabaco cuando se está en tensión. El lema de los fumadores compulsivos debería ser: «Respira, en lugar de tragar humo».

La profundidad de la respiración se mide por la longitud de la onda respiratoria, no por su amplitud. Cuanto más profunda sea la respiración, más se extiende la onda por la parte inferior del abdomen. En la respiración verdaderamente profunda los movimientos respiratorios alcanzan e implican el suelo pélvico y uno puede realmente sentir sensaciones en esa área. La expansión en sentido descendente de los pulmones está limitada por el diafragma, que separa el tórax del abdomen. Por tanto, cuando hablamos de respiración abdominal no estamos diciendo que el aire penetre en el abdomen. La expresión «respiración abdominal» indica los movimientos corporales de la respiración. Significa que el abdomen participa activamente en el proceso inspiratorio, que su expansión y relajación permiten que el diafragma descienda. Pero es aún más importante el hecho de que solo a través de la respiración abdominal la onda de excitación asociada con la respiración abarque la totalidad del cuerpo.

En mis observaciones anteriores, comenté las diferencias entre la respiración esquizoide y la neurótica. La primera está limitada principalmente al tórax; la segunda, al área diafragmática. La respiración diafragmática se extiende solo a la parte superior del abdomen y así, a pesar de ser más profunda que la respiración superficial del esquizoide, no puede decirse que sea una verdadera respiración profunda. Desde este punto de vista, la profundidad de la respiración es un reflejo de la salud emocional de una persona. El individuo sano respira con todo su cuerpo o, para decirlo con más propiedad, sus movimientos respiratorios se extienden profundamente hacia la parte baja del cuerpo. En un hombre, podría decirse, hablando en términos generales, que lleva la respiración hasta los testículos.

La respiración no puede disociarse de la sexualidad. Indirectamente proporciona la energía para la descarga sexual. El calor de la pasión es un aspecto de la combustión metabólica para la cual el oxígeno es un elemento importante. Como los procesos metabólicos proporcionan la energía para todas las funciones vitales, la fuerza del impulso sexual viene determinada en último término por estos procesos. Directamente, la profundidad de la respiración determina la cualidad de la descarga sexual. La respiración unitaria o total, es decir, una respiración en la que participa todo el cuerpo, lleva a un orgasmo que abarca al cuerpo entero. Es sabido que la excitación sexual estimula la respiración y la hace más profunda. Sin embargo, no suele reconocerse que una respiración superficial o inadecuada reduce el nivel de excitación sexual. La respiración restringida impide que se expanda la excitación y mantiene la sensación sexual localizada en el área genital. Recíprocamente, la inhibición sexual, en concreto el miedo a permitir que las sensaciones sexuales inunden la pelvis y el resto del cuerpo, es una de las causas de la respiración superficial y limitada. La onda respiratoria normalmente fluye desde la boca hasta el área genital. En el extremo superior del cuerpo está conectada al placer erótico de chupar y mamar. En el extremo inferior está ligada a los movimientos sexuales y al placer sexual. La respiración es la pulsación básica (expansión y contracción) de la totalidad del cuerpo; es, por tanto, la base para la experiencia del placer y del dolor. La respiración profunda es una señal de que el organismo experimentó una gratificación erótica plena durante la fase oral y es capaz de alcanzar una satisfacción sexual plena durante la fase genital.

La respiración profunda carga el cuerpo y literalmente le infunde vida. Y una de las verdades evidentes sobre un cuerpo vital es que parece vivo: los ojos chispean, el tono muscular es bueno, la piel tiene un color luminoso y su tacto es cálido. Todo esto sucede cuando una persona respira profundamente.

Por regla general, los ejercicios sencillos de respiración no sirven para superar los problemas asociados con una respiración perturbada. Estos ejercicios no causan ningún efecto en las tensiones musculares ni en los conflictos psicológicos que impiden la respiración profunda. Y el mayor volumen de aire inspirado que producen esos ejercicios no pasa en su totalidad a la corriente sanguínea ni es absorbido por los tejidos. Solo cuando el cuerpo siente la necesidad de más oxígeno y hace un esfuerzo espontáneo para respirar más profundamente se vuelve la persona más viva a través de la respiración. Esto no significa que habría que ignorar la parte consciente de la respiración. Deberíamos intentar ser conscientes de esa tendencia común a contenerla cuando nos hallamos en una situación de estrés y hacer un esfuerzo para respirar fácil y profundamente. Al tomarnos tiempo para respirar podemos contrarrestar hasta cierto punto las presiones que continuamente nos fuerzan a seguir sin parar todo el tiempo.

A los pacientes en la terapia bioenergética se les recomienda practicar unos ejercicios especiales que relajan las tensiones musculares del cuerpo y estimulan su respiración. Estos ejercicios podrían también aconsejarse al público general con la advertencia de que pueden liberar sentimientos o producir cierta ansiedad. También fomentan un mayor conocimiento de sí mismo, pero durante este proceso la persona podría sentir dolor en aquellas partes de su cuerpo que antes estaban inmovilizadas. Esto es especialmente cierto de la zona lumbar. Ni los sentimientos liberados ni la ansiedad o el dolor constituyen el menor motivo de alarma. Estos ejercicios no deben realizarse compulsivamente ni llevarse a un extremo ya que, en sí mismos, no solucionarán los complicados problemas de personalidad que atribulan a la mayoría de la gente.

En terapia, los pacientes que llevan a cabo estos ejercicios especiales, diseñados para profundizar la respiración, desarrollan prácticamente en la totalidad de los casos sensaciones de hormigueo en varias zonas —los pies, las manos y la cara, y rara vez a lo largo de todo el cuerpo—. Si las sensaciones de hormigueo se vuelven intensas, pueden sobrevenir también otras de entumecimiento y parálisis. Estas sensaciones, conocidas como parestesias en medicina, se consideran un síntoma del síndrome de hiperventilación. Los médicos interpretan estos síntomas como el resultado de la descarga excesiva de dióxido de carbono de la sangre a través de la respiración intensiva. No creo que esta interpretación sea totalmente acertada. Los corredores que respiran intensamente no desarrollan estos síntomas. Yo los considero una señal de que el cuerpo se ha sobrecargado de un oxígeno que es incapaz de utilizar. La persona puede también sufrir vértigo por esta carga excesiva que perturba su equilibrio habitual. El vértigo y las parestesias desaparecen cuando la respiración se normaliza.

A medida que aumenta la capacidad del paciente para tolerar niveles más altos de excitación y de carga de oxígeno, las parestesias y el vértigo disminuyen y desaparecen. El hormigueo es una excitación superficial que tiende a convertirse en sentimientos específicos con el trabajo continuado en la respiración. La tristeza, el anhelo y el llanto emergen frecuentemente y alcanzan su expresión. También, a su vez, pueden dar paso a la ira. El entumecimiento y la parálisis son indicaciones de miedo y de contracción ante una mayor excitación. Estas reacciones desaparecen según crece la tolerancia del paciente a los sentimientos.

El ejercicio bioenergético básico se realiza arqueando la espalda hacia atrás sobre una manta enrollada colocada en un taburete a unos sesenta centímetros de altura, como se muestra en la figura 1.

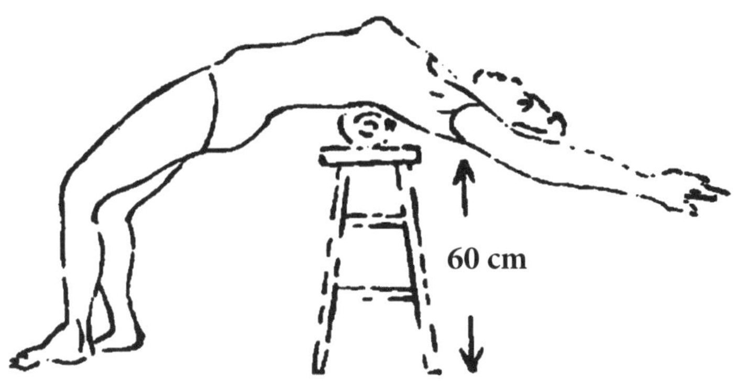

FIGURA 1

Al practicarlo en casa, el taburete debe ponerse junto a una cama para que la cabeza y los brazos, que se extienden hacia atrás, cuelguen sobre ella o la toquen. Como es una posición de tensión, la boca debe estar abierta y permitir que la respiración se desarrolle libre y cómodamente. La mayoría de la gente tiende a retener la respiración en esta posición, como hacen en la mayor parte de las situaciones de tensión. Esta tendencia debe ser contrarrestada conscientemente. Las piernas han de estar paralelas; los pies, que descansan en el suelo sobre toda la planta, separados entre sí unos treinta centímetros, y se debe dejar que la pelvis cuelgue libremente. Si esta posición causa algún dolor en la zona lumbar, es una indicación de tensión en esa zona. Si uno se relaja en esta posición, la respiración se volverá más profunda y más plena (más abdominal y de una mayor amplitud). La manta enrollada se coloca bajo los omoplatos, pero esta posición puede variarse para movilizar los distintos músculos de la espalda.

No se debe mantener esta posición si se vuelve muy incómoda o si uno siente que se ahoga. Es aconsejable que el principiante empiece despacio y que, excepto en circunstancias especiales, no mantenga una posición de tensión durante más de dos minutos. El propósito de este ejercicio es fortalecer la respiración, no probar la resistencia.

La efectividad de este ejercicio la demuestra el hecho de que a muchos les hará llorar o les provocará un sentimiento de ansiedad. Recuerdo un caso en el que una paciente sintió pánico en su primera experiencia con el taburete. Había respirado profundamente varias veces cuando de repente se levantó jadeando porque le faltaba el aire. Al momento rompió a llorar y su pánico desapareció. La respiración profunda, para la que no estaba preparada, la abrió a un sentimiento de tristeza que subió a su garganta. Inconscientemente, esta se cerró mientras intentaba estrangular el sentimiento y no podía respirar. Esta ha sido la única vez que he visto a un paciente reaccionar de esta manera al ejercicio, pero es un indicador de su potencial.

Uso este ejercicio habitualmente para fortalecer mi propia respiración y relajar la tensión entre los hombros. Tengo un taburete en mi dormitorio y me recuesto sobre él casi todas las mañanas antes del desayuno. Me ayuda a superar la tendencia a redondear los hombros y a encorvarse que presenta la mayoría de la gente. El ejercicio en sí mismo es el desarrollo de la tendencia natural a estirarse hacia atrás sobre el respaldo de una silla que en muchas personas surge espontáneamente tras haber estado sentadas encorvadas hacia delante durante algún tiempo. Todos los animales se estiran al despertarse, y este ejercicio es la forma más eficaz de estiramiento. Tras recostarse sobre el taburete durante alrededor de un minuto y respirar profundamente, se invierte la posición con otro ejercicio.

En este segundo ejercicio la persona se dobla por la cintura hacia delante para tocar el suelo con la punta de los dedos. Los pies tienen que estar separados unos treinta centímetros, con la punta girada levemente hacia dentro y las rodillas ligeramente flexionadas. No debe haber peso en las manos; todo el peso del cuerpo descansa sobre las piernas y los pies. La cabeza cuelga tan suelta como sea posible. El peso del cuerpo debe caer sobre la mitad del pie. Esta posición se recoge en la figura 2.

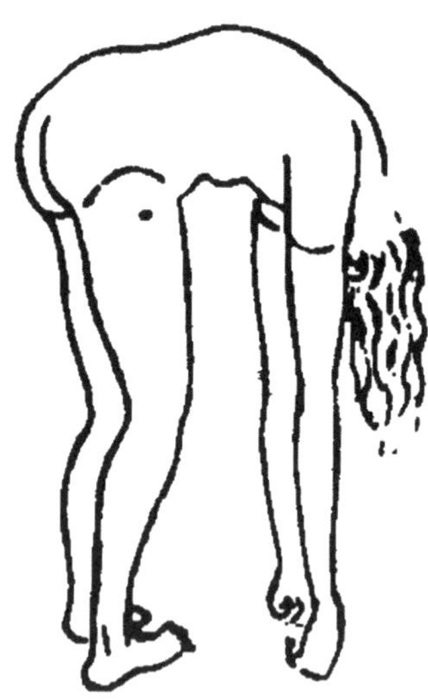

FIGURA 2

Usamos esta posición en la terapia bioenergética para llevar a una persona a sentirse en contacto con sus piernas y sus pies. Al mismo tiempo estimula la respiración abdominal, relajando la pared delantera del cuerpo, especialmente la musculatura abdominal, que se estiró con el primer ejercicio. De nuevo la boca debe estar abierta y hay que permitir que se respire cómoda y libremente. Si una persona retiene la respiración en cualquier ejercicio, este pierde su valor.

Cuando este ejercicio se realiza correctamente, las piernas deberían empezar a vibrar o temblar y continuarán vibrando mientras continúe la respiración, a veces incluso aumentando la intensidad. Esta vibración es normal. Todos los cuerpos vivos vibran en posiciones de tensión, como explicaré en la próxima conferencia.

Normalmente respirar es una actividad rítmica involuntaria del cuerpo bajo el control del sistema nervioso vegetativo. También está sujeta al control consciente, de manera que la persona puede incrementar o disminuir intencionalmente el ritmo y la profundidad de su respiración. Sin embargo, la respiración consciente no influye en el modelo involuntario de la respiración habitual, ligada estrechamente a la sensibilidad emocional del individuo. En cambio, las vibraciones involuntarias del cuerpo tienen un efecto inmediato en el patrón respiratorio. Las vibraciones de las piernas y otras partes del cuerpo estimulan y liberan los movimientos respiratorios. Cuando un cuerpo se halla en un estado de vibración, la respiración se vuelve más profunda de manera espontánea. Esto es porque el estado vibratorio de un cuerpo es una manifestación de su sensibilidad emocional.

Respirar también participa directamente en la producción de la voz, otra actividad vibratoria del cuerpo. El llanto, los chillidos y los gritos reprimidos se estructuran en tensiones que restringen la respiración. El niño al que se le ha enseñado que «los niños deben ver, oír y callar» no respira libremente. La tendencia natural a hablar, chillar o gritar queda ahogada por los espasmos de la musculatura del cuello. Estas tensiones afectan a la calidad de la voz, produciendo una voz que al hablar suena muy débil, baja, monótona o silbante. Hay que restaurar la voz a toda su plenitud y aliviar las tensiones específicas del cuello para recobrar toda la profundidad de la respiración. En conferencias posteriores comentaré el papel del sonido en el análisis bioenergético.

CONFERENCIA 2: EL MOVIMIENTO

Hace varios años se publicó un libro titulado *The Myth of Mental Illness* (El mito de la enfermedad mental). ¡Por fin!, pensé, la profesión psiquiátrica estaba empezando a comprender que la expresión «enfermedad mental» es una equivocación. Pedí el libro y esperé impaciente su llegada. Para mi sorpresa, la tesis de su autor, un eminente psiquiatra, era que estos pacientes no están en absoluto enfermos. Intentaba demostrar que los pacientes histéricos a partir de los cuales Freud creó sus conceptos psicoanalíticos eran enfermos fingidos. Aseguraba que fingían o que estaban jugando a un juego que tenía reglas distintas de las que regían las vidas de la gente normal.

Recientemente otro libro, titulado *Games People Play* (Los juegos a los que jugamos), ha alcanzado una gran popularidad. La idea central del libro es que la gente juega a juegos para evitar la intimidad. En él se analizan los distintos juegos para mostrar los motivos del ego que los impulsan. Esta idea de los juegos no es nueva. Aparece con más claridad en la expresión «estar por encima del otro». La persona que analiza el juego, como es el caso del psiquiatra, está por encima del que lo juega. Pero analizar juegos se vuelve otro juego y de esta manera no se consigue nada.

Es interesante especular sobre por qué la psiquiatría ha tomado este cariz. Creo que refleja el profundo desencanto del público general y de los psiquiatras en relación con el pensamiento psicoanalítico, que no ha conseguido proporcionar a la gente el conocimiento y la ayuda que con tanta urgencia necesitaba. Presa de la desesperación, la gente busca en cualquier lado las respuestas, sin darse cuenta de que se está agarrando a un clavo ardiendo. El que está desesperado no tiene ni el tiempo ni la paciencia para analizar cuidadosamente sus problemas. Corre con la muchedumbre como alguien presa del pánico.

Es verdad que las personas juegan a juegos en el sentido de que han adoptado ciertos papeles en la vida que intentan cumplir. Esto es cierto en todos mis pacientes. Estos papeles no son conscientes. Están condicionados por las actitudes que desarrollaron en la infancia como una manera de satisfacer las exigencias de sus padres. Pero un papel no es un juego en el sentido original de la palabra «juego». Un juego es una actividad limitada, mientras que un papel inconsciente continúa sin cesar. Ese papel es una limitación de la libertad, un patrón fijo de comportamiento que se le impone a la personalidad. El papel se manifiesta en el porte y en el movimiento del cuerpo. Para salirse de un papel uno debe cambiar la manera en que se mueve y respira.

«Enfermedad mental» es una expresión equivocada. La gente padece perturbaciones emocionales. La palabra «emoción» está compuesta del prefijo «e» y la raíz «moción». Emoción significa moverse hacia fuera. Una perturbación emocional es una incapacidad de moverse hacia fuera, hacia la gente y hacia el mundo. Por definición, uno puede decir que los conflictos emocionales distorsionan o limitan la motilidad del cuerpo. Bloquean el movimiento hacia el exterior. Del mismo modo, cualquier perturbación de la capacidad de un organismo para moverse denota un conflicto emocional. Por consiguiente, uno puede determinar los conflictos emocionales de alguien por la forma en que se mueve.

La cualidad del movimiento de una persona se estudia desde dos puntos de vista: la espontaneidad y el control. La espontaneidad responde a la autoexpresión. Cuanto más viva está una persona, más espontáneos son sus movimientos. El cuerpo es expresivo por naturaleza; está cambiando constantemente para reflejar sus sentimientos interiores. En este sentido es como una llama que nunca es igual en dos momentos. Aunque el cuerpo está más estructurado que una llama, no es tan rígido como una máquina. Tiene una cualidad fluida y responde a la acción de las fuerzas interiores.

Normalmente el control representa el freno del ego sobre la espontaneidad, y su objetivo es producir una acción más eficiente. A través del control del ego la motilidad espontánea del cuerpo se encauza y se integra para alcanzar el objetivo deseado. Un control saludable del ego no disminuye la espontaneidad del cuerpo. Cuando el control y la espontaneidad están integrados en el movimiento corporal, el resultado es la coordinación. La coordinación refleja el grado en el que el ego se identifica con el cuerpo y aun así controla sus movimientos.

Una persona sana tiene buena coordinación de movimientos, es espontánea y sin embargo se controla.

La enfermedad emocional se caracteriza por una pérdida de la espontaneidad, por una deficiencia del control del ego o por ambas cosas. En un sentido amplio, la persona perturbada emocionalmente se mueve compulsiva o impulsivamente. La persona compulsiva es rígida, las restricciones de su ego son tan importantes que sus movimientos adquieren una cualidad mecánica y estereotipada, y desaparece la espontaneidad. En la persona impulsiva el control del ego está debilitado y los impulsos se manifiestan de una manera histérica. El impulsivo es hiperactivo; no puede sentarse tranquilo ni canalizar su energía en actividades constructivas. Su ego inadecuado está constantemente desbordado por sus sentimientos. Al mismo tiempo está constantemente frustrado porque sus sentimientos se explayan sin conseguir nada.

El compulsivo tiene miedo de soltar su control rígido; el impulsivo es incapaz de mantener el control. De hecho, este último descarga su energía ferozmente para evitar los sentimientos de su cuerpo. Se vuelve irritable para evitar sentir su ira, histérico para evitar sentir su tristeza y promiscuo para evitar sus sentimientos sexuales. Corre antes de tener miedo, llora antes de que le hagan daño y ataca antes de que lo amenacen. Se comporta como un niño pequeño en sus movimientos, que como los de un bebé, son descoordinados e ineficaces.

La rigidez caracteriológica se manifesta tanto en el nivel psíquico como en el físico, pero siempre se expresa en términos corporales. Describimos a una persona diciendo que tiene el cuello rígido, la cara de póker, que mantiene la boca cerrada, que es inflexible, que tiene la lengua suelta, etc. La rigidez surge de contener los sentimientos. Una persona se vuelve rígida para guardarse la ira, saca la barbilla para no sentir miedo y tensa el abdomen para no llorar. Para suprimir el sentimiento se desarrollan tensiones musculares crónicas que le imprimen una rigidez al cuerpo.

La persona impulsiva tampoco está libre de tensiones. En la persona compulsiva las tensiones musculares son predominantemente longitudinales, lo cual atiesa el cuerpo. En la impulsiva, son anulares u horizontales, lo cual fragmenta el cuerpo. Sin embargo, estas distinciones son una cuestión de grado. En toda la gente perturbada se dan tensiones de ambos tipos.

La pérdida de la espontaneidad y del control también produce un estado de flacidez física y psíquica. Describimos a este tipo de persona como floja o blandengue. Podemos decir de alguien que no lleva la cabeza bien alta. La flacidez indica la negación del sentimiento. La rendición o la negativa a sentir producen una caída de la musculatura periférica. En cambio, la persona compulsiva se guarda los sentimientos (los contiene), mientras que la impulsiva «los pone en acción» irresponsablemente. La naturaleza histérica del comportamiento impulsivo deriva del hecho de que mientras parte del cuerpo libera un impulso otra parte se resiste a esa liberación.

Las expresiones emocionalmente saludables nunca toman la forma de arrebatos histéricos. Son egosintónicas, es decir, el sentimiento se expresa con todo el apoyo del ego. Como resultado, el movimiento que expresa el sentimiento es unificado y total. A la inversa también es cierto. Cuando un movimiento abarca todo el cuerpo de una forma unificada, el resultado es una expresión emocional que la persona siente. Este principio fundamenta la terapia bioenergética.

El objetivo de la terapia bioenergética es la restauración de la espontaneidad natural del cuerpo y el desarrollo del control adecuado del ego. Empieza con la respiración, ya que la restricción de la respiración limita la energía requerida para el movimiento e impone una limitación mayor a la motilidad del cuerpo. Las ondas respiratorias (inspirar y espirar) son los movimientos pulsátiles básicos del organismo. Cuando estas ondas pasan a través de él, activan todo el sistema muscular. La espontaneidad del cuerpo está garantizada por el libre movimiento de estas ondas. Esto significa que en tanto que la respiración sea desinhibida y profunda no habrá bloqueos funcionales al flujo de la sensación. Sin embargo, la descarga de la tensión no puede alcanzarse únicamente respirando.

En todas las personas, a medida que la respiración se hace más profunda, aparecen vibraciones en el cuerpo. Normalmente empiezan por las piernas pero si se vuelven lo suficientemente fuertes, pueden extenderse y abarcar el cuerpo entero. Las vibraciones pueden parecer tan fuertes que el paciente siente que se va a «caer en pedazos». El miedo a «caerse en pedazos» es la contrapartida física del miedo a soltarse. Nadie se cae en pedazos literalmente ni sus defensas se desmoronan aunque sean sacudidas por la experiencia. A través de la vibración la persona se vuelve consciente de las poderosas fuerzas que están inmovilizadas en su cuerpo por la tensión muscular.

Una personalidad sana es una personalidad vibrante, y un cuerpo sano es un cuerpo palpitante y vibrante. En un estado de salud las vibraciones son relativamente finas y constantes, como el ronroneo de un coche que corre sin dificultades. Cuando todas las vibraciones de un cuerpo cesan, se muere, como un coche cuando se para el motor. Los individuos cuyos cuerpos no vibran están emocionalmente muertos. Por otro lado, un cuerpo que tiembla muy violentamente es semejante a un coche con las bujías sucias, las válvulas corroídas y la suspensión en mal estado. Cuando estas averías del coche son reparadas, su vibración se convierte en un ronroneo. Cuando el cuerpo de un ser humano ronronea, tiene la libertad de movimiento de un animal.

Las «averías» en el cuerpo de una persona son tensiones musculares crónicas. Se desarrollan como inhibiciones del movimiento y solo pueden descargarse mediante la liberación del movimiento. Cada músculo tenso es un músculo contraído que tiene que ser estirado para activar su potencial de movimiento. Como el músculo es un tejido elástico, con frecuencia el estiramiento activo de los músculos espásticos los pondrá en movimiento con una amplitud de vibración que puede ir desde las fibrilaciones finas hasta las sacudidas fuertes. La vibración, independientemente de su cualidad, sirve para aflojar la espasticidad crónica del músculo.

¿Has notado cómo la barbilla de un bebé tiembla justo antes de que empiece a llorar? Este temblor es el principio de una vibración mayor que es el llanto. A veces sucede con los pacientes que cuando la vibración corporal llega hasta el pecho y la garganta, comienzan a sollozar. Otra reacción que he visto es que cuando el paciente estaba boca abajo con las piernas extendidas hacia arriba, las vibraciones de las piernas se transformaban en movimientos espontáneos de patadas.

La posición en la que se hace vibrar fácilmente las piernas puede verse en la figura 3. La persona se acuesta sobre una cama con las piernas extendidas hacia arriba, las rodillas ligeramente dobladas y los pies en flexión extrema. Si se mantienen los talones empujando hacia arriba, con la pelvis descansando sobre la cama, las piernas empezarán a temblar involuntariamente. A partir de esta posición se desarrollan a veces movimientos espontáneos de pataleo. Los pies están separados entre sí unos quince centímetros.

Además de los movimientos involuntarios que forman la base del trabajo con el cuerpo, se usan varios movimientos expresivos para movilizar y liberar los sentimientos reprimidos. Estos empiezan como movimientos voluntarios pero se vuelven involuntarios hasta cierto punto si la emoción suscitada se vuelve lo suficientemente fuerte como para tomar el control del movimiento.

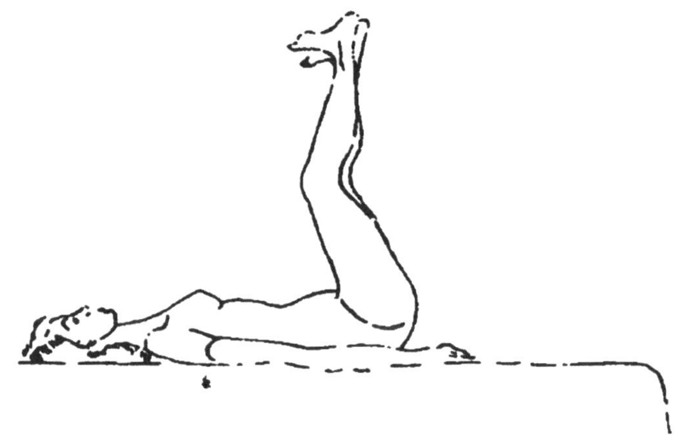

FIGURA 3

Uno de los ejercicios más sencillos que se usan para este propósito es dar patadas en la cama acostados sobre ella. Las piernas se mantienen extendidas y se patalea de arriba abajo de una manera rítmica. Si el cuerpo está suelto, la respiración de la persona se sincronizará con el pataleo. Esto no ocurrirá si la mitad superior del cuerpo se mantiene rígida. En este ejercicio la cabeza se sacudirá arriba y abajo con cada patada mientras el cuerpo se entrega a los movimientos. Si la coordinación se interrumpe, la cabeza no se moverá en absoluto o se moverá de un lado a otro mientras las piernas lo hacen arriba y abajo.

Patear es un movimiento expresivo. Significa protestar, y todos tenemos algo por lo que protestar o patalear. Por tanto, es un movimiento que todo el mundo debería ser capaz de hacer con sentimiento. Si la autoexpresión de una persona ha sido bloqueada por sus padres, su pataleo tendrá una cualidad de impotencia. Normalmente el trabajo continuado con este y otros ejercicios libera los bloqueos y permite la expresión de movimientos convincentes.

Para hacer que el pataleo tenga más sentido, se indica a la persona que exprese con palabras un sentimiento apropiado. Puede decir «no» o «no lo haré» o, lo que tiene todavía más sentido, «déjame en paz». Estas palabras deberían pronunciarse en un tono alto y contundente mientras las piernas patalean violentamente en la cama. El uso del sonido y las palabras con este movimiento integra la actitud del ego con la expresión corporal y así promueve la coordinación y el control. Cuando una persona se deja llevar totalmente por su sentimiento en sonido y en movimiento, el pataleo se vuelve más rápido y la voz puede elevarse a la altura del grito. En este punto la emoción abarca la totalidad de su cuerpo y se siente con intensidad. Sin embargo, por más intenso que sea el sentimiento la persona permanece absolutamente consciente de lo que está haciendo y puede interrumpir la expresión a voluntad.

Otro movimiento de una expresividad parecida es el que puede hacerse con los brazos. En este ejercicio la persona se recuesta también en una cama pero tiene las rodillas flexionadas y las plantas de los pies apoyadas. Con los puños cerrados, se elevan ambos brazos sobre la cabeza y se dejan caer con fuerza a los costados de un golpe. Se indica a la persona que al mismo tiempo diga «no» o «no lo haré». El movimiento se repite varias veces mientras la persona intenta lograr un tono convincente de voz y un golpe eficaz con los brazos. Es sorprendente lo difícil que resulta conseguirlo. La voz a menudo tiene un tono suplicante, lloroso o asustadizo, mientras que los golpes son mecánicos o sin fuerza. Con frecuencia si alguien desafía al paciente mientras está haciendo este ejercicio diciéndole «lo harás», la intensidad del sentimiento expresado puede incrementarse. Algunos pacientes se detienen y otros indican «lo haré». Algunos aceptan el desafío y se enfrentan al terapeuta diciendo con fuerza redoblada «no lo haré».

Estos movimientos no solo despiertan el sentimiento sino que estimulan la respiración y hacen vibrar al cuerpo. Esto sucede en la medida en que el paciente puede permitirse a sí mismo sentir y expresar un pensamiento negativo y hostil. Cualquier retención del sentimiento se manifestará en la descoordinación o falta de gracia de los movimientos. Esto resulta especialmente evidente cuando el paciente intenta representar un berrinche. En este ejercicio las piernas golpean en el colchón con las rodillas dobladas mientras los brazos azotan el colchón alternativamente. Cuando este movimiento se ejecuta de forma correcta, el brazo y la pierna derechos se mueven en sincronía y alternan con el brazo y la pierna izquierdos. La cabeza gira al lado que está golpeando. Cuando el movimiento es descoordinado, el ritmo de los movimientos de la pierna difieren de los movimientos del brazo o se produce un fenómeno de cruce —el brazo izquierdo desciende con la pierna derecha y el brazo derecho se mueve con la pierna izquierda—, no es infrecuente que la cabeza gire en la dirección contraria al movimiento. Los movimientos descoordinados dejan a la persona con una sensación de insatisfacción.

Otro procedimiento de la terapia es hacer que el paciente, de pie, golpee el colchón con los puños o con una raqueta de tenis. El movimiento expresa ira pero la mayoría de los pacientes que realizan este ejercicio al principio de la terapia no sienten nada mientras ejecutan los movimientos. Las mujeres incluso dicen: «Es una tontería». Se observa que el sentido de «absurdo» acompaña a un movimiento torpe. Uno se siente tonto haciendo un movimiento torpe. Del mismo modo, un movimiento que se hace mecánicamente no suscita ningún sentimiento. Sin embargo, tan pronto como la totalidad del cuerpo participa en la actividad con movimientos coordinados, surge el sentimiento de ira.

No se puede recalcar lo suficiente que la expresión emocional responde al movimiento unificado y coordinado. Cuando un paciente desarrolla la coordinación, adquiere control sobre su comportamiento.

No es un individuo inhibido como la persona compulsiva ni un individuo impulsivo que no puede adaptar su comportamiento a la situación. Al mismo tiempo es espontáneo, porque la motilidad de su cuerpo no está restringida.

En los ejercicios anteriores he descrito cómo funciona la terapia bioenergética con los movimientos agresivos que expresan negatividad, hostilidad e ira. Es igualmente importante desarrollar la misma unidad y coordinación en la expresión de la ternura, el afecto y el deseo. Esto se hace usando movimientos de acercamiento con la boca y los brazos. En la mayoría de la gente estos movimientos expresivos están constreñidos por las espasticidades musculares de la barbilla, la garganta y los hombros. En presencia de estas tensiones los movimientos expresivos son torpes y vacilantes. La persona se siente insegura y dubitativa cuando intenta realizarlos. Y como un movimiento torpe suele provocar una reacción ambigua, la persona que hace este movimiento descoordinado se siente inadecuada y rechazada. Lo que llamamos confianza en uno mismo es la conciencia de un individuo de que puede expresarse plena y libremente en cualquier situación con movimientos apropiados y gráciles.

La persona cuyos movimientos no están restringidos por tensiones musculares crónicas tiene una gracia natural. La gracia surge cuando la espontaneidad y el control están completamente integrados. La rigidez y la torpeza son los signos de la tensión que interfiere en la motilidad natural del cuerpo. Para eliminar estas tensiones uno debe ser consciente de ellas y entender lo que significan.

CONFERENCIA 3: LA SENSACIÓN

Un axioma del análisis bioenergético es que la persona solo puede sentir su cuerpo. Uno no es capaz de sentir el entorno excepto a través de su efecto en el cuerpo. En realidad, uno siente cómo su cuerpo reacciona al entorno o a los objetos externos y proyecta la percepción de esta sensación sobre el estímulo. Así, cuando siento que tu mano es cálida al posarla en mi brazo, lo que estoy sintiendo es el calor de mi cuerpo al ser afectado por tu mano. Todas nuestras sensaciones son percepciones corporales. Cuánto sentimos y con qué profundidad lo hacemos depende de la percepción que tengamos de nosotros mismos.

La percepción de uno mismo significa una percepción del cuerpo. El individuo que tiene percepción de sí mismo está en contacto con su cuerpo. Siente lo que ocurre en cada parte de él; está, en otras palabras, en contacto consigo mismo. Siente el flujo de la sensación en su cuerpo asociada con la respiración, es decir, tiene una corriente de sensaciones que lo recorre. Pero también siente sus tensiones y constricciones, porque nadie está libre de sentirlas. La persona que carece de autopercepción se siente cohibida porque también ella es vagamente consciente de que se le escapa algo que no entiende. Se siente torpe e inquieta y su autocontrol tiende a disminuir aunque quizá haga todos los esfuerzos conscientes a su alcance para ocultar esta vaga percepción de sí misma.

En el individuo que se ignora hay áreas del cuerpo que no siente, y que, por tanto, no existen en su conciencia. Por ejemplo, la gente suele no ser consciente de la expresión de su rostro. No saben si parecen tristes, enfadados o hastiados. Algunas caras tienen una expresión de dolor tan evidente que al observador le sorprende que la persona no se dé cuenta. Otras zonas del cuerpo de las que la gente no suele ser consciente son las piernas, las nalgas, la espalda y los hombros. Todo el mundo sabe que tiene piernas, nalgas, espalda y hombros, pero no los siente como partes vivas del cuerpo. No puede decir si sus piernas y sus nalgas están relajadas o contraídas, si su espalda está erguida o doblada, o si sus hombros están alzados o caídos.

Esta falta de conciencia significa que la persona ha perdido el pleno alcance de la función de esas partes del cuerpo que faltan en su conciencia. Quien no siente las piernas carece de la sensación de seguridad, porque no tiene la íntima convicción de que sus piernas le sostendrán. No se siente emocionalmente seguro sobre sus pies y siente la necesidad de alguien o de algo en lo que apoyarse. Las nalgas funcionan como contrapesos para mantener la postura normal, erguida. Cuando están metidas hacia delante, la parte superior del cuerpo tiende a hundirse. Esto solo puede impedirse sacando el pecho y tensando la espalda. Las nalgas apretadas recuerdan a la postura de un perro con el rabo entre las patas. El individuo que adopta esta postura ha perdido su arrogancia natural y para compensarlo adopta una pose exagerada del ego basada en la rigidez. Por otro lado, si las nalgas están retraídas, la persona pierde la capacidad de girar la pelvis hacia delante de una manera sexualmente agresiva. Su cuerpo presenta una lordosis, que es un hundimiento exagerado de la zona lumbar. Sufre de insuficiencia sexual debido a su incapacidad para descargar su sentimiento sexual.

Normalmente, la pelvis cuelga libre y bascula de manera espontánea adelante y atrás con la respiración. Durante la relación sexual este movimiento se intensifica y produce los movimientos involuntarios del orgasmo. El movimiento hacia atrás carga la pelvis de sensación y sentimiento mientras que el movimiento hacia delante descarga el sentimiento a los órganos genitales. Las tensiones pélvicas crónicas que restringen la motilidad pélvica reducen la potencia orgásmica del individuo. El problema de estas tensiones es que disminuyen su conciencia, de manera que no sabe lo que falla en su función sexual. Puede culparse a sí mismo o a su pareja sin comprender en absoluto la causa de sus dificultades.

Debido a las tensiones crónicas, la mayoría de la gente apenas siente su espalda. Solemos encontrarnos con que la espalda o está tan rígida que no puede doblarse o tan flexible que no ofrece ningún soporte al cuerpo. En ambos casos, la persona pierde la capacidad de «respaldar sus sentimientos» o de contenerlos. Un exceso de rigidez lleva a la compulsión; una flacidez excesiva, a la impulsividad. Al faltarle sensibilidad en la espalda, no puede movilizar su ira para superar sus frustraciones. En un animal como el perro o el gato, uno puede ver cómo la espalda se arquea hacia arriba cuando el animal está enojado. Incluso el pelo se eriza a lo largo de su espalda a medida que esta se carga de sentimiento. Los seres humanos perturbados se vuelven irritables o iracundos pero carecen de la habilidad animal de expresar la ira de una manera directa.

Normalmente la tensión en la espalda está asociada con tensiones que inmovilizan los hombros y que afectan a dos funciones importantes. Una es la capacidad de extender los brazos para alcanzar y la otra es la capacidad de golpear. Cuando los hombros están fijos en una posición alzada, la persona está «colgada» como si estuviera suspendida de una percha de la ropa. Los hombros levantados son una expresión de miedo. Cuando tenemos miedo, levantamos los hombros. Quien tiene los hombros levantados está colgado de su miedo y es incapaz de soltarse. También está colgado de su incapacidad de extender los brazos para alcanzar o para golpear.

Quien no es consciente de sí mismo también está aturdido. Su imagen de sí mismo no coincide con la que presenta a los demás y su aceptación ingenua de esta imagen le deja expuesto a reacciones inesperadas. A quien cree presentar una apariencia varonil, porque su pecho está henchido, le sorprende enterarse de que otros puedan ver esto como una pose. Del mismo modo, se deja engañar fácilmente por las poses y fachadas que adoptan quienes le rodean. Uno solo conoce a los demás en la medida en que se conoce a sí mismo, y únicamente en la medida en que uno se siente a sí mismo como persona puede preocuparse por los demás.

La tensión muscular crónica da lugar a la pérdida de la percepción de sí mismo. Esta tensión difiere de las tensiones normales de la vida en el hecho de que es una espasticidad muscular inconsciente, persistente, que se ha vuelto parte de la estructura corporal o forma de ser. Debido a esto la persona no se da cuenta de que tiene esas tensiones crónicas hasta que empiezan a causarle dolor. Cuando esto sucede puede que sienta la tensión subyacente pero no es consciente de lo que significa ni de por qué se desarrolló. Y es completamente incapaz de hacer algo que alivie la tensión. Sin embargo, en la ausencia de dolor, la mayoría de la gente ignora por completo su postura corporal o su forma de moverse. Se siente cómoda en sus actitudes estructuradas sin ser consciente de las limitaciones que estas actitudes le imponen a su potencial de vivir.

Un músculo solo se tensa bajo el estrés. Cuando está suelto, el cuerpo no siente la tensión. Hay dos tipos de estrés: físico y emocional. Cargar un peso pesado es un estrés físico, como lo es la continuación de un movimiento o actividad cuando el músculo está cansado.

La persona siente el dolor de la tensión y detiene la actividad o suelta el peso. Sin embargo, si no hay ninguna manera de eliminar el estrés, el músculo sufrirá un espasmo. El estrés emocional es exactamente igual que el físico: los músculos se cargan de un sentimiento que no pueden soltar. Se contraen para sujetar o contener el sentimiento igual que hacen para cargar un peso y si el sentimiento persiste lo suficiente, el músculo sufrirá un espasmo al no poder librarse de la tensión.

Cualquier emoción que no puede liberarse es un estrés para la musculatura. Esto es cierto porque una emoción es una carga que pugna por salir para soltarse. Unos cuantos ejemplos ilustrarán estas ideas. La tristeza o los sentimientos de dolor se descargan a través del llanto. Si el llanto se inhibe debido a las objeciones paternales o a otras razones, los músculos que normalmente reaccionan al llorar se ponen tensos. Estos músculos son los de la boca, la garganta, el pecho y el abdomen. Si el sentimiento que no puede soltarse es de ira, los músculos de la espalda y de los hombros se tensan. Los impulsos inhibidos de morder provocan tensiones en la mandíbula; los impulsos inhibidos de dar patadas, tensiones en las piernas. La correlación entre la tensión y la inhibición del músculo es tan exacta que es posible señalar qué impulsos o sentimientos están inhibidos en una persona a partir del estudio de sus tensiones musculares.

En lo que respecta a la musculatura, hay poca diferencia entre estrés interno y externo. Ambos ponen al músculo en tensión. El estrés físico es generalmente consciente y tiende a ser de duración más corta que el emocional, que a menudo es inconsciente y tiende a persistir.

Cuando un músculo sufre un espasmo, se contrae y permanece contraído hasta que desaparece el estrés. Descubrirás que esto es así en el caso de un calambre en la pierna, por ejemplo. Para que el calambre desaparezca, tienes que cambiar de posición y mover el músculo afectado. Sin embargo, un calambre es una tensión muy aguda que no permite alternativas. Las tensiones que surgen a través de la inhibición son tensiones crónicas que se desarrollan lentamente, mediante experiencias repetidas, y de una forma tan disimulada que uno no suele ser consciente de su existencia. Y aunque lo fuera, no sabría cómo liberarlas. Tiene que aguantarlas, y la única manera de aguantar una tensión es olvidarla.

Como la mente y el cuerpo son uno, el inconsciente debe tener un significado físico. El inconsciente es esa parte del cuerpo que no se percibe. Es importante saber que un nervio y su músculo forman una unidad fundamental. Cuando un músculo está crónicamente contraído, su nervio efector se aísla del sistema nervioso global en lo que concierne a los movimientos voluntarios. La represión de un sentimiento se produce cuando el músculo cargado con ese sentimiento es apartado de la conciencia por la tensión crónica y el nervio que pertenece a ese músculo se aísla de la red nerviosa. Por ejemplo, se reprimen las experiencias traumáticas de aprendizaje del control de esfínteres en aquellos que no son conscientes de sus tensiones anales. Para traer estos recuerdos desde el inconsciente, la persona tiene que entrar en contacto con los músculos de su suelo pélvico.

La percepción de uno mismo depende del movimiento. Percibimos lo que se mueve; lo que no se mueve se desvanece de la conciencia. Así, cualquier parte del cuerpo que está inmóvil debido a la tensión crónica desaparece de la percepción. El individuo ni siquiera es consciente de la tensión. El primer paso para restaurar la percepción de uno mismo es ser consciente de la tensión. Esto se logra poniendo a alguien en posiciones en las que sienta sus tensiones. También se le pide que ejecute ciertos movimientos en los que se pone a prueba su coordinación. Cuando una persona ha establecido algún contacto con las áreas entumecidas de su cuerpo, está en posición de liberar las tensiones crónicas que subyacen bajo ese entumecimiento.

Un músculo relajado es un músculo cargado de energía. Es como un arma cargada lista para disparar. El gatillo que descarga el músculo es un impulso de su nervio efector, que produce una contracción que se traduce en movimiento. Un músculo contraído no puede moverse hasta que se recargue de nueva energía. Esta energía llega al músculo en forma de oxígeno y azúcar. Sin un suministro de energía adicional, es imposible soltar los músculos contraídos. El factor importante en este proceso es el oxígeno, ya que sin el suficiente oxígeno, el proceso metabólico del músculo se detiene. Este hecho señala la importancia de la respiración para la relajación y para eliminar la represión. Cuando la respiración de un paciente se vuelve más profunda, sus músculos tensos entran en vibración espontánea como un muelle soltado tras estar en tensión.

En algunos pacientes, las vibraciones pueden convertirse en movimientos expresivos espontáneos cuando el propio cuerpo libera sus impulsos reprimidos. Por lo general, los movimientos se inician conscientemente y, cuando asumen una cualidad integral, se evocan los impulsos reprimidos. Un paciente puede empezar a patalear en el colchón como un ejercicio, pero cuando le permite al movimiento dejarse ir, este arrastra al cuerpo entero, produciendo una descarga emocional. Los músculos tensos solo pueden relajarse con movimientos expresivos, es decir, movimientos en los que la actividad expresa el sentimiento. Siempre que un movimiento se realiza mecánicamente, se frenan los impulsos reprimidos.

¿Qué papel juega el análisis en la terapia bioenergética? En esta exposición he resaltado los aspectos físicos de esta terapia, y eso podría dar a algún lector la impresión de que la comprensión analítica del carácter desempeña un papel secundario. Por supuesto, esto no es cierto. Para un paciente es tan importante conocer el origen de sus conflictos como tomar conciencia de sí mismo mediante la actividad corporal. Debe existir una armonía entre ambos enfoques para lograr una terapia eficaz. En la terapia bioenergética se usan todas las modalidades de psicoterapia y psicoanálisis para incrementar la comprensión de sí mismo y la autoexpresión. Aquí se incluyen la interpretación de los sueños y el trabajo con la situación transferencial. En contraste con otras formas de terapia, el cuerpo es la base sobre la que se construyen las funciones del ego de comprensión de sí mismo y de autoexpresión.

El concepto bioenergético básico es que cada patrón de tensión muscular crónica debe tratarse en tres niveles: su historia u origen en situaciones de la primera infancia o niñez, su significado actual en términos del carácter del individuo y su efecto sobre el funcionamiento corporal. Solo esta visión holística del fenómeno de la tensión muscular puede producir en la personalidad cambios de un valor duradero. Esto lleva a dos proposiciones importantes:

1. Cada grupo muscular con una tensión crónica representa un conflicto emocional sin resolver y probablemente reprimido. La tensión es el resultado de un impulso que busca expresarse y se enfrenta a un control basado en el miedo. Una tensión en la mandíbula puede representar el conflicto entre un impulso de morder y el miedo de que tal acción conlleve medidas punitivas de los padres. La misma tensión podría relacionarse también con un impulso de llorar y el miedo a que esto provoque el enfado o el rechazo de los padres. Las tensiones tienen múltiples determinantes, ya que en toda expresión emocional están implicadas todas las partes del cuerpo. Esto significa que cada tensión debe trabajarse en términos de todos los movimientos en los que el músculo tenso puede participar. Si fuera posible, los conflictos específicos que involucran al grupo muscular en tensión deberían volverse conscientes en lo referente al impulso retenido y al miedo que denota.

2. Cada músculo crónicamente tenso representa una actitud negativa. Cada inhibición se percibe como una limitación que genera un sentimiento de hostilidad provocado por la pérdida de libertad. Por consiguiente, antes de que el impulso encerrado en el músculo contraído pueda soltarse, el sentimiento negativo debe expresarse como una actitud general. Los sentimientos que tienen que ser inhibidos son principalmente los negativos, hostiles o sexuales. Los padres no alientan la expresión de sentimientos hostiles y, en la mayoría de los casos, prohíben tales expresiones. Por tanto, normalmente se suelen reprimir estos sentimientos.

La actitud negativa generalizada expresada en la acción de retención de los músculos tensos se extiende, e incluye, al terapeuta y a la situación terapéutica. Está escondida bajo una fachada de cortesía y cooperación. Uno puede atravesar esta fachada por el análisis esmerado de la transferencia o avanzar rápidamente haciendo de la expresión de la negatividad la prioridad de la terapia. Cada paciente en terapia bioenergética confronta su negatividad disimulada trabajando a nivel físico y vocal con la expresión de la hostilidad y de la negatividad.

El aspecto biológico de la tensión muscular es su relación con la respiración, movimiento y sentimiento. Estos temas se han tratado anteriormente. Puesto que todas las tensiones disminuyen el sentimiento sexual, los pacientes se dan cuenta de cómo afectan estas tensiones a su funcionamiento sexual.

La percepción de sí mismo o el sentido de identidad dependen de la capacidad de decir «¡no!». La expresión del no separa al individuo de su entorno y afirma su individualidad respecto a los demás. Quien puede decir «no» puede decir «sí». Quien no puede decir «no» es sumiso y resentido. La capacidad de decir «no» depende de ser interiormente libre de limitaciones o de tensiones musculares crónicas. Cada tensión muscular crónica es una limitación en la autoafirmación y la percepción de sí mismo. Estos conceptos se exploran más exhaustivamente en mi libro *The Betrayal of the Body*.

4

AUTOEXPRESIÓN:
NUEVOS AVANCES EN LA TERAPIA BIOENERGÉTICA

El anuncio de la serie de conferencias públicas de 1968 las describía como «Nuevos avances en la terapia bioenergética». Entre estos nuevos avances estaba el especial énfasis dado al movimiento, la voz y los ojos. Me resultó evidente durante el transcurso de las conferencias que cada una de ellas trataba sobre una modalidad principal de la autoexpresión. La persona se expresa en gran medida a través de sus movimientos, su voz y sus ojos. La función de la autoexpresión, pese a no haberse tratado expresamente durante las conferencias, es sin embargo el tema que subyace bajo estos nuevos avances de la terapia bioenergética.

La autoexpresión denota la actividad de un yo y es, como la autoconservación, una cualidad inherente a todos los organismos vivientes. Estar vivo es ser expresivo en forma, movimiento, color, voz, etc. Un destacado biólogo, Adolf Portmann, hace en su fascinante libro *New Paths in Biology* (Las nuevas sendas de la biología), la siguiente declaración: «Una vida interna rica [...] depende en gran medida de [...] ese grado de independencia interna, ese grado de individualidad, que va mano a mano con una manera rica de autoexpresión». Para mí esto significa que el sentido de identidad o el grado de individualidad pueden estar relacionados con el alcance y la variedad, la riqueza de nuestra autoexpresión.

Un ser humano se expresa de forma consciente e inconsciente. Cada aspecto del cuerpo es una expresión inconsciente del tamaño, la forma, el tono, el porte, el color de la piel, el pelo y los ojos de la persona. Todo esto, más otras manifestaciones corporales, nos proporciona una imagen del individuo que lo define en el momento en nuestras mentes. No son manifestaciones estáticas, porque los cuerpos cambian constantemente. Aparte de eso, una persona se expresa a través de un sinfín de movimientos espontáneos, palabras y miradas. Y superpuestas a estos dos niveles están las acciones intencionadas: los movimientos voluntarios, las declaraciones verbales y las miradas específicas que expresan el yo.

En esta exposición me centraré en el nivel de las expresiones espontáneas, ya que son las que están más directamente conectadas con los sentimientos.

En su ensayo «La actitud creativa», Abraham Maslow dice: «Una espontaneidad total es garantía de una expresión sincera de la naturaleza y del estilo del organismo que funciona libremente y de forma original. Ambas palabras, espontaneidad y expresividad, implican honestidad, naturalidad, sinceridad, ausencia de falsedad, de imitación, etc., porque también implican un carácter no instrumental del comportamiento, una ausencia de "intento" premeditado, de esfuerzo o afán laboriosos, de interferencia con el flujo de los impulsos y con la libre expresión "radiactiva" de la persona profunda».

Si comparamos el comportamiento espontáneo con el aprendido, está clara su relación con la autoexpresión. El comportamiento aprendido generalmente refleja lo que nos han enseñado, y, por tanto, debe considerarse como una expresión del maestro y no del yo. Un gesto espontáneo es una expresión directa de un impulso, y debido a ello, una manifestación directa del ser interno.

El énfasis actual en la autoexpresión y en la espontaneidad es parte del movimiento antiintelectual y antirracional que estamos viviendo ahora. Entre los jóvenes de este movimiento se manifiesta en una identificación con la violencia como forma de autoexpresión, en el rechazo de los modelos establecidos de indumentaria y conducta, y en una libertad sexual nueva. Entre la gente más madura se expresa en la importancia que se le da a la experiencia y al aprendizaje en oposición a la enseñanza y la lógica, en el reconocimiento del sentimiento como un determinante de la conducta, y en el respeto conferido a los animales y, por extensión, a la naturaleza animal del hombre.

Durante más de dos mil años el hombre ha luchado por suprimir su naturaleza animal, reprimir sus instintos y controlar sus sentimientos. Ha desarrollado una civilización cuyos logros tecnológicos son un tributo al poder de su mente. Pero en el proceso ha socavado su identidad y perdido su sentido del yo. Ha sido encadenado al engranaje económico y reducido a ser como una máquina. Ha dedicado su energía a conquistar la naturaleza pero ha destruido su propia alma. Y ha perdido su capacidad de sentir alegría.

En su dilema, está descubriendo que las terapias racionales como el psicoanálisis son de escasa ayuda. Las terapias puramente verbales han demostrado ser impotentes para restaurarle su sentido del yo y su libertad de autoexpresión. El aspecto no racional de la vida está en el cuerpo, no en la mente. Es a través del cuerpo como una persona puede recuperar la libertad de autoexpresión, que es la experiencia consciente del yo.

Movimiento y sentimiento

Un sentimiento es una percepción de un movimiento dentro del cuerpo. Si no se mueve nada en este, no hay sentimiento. Así, un muerto no tiene sentimientos porque todo el movimiento interno ha cesado en su cuerpo. Del mismo modo, el desplazamiento de un cuerpo en el espacio no crea ningún sentimiento a menos que provoque algún movimiento interno. A los niños les encanta nadar por las sensaciones internas placenteras que produce este movimiento. Si un movimiento interno no se percibe, no hay sentimiento. Uno no siente normalmente el latir de su corazón. Sin embargo, si la acción del corazón es infrecuente y llega a la conciencia, se tendrá un sentimiento. En realidad, si no se perturba la percepción de uno mismo, se puede sentir cómo el corazón brinca de alegría o se abre de amor o cómo se contrae con el miedo.

Sentimos emociones solo cuando los movimientos internos abarcan la totalidad del cuerpo. Un movimiento limitado o restringido carece de cualidad emocional. En un acto reflejo, como la sacudida de la rodilla, uno siente el movimiento pero le falta tonalidad emocional. Decimos que algo nos ha conmovido hasta hacernos llorar, nos ha enfadado, o nos ha hecho reír, etc. No podemos provocar estas emociones intencionadamente. No están sujetas a nuestra voluntad. Son estados de posesión. Estamos poseídos por una fuerza de nuestro interior que nos empuja a llorar, a reír, a enojarnos o tener miedo. La palabra «emoción» significa moverse hacia fuera, de una manera expresiva, no bajo la dirección de la mente sino como una acción del yo.

Un cuerpo vivo nunca está completamente quieto. Hay movimientos internos constantes que varían en calidad e intensidad según el estado de excitación. Estos movimientos internos constituyen la motilidad de un organismo. Cuanto mayor es la motilidad, mayor es la expresividad. Cuando su motilidad es reducida, su grado de autoexpresión es limitado.

La motilidad de un cuerpo está directamente afectada por el nivel de energía de este. Se necesita energía para mantener un estado de movimiento. Cuando la energía de un cuerpo es baja o está agotada, su motilidad forzosamente disminuye. Por tanto, están directamente conectadas.

Energía ➤ Motilidad ➤ Sentimiento ➤ Espontaneidad ➤ Autoexpresión

Esta secuencia también funciona a la inversa. Si la autoexpresión de un individuo está bloqueada, su espontaneidad se ve reducida. Esta reducción de la espontaneidad debilita la tonalidad emocional que, a su vez, disminuye la motilidad del cuerpo y deprime su nivel de energía. Expondré cada una de estas funciones en orden empezando por la energía.

Energía, motilidad y sentimiento

Albert Szent-Gyorgi, fisiólogo ganador del Premio Nobel, afirmó que se requiere energía para mover las ruedas de la vida. Esta energía la proporcionan los procesos metabólicos corporales. Parte del alimento que comemos, especialmente los azúcares y las grasas, es oxidado por el cuerpo para producir energía. Este proceso implica el consumo de oxígeno. Se ha seguido la práctica de medir la tasa metabólica basal a través del consumo de oxígeno en un estado de reposo. La respiración es un criterio válido para calibrar el nivel de energía de una persona. La respiración más profunda va unida a más energía. La experiencia indica que al aumentar el tiro de una chimenea se incrementa la intensidad del fuego y se produce más energía.

La conexión entre la respiración, la energía y el sentimiento puede describirse de esta manera: cuando uno se excita, respira más profundamente; cuando uno respira más profundamente, se excita. La profundidad del sentimiento es aproximadamente proporcional a la profundidad de la respiración. En la terapia bioenergética empezamos con la función de la respiración porque esta es la manera más directa de incrementar el nivel de energía del organismo. Intentamos conseguir que un paciente respire torácica, diafragmática y abdominalmente para que la onda respiratoria se mueva a través de su cuerpo de la cabeza a los pies.

Respirar está también directamente relacionado con la motilidad del cuerpo. Uno no puede respirar libremente si las tensiones musculares crónicas bloquean el movimiento de la onda. Si el pecho permanece inflexible, la respiración se vuelve diafragmática. Si el abdomen está contraído, la respiración tiende a limitarse a la parte superior del cuerpo. Cuando el paciente respira más profundamente, el cuerpo se llena de energía y la onda respiratoria gana intensidad y atraviesa las tensiones. Un efecto inmediato de la respiración profunda es poner al cuerpo en un estado vibratorio.

La vibración suele empezar en las piernas pero se puede extender hacia arriba para abarcar todo el cuerpo. Al principio el paciente quizá se sorprenda, se desconcierte o se asuste, pero tiene tal efecto liberador que pronto llegará a desearla. Las vibraciones pueden ser débiles o intensas, dependiendo del grado de carga y de la cantidad de tensión del cuerpo. Cuando la tensión es aguda, la respiración profunda producirá unas vibraciones tan fuertes que el paciente podría llegar a sentir que el temblor lo va a destruir. Las vibraciones tienen el efecto de hacer temblar el cuerpo hasta liberarlo de sus tensiones crónicas e incrementar así su motilidad. Cuando las tensiones disminuyen, las vibraciones se vuelven más suaves y coordinadas hasta que el cuerpo ronronea como una máquina que funciona sin problemas. Uno no puede tener una personalidad vibrante en un cuerpo que no vibra.

Cuando un cuerpo empieza a vibrar, la respiración se ahonda espontáneamente y se mantiene a un nivel profundo mientras continúan las vibraciones. Estas sientan las bases para la expresión espontánea del sentimiento. Frecuentemente, cuando las vibraciones alcanzan el pecho y la laringe, el paciente rompe a llorar. He visto vibrar las piernas de un paciente con tanta fuerza que el movimiento se transformaba espontáneamente en patadas. La vibración también sirve para liberar la pelvis y ponerla en movimiento. Cuando los movimientos pélvicos espontáneos se vuelven coordinados con la onda respiratoria, aparece el reflejo orgásmico, es decir, la pelvis bascula hacia delante y hacia atrás con cada respiración.

Respirar es en sí mismo un acto de autoexpresión que depende de la motilidad del organismo. La inspiración es acercarse agresivamente al entorno para absorber la atmósfera. Hay un flujo ascendente de excitación hacia la cabeza y una succión activa de aire en la que participan la boca, la faringe y la laringe. Durante la espiración, la excitación fluye en dirección descendente mientras el aire se exhala pasivamente. En una espiración completa puede sentirse cómo la onda de excitación llega hasta los genitales o los pies, a través de los cuales se conecta con la tierra. Esta pulsación longitudinal asociada con la respiración (el flujo ascendente de excitación durante la inspiración y el flujo descendente durante la espiración) es el movimiento interno básico a partir del cual surge todo acto de autoexpresión.

El flujo ascendente de excitación tiene relación con absorber o cargar. Todos los movimientos que están dirigidos hacia arriba, por ejemplo hacia la cabeza, tienen como objetivo incrementar la carga del organismo. Contactamos con los ojos, los oídos, las manos y la boca para absorber impresiones, sustancias y afecto, todo lo cual estimula o carga al organismo. Los movimientos que están dirigidos hacia abajo son acciones de descarga o de liberación. En esta categoría entran actos tan expresivos como el llorar, el reír, el sexo, el dar patadas y el correr. Normalmente los dos procesos son iguales. Podemos descargar solo tanto como hemos absorbido o cargar solo tanto como podemos descargar. Al trabajar con la respiración podemos elevar el nivel de la carga, y por tanto el de la descarga.

Como la respiración es un movimiento que implica a todo el cuerpo, cada acción que está completamente coordinada con la onda respiratoria tiene una tonalidad emocional. Si no está coordinada con la respiración, tiene una cualidad mecánica. Uno puede decir que cuando la respiración de la vida imbuye una acción, la dota de sentimiento.

En términos de estos conceptos de energía y de pulsación, se pueden describir cuatro estados patológicos:

1. **ENERGÍA BAJA:** pulsación y sentimiento reducidos.
2. **COLGADO:** la persona que está colgada no puede descargar ni aliviar su excitación.
3. **DEPRIMIDO:** la persona deprimida no puede cargarse ni incrementar su nivel de excitación.
4. **ANSIEDAD:** miedo de los movimientos o pulsaciones internos.

Autoexpresión en movimiento

Las modalidades de la expresión consciente son el movimiento físico, las expresiones vocales y la expresión de los ojos. Podemos expresar lo que sentimos a través de estos tres canales de comunicación, que se corresponden aproximadamente con los canales principales de la impresión sensorial, la piel (el tacto el gusto y el olfato), los oídos y los ojos. En la persona sana los tres canales de comunicación están simultáneamente implicados en toda la expresión del sentimiento. Si nos sentimos tristes, por ejemplo, nos lloran los ojos, la voz emite un sonido especial de sollozo y el cuerpo se convulsiona en un llanto. La ira, del mismo modo, se expresa en movimientos, sonidos y expresiones apropiados. Cuando alguno de estos canales está bloqueado, la emoción se debilita o se divide.

La terapia bioenergética emplea varios movimientos expresivos en su afán de restaurar la motilidad del paciente. Estos son movimientos que normalmente los padres se encargan de suprimir durante la educación del niño. Los movimientos concretos que usamos son patalear, dar puñetazos (contra el colchón), estirar los brazos, chupar, morder, etc. Es sorprendente qué poca gente puede ejecutar estos movimientos airosamente o con sentimiento. En terapia estos movimientos están generalmente combinados con varias expresiones vocales para hacerlos más expresivos y suscitar más sentimiento.

Dar patadas es un buen ejemplo de un movimiento expresivo. Dar patadas significa protestar. Como al niño se le suele negar el derecho a protestar contra sus padres, la mayoría de la gente no puede dar patadas con ningún sentimiento de convicción o efecto. Dar patadas es un movimiento de sacudida en el que, si se hace bien, participa todo el cuerpo. La tensión en cualquier parte del organismo interfiere en esta acción de sacudir, haciendo que el movimiento de las piernas sea forzado y constreñido. Un trabajo continuado con las patadas suelta el cuerpo, profundiza su respiración e integra sus partes. Esto mismo se puede aplicar al resto de los movimientos expresivos. Son expresivos cuando se trata de acciones que implican a todo el cuerpo.

Hay varios trastornos psicológicos que perturban seriamente el ritmo y la coordinación del movimiento expresivo. Son los siguientes:

1. **RIGIDEZ:** la rigidez general del cuerpo impide el flujo de la excitación y del impulso. En un cuerpo rígido, los movimientos expresivos se vuelven mecánicos y se experimentan como ejercicios. El paciente no siente placer ni satisfacción en el movimiento. Los cuerpos rígidos pueden ser duros como el acero, acartonados, macizos como piedras o helados como el hielo.

2. **HUNDIMIENTO:** los cuerpos hundidos con poco tono muscular y sin integración tienen una dificultad considerable para ejecutar movimientos expresivos. Sus movimientos parecen gestos que no pueden mantenerse o que se desmoronan ante la presión.

3. **FRAGMENTACIÓN:** las partes del cuerpo no están unificadas. Cada parte se mueve de algún modo independientemente del conjunto. La fragmentación se debe a tensiones circulares profundas que rodean las articulaciones principales y dividen el cuerpo en segmentos. Estas tensiones se encuentran en la base de la cabeza y disocian la cabeza del cuerpo, alrededor de los hombros, de manera que los brazos cuelgan como apéndices, a través de la región diafragmática, dividiendo el cuerpo en mitades aparentemente separadas, en la ingle haciendo que las piernas parezcan palos o pilares, etc.

4. **COMBINACIÓN DE RIGIDEZ Y HUNDIMIENTO O DE RIGIDEZ Y FRAGMENTACIÓN:** para que una persona sea completamente autoexpresiva, deben eliminarse todas sus tensiones musculares crónicas. Cuando esto se consigue, la respiración se vuelve plena y libre, el nivel de energía del organismo se eleva y el sentimiento se convierte en el determinante del comportamiento. La persona que es autoexpresiva tiene la mirada limpia, los ojos brillantes o chispeantes, una voz rica y melodiosa, y movimientos gráciles y sueltos.

CONFERENCIA 2: LOS OJOS Y EL SENTIMIENTO

La cualidad expresiva de los ojos

En la primera conferencia mencioné que los ojos son una modalidad importante de autoexpresión. Esto sucede porque están conectados íntima y directamente con los sentimientos.

Aunque la cualidad expresiva de los ojos no se puede disociar por completo de la región circumocular, la expresión que vemos en ellos está determinada principalmente por los cambios que se producen en el ojo mismo. Para interpretar esta expresión uno debería mirar suavemente a los ojos de una persona, sin fijar la mirada ni clavarla, hasta que sienta una impresión. Casi todos los sentimientos que un individuo es capaz de expresar se pueden manifestar con los ojos. Entre los sentimientos que he visto expresados en los ojos de la gente están los siguientes:

▸ Suplicante: «Por favor, quiéreme».

- Anhelante: «Quiero quererte».
- Alerta: «¿Qué vas a hacer?».
- Desconfiado: «No puedo abrirme a ti».
- Erótico: «Me excitas».
- Odioso: «Te odio».

Los ojos son la ventana del alma. Esta cualidad sentimental es particularmente evidente en los ojos de un perro o de una vaca. Sus suaves ojos castaños son como estanques limpios cuando estos animales están relajados. Cada tipo de animal tiene una mirada especial que refleja su cualidad. Los ojos de los gatos, por ejemplo, tienen una cualidad de independencia y de distancia que es muy difícil de describir. Los de las aves también son diferentes. Cuando uno ha vivido con un gato o con un ave durante algún tiempo, llega a ser capaz de distinguir distintas expresiones. Creo que la riqueza de la vida interior de un organismo se refleja en la variedad de sentimientos visibles en sus ojos.

A causa de su cualidad expresiva, los ojos son realmente las ventanas del cuerpo, de tal manera que pueden cerrarse o abrirse. En el primer caso son impenetrables; en el segundo, uno puede ver el interior de la persona. Pueden ser vacíos o distantes. Los ojos vacíos dan la impresión de que no hay nadie en casa. Al mirar en ellos, uno siente una sensación de vacío interior. Los ojos distantes indican que el individuo está lejos. Puedes sentir que ha vuelto cuando los ojos se centran en ti y se expresa sentimiento. Los ojos se encienden cuando una persona se entusiasma. Se apagan cuando desaparece el entusiasmo interior. Si los ojos están concebidos como ventanas, la luz que aparece en ellos emana del interior del cuerpo. Hablamos de ojos ardientes en el rostro de un fanático consumido por algún fuego interior. Hay ojos risueños, ojos chispeantes y ojos centelleantes. He llegado a ver estrellas en los ojos de una persona. Pero también hay ojos tristes, y estos son mucho más comunes.

Una vez tuve una experiencia con los ojos que nunca olvidaré. Hace muchos años mi esposa y yo miramos a los ojos de una mujer que estaba sentada frente a nosotros en un vagón del metro. El contacto con sus ojos me conmocionó. Emanaban tal maldad que casi sentí un escalofrío de terror. Mi esposa tuvo una reacción idéntica y lo comentamos más tarde: ambos estábamos de acuerdo en que nunca habíamos visto tanta maldad en unos ojos. Antes de esa experiencia no creo que pensáramos que fuera posible que unos ojos parecieran tan malvados. El incidente me hizo recordar relatos que había oído sobre el «mal de ojo», que tiene poderes extraños y temibles. Después de esto he visto a otra persona cuyos ojos podrían describirse como malvados. Tanto el doctor Pierrakos como yo tuvimos la misma impresión acerca de los ojos de esa persona.

Los procesos psicológicos que determinan la expresión de sentimiento en los ojos son en su gran mayoría desconocidos. Conocemos el hecho de que las pupilas se contraen con el placer y se dilatan en estados de dolor o de miedo. La contracción de la pupila incrementa la concentración. Dilatar la pupila amplía el campo de visión periférica, reduciendo la agudeza de la concentración. Estas reacciones están mediadas por el sistema nervioso autónomo pero no explican los sutiles fenómenos descritos anteriormente.

El papel de los ojos en el contacto

En realidad los ojos tienen una función doble: son órganos de visión y también órganos de contacto. Cuando tus ojos se encuentran con los de otra persona, tienes realmente una sensación de contacto físico. La cualidad de este contacto varía con la mirada de los ojos. La mirada puede ser tan dura y tan fuerte que se sienta como una bofetada en la cara o tan suave que se sienta como una caricia. También puede ser penetrante. Uno puede mirar a otra persona, a través de ella, por encima o a su alrededor. Si los ojos establecen contacto con el objeto o con la persona, se puede hablar de mirar como lo opuesto a ver. Mucha gente ve sin mirar. Mirar es una función activa o agresiva que abarca la función de ver pero que va más allá. Hay un examen más detenido de la diferencia entre estas dos funciones en *The Betrayal of the Body*.

Mirar a los ojos es una de las formas más intensas e íntimas de contacto entre dos personas. Es como si la sensación o la esencia interior de una persona tocara la sensación o la esencia interior de la otra.

Es, por tanto, una forma de contacto muy excitante. Cuando los ojos de un hombre y una mujer se encuentran, el sentimiento puede ser tan fuerte que corra a través del cuerpo hasta lo más hondo del vientre y los genitales. La mirada en esos casos es extremadamente erótica, es decir, es abierta e incitante. Sea cual sea el sentimiento implicado cuando los ojos se encuentran, el efecto de mirarse a los ojos es el traspaso de la comprensión entre dos personas.

Mirarse a los ojos es especialmente importante y significativo en la relación entre padres e hijos. Es importante porque sin este contacto el niño pequeño se siente separado de sus padres. Es significativo porque la mirada entre los padres y el hijo influye profundamente en los sentimientos de este. La mirada puede ser amorosa, afectuosa, de aceptación, de rechazo, enojada, odiosa, despreciativa, sarcástica, seductora, etc. El padre que mira a su niña pequeña con una expresión erótica en los ojos estimula su sexualidad y crea un vínculo incestuoso entre ellos.

La expresión de sentimiento en los ojos puede entenderse solo en términos de la pulsación de energía entre los extremos corporales de la cabeza y la cola. Esta pulsación es una corriente de energía o de sentimiento que se extiende en dirección ascendente y descendente desde su centro, en la región del plexo solar. En su punto más alejado alcanza los ojos y se extiende ascendiendo a través de ellos y descendiendo hasta los genitales, y pasando por ellos y por las piernas. El término «energía» se usa como sinónimo de excitación. Así, cuando la excitación carga los ojos y los enciende de sentimiento, las piernas y los pies están igualmente cargados y la persona siente el contacto con la tierra. Este efecto también puede producirse a la inversa. Cuando las piernas se cargan de sentimiento como resultado de varios ejercicios terapéuticos, los ojos se vuelven más brillantes. Varios pacientes han comentado que tras trabajar fuertemente con sus piernas su visión mejoró hasta el extremo de que los objetos de la habitación parecían más claros y brillantes.

El grado de la carga de energía de los ojos es una medida de la fuerza del ego, algo que uso constantemente en mi práctica. El individuo con un ego fuerte tiene la capacidad de dirigir la mirada de sus ojos a otra persona. Mirar a otra persona es una forma de autoafirmación, del mismo modo que mirar es, en sí mismo, una forma de autoexpresión. Cuando la carga de energía de los ojos es fuerte, brillan o resplandecen. En esas personas se puede asumir que la carga sexual es igualmente fuerte. A veces se las describe como «de ojos brillantes».

Mucha gente tiene dificultad para dirigir su mirada debido a la debilidad de su capacidad para centrarla. Esto hace que no miren a los ojos. Esforzándose un poco pueden centrar los ojos y mantener el contacto visual, pero he observado que cuando hacen esto se avergüenzan y apartan la mirada. Parecen incapaces de soportar la excitación que se desarrolla en sus cuerpos. Por otro lado, los animales parecen tener la capacidad de mirar a los ojos a una persona con osadía, aunque es sabido que se vuelven agitados cuando se los mira fijamente durante un tiempo prolongado.

Trastornos oculares

El ojo puede tener trastornos en cualquiera de sus funciones, mirar y ver, o en ambas. Los trastornos frecuentes de la visión son la miopía y el astigmatismo. Los de la mirada se deben a dificultades para concentrarse y a una ausencia de sentimiento fuerte que encienda los ojos. Por lo general, ambos conjuntos de trastornos coexisten. Por ejemplo, a la persona que padece miopía también le cuesta mirar a los ojos y expresar sentimiento con ellos. Creo que, en este defecto de la visión, el trastorno emocional es primordial y que el trastorno visual es secundario y se desarrolla más tarde a consecuencia de la tensión.

En la génesis de los problemas oculares hay que tomar en consideración tres conjuntos de factores: la herencia, la constitución y el entorno. No hay prueba de que la herencia juegue un papel en el origen de la miopía, aunque suele ser hereditaria. Los hijos de padres miopes tienen más probabilidades de desarrollar miopía que los hijos de padres que no la sufren. El factor constitucional parece importante porque la capacidad de centrarse o expresar el sentimiento con los ojos depende del nivel de energía del organismo. No todos los niños nacen con el mismo nivel de energía. Los bebés más débiles se caracterizan por su peso más bajo, una respiración deficiente, un llanto más débil y movimientos de succión menos agresivos. También requieren de más tiempo para que sus ojos se vuelvan lo bastante fuertes para centrarse espontáneamente.

La relación del bebé con la madre, y especialmente la cualidad del contacto ocular entre madre e hijo, tiene un efecto decisivo en el desarrollo de la personalidad del niño y del funcionamiento de sus ojos. Si el contacto entre madre e hijo es agradable y satisfactorio, la madre mirará al niño con ojos cálidos, suaves y expresivos de la dicha que siente. Él, a su vez, responde a esta mirada con placer, y sus ojos se vuelven suaves y relajados. Los bebés criados con leche materna miran continuamente a los ojos de sus madres mientras maman buscando esta expresión de sentimiento.

Si un bebé encuentra una mirada de ira intensa, furia u odio en los ojos de su madre, su cuerpo sentirá una conmoción, particularmente en los ojos. Sus ojos se dilatarán por el miedo, y llorará o gritará. El llanto o el grito libera al cuerpo de su estado de conmoción y los ojos vuelven a la normalidad. Sin embargo, en muchas situaciones, el grito se bloquea. Esto sucede particularmente cuando el llanto o el grito del bebé provocan la ira o el odio de la madre. Si la conmoción no se descarga o si se experimenta repetidamente la hostilidad de la madre, los ojos del bebé tienden a abrirse desmesuradamente por miedo a ella, anticipando una mirada iracunda. Los ojos agrandados amplían el campo de la visión periférica pero reducen la visión central. El niño intentará recuperar su agudeza visual contrayendo los ojos forzadamente, y creará así un estado de rigidez. Esta rigidez aplica una tensión a los ojos que no se puede mantener de forma indefinida.

La miopía aparece normalmente entre las edades de diez y catorce años y, en mi opinión, puede atribuirse a los cambios de personalidad que ocurren en este tiempo. El desarrollo de la madurez sexual del niño actúa para ampliar el campo de relaciones interpersonales y también de visión. Los viejos conflictos con los padres se reactivan frecuentemente durante este periodo. Creo que lo que sucede entonces es un desmoronamiento de la rigidez que mantenía una visión aguda. Los ojos se agrandan de nuevo a causa de un miedo sin naturaleza específica. Seguidamente se erige una nueva defensa contra el miedo a un nivel más bajo. Los músculos de la base de la cabeza y alrededor de la mandíbula se vuelven contraídos para cortar el flujo del sentimiento hasta los ojos. Este anillo de tensión está presente en casi todos los casos de miopía. Sirve para suprimir el sentimiento del miedo para que el niño mantenga un funcionamiento aparentemente normal.

El ojo miope se halla en un estado parcial de conmoción. Esto explica por qué los ejercicios oculares especiales, el método Bates, por ejemplo, a menudo son útiles para reducir el trastorno. Esa apariencia de los ojos abiertos ampliamente, típica de la miopía, es una expresión de miedo. Sin embargo, el individuo no siente ningún miedo ni es consciente de ninguna conexión entre sus ojos y esa emoción. No obstante, hay muchos casos en los que la miopía no se desarrolla aunque las condiciones para su aparición están presentes. En estos casos otras partes del cuerpo absorben la conmoción, librando a los ojos de ella. Si la conmoción que surge de la hostilidad y el rechazo de los padres es más grave, el cuerpo entero se ve afectado. Se desarrolla un grado de parálisis que limita toda la autoexpresión y reduce todo sentimiento. El nivel de energía del organismo disminuye, la respiración está gravemente restringida y la motilidad es baja. Este estado impide que los ojos puedan cargarse eficazmente y les permite mantener su rigidez. De esta manera, aunque el desarrollo sexual de su personalidad es débil, la miopía quizá no se desarrolle.

La terapia bioenergética del trastorno ocular

La terapia bioenergética de los trastornos oculares en la expresión del sentimiento está basada en las consideraciones expuestas anteriormente. Como sucede con los problemas de motilidad y de expresión vocal, el nivel de energía del organismo debe elevarse con una respiración más completa y más profunda. El efecto general de una respiración más profunda es incrementar la sensibilidad y el sentimiento del cuerpo. Esto se vuelve luego indispensable para abrir las áreas de la autoexpresión.

En todos los casos es precisa una cantidad considerable de trabajo para liberar las tensiones musculares alrededor de la mandíbula y en la base de la cabeza. Descargar las tensiones de la mandíbula permite que los sentimientos fluyan por la garganta y se expresen vocalmente. No es raro que el paciente empiece gritando y luego esto se vaya transformando en un sollozo. Los sentimientos de tristeza se expresan en el llanto, y el llanto afloja el cuerpo y abre el camino para la expresión de otros sentimientos. Llorar tiene un efecto inmediato en los ojos. Se vuelven suaves y vivos. A veces incluso brillan. Los pacientes a menudo se sorprenden del buen aspecto que adquieren sus ojos cuando han cedido a su tristeza y llorado.

La respiración misma tiene un efecto directo en los ojos. Tras mantener la respiración profunda mediante los procedimientos de la terapia bioenergética, los ojos de una persona están notablemente más brillantes. Esto es inmediatamente evidente para el observador. Muchos pacientes han comentado que podían ver mejor y que la sala parecía más brillante tras la sesión.

Sin embargo, la principal tarea terapéutica es soltar el miedo que estaba bloqueado en los ojos de un paciente. La maniobra que empleo para conseguir esto es la siguiente: le pido al paciente, que está recostado en la cama, que mantenga las manos abiertas a unos veinte centímetros de su cara. A continuación le indico que abra los ojos todo lo posible y deje caer la mandíbula. En esta posición el paciente asume una expresión de miedo. Prácticamente ningún paciente siente miedo, porque el miedo ha sido bloqueado. Luego le pido que me mire directamente a los ojos, que están a unos treinta centímetros por encima de los suyos, y le presiono firmemente con los pulgares ambos lados de la nariz. Esta presión le abre todavía más los ojos e impide que sonría. Le quita la máscara que le cubre el rostro. Si el procedimiento se hace correctamente, con frecuencia suscitará un grito de miedo mientras este surge en sus ojos. Cuando acaba el grito, dejo de hacer presión y, mientras el paciente sigue mirándome a los ojos, los suyos se relajan, su color se vuelve más profundo, las lágrimas brotan y una corriente de comprensión fluye entre nosotros.

El procedimiento no funciona siempre en todos los casos. Muchos pacientes están muy asustados para permitir que surja el miedo. Sin embargo, más tarde o más temprano puedo suscitar su miedo. Cuando lo hago, el efecto es extraordinario. Una paciente me dijo en cierta ocasión que, cuando gritó, vio los ojos de su padre mirándola furiosamente cuando estaba a punto de pegarle. Otro me contó que vio los ojos furiosos de su madre en un recuerdo que le llevó a cuando él tenía un año. Un hombre que había asistido a terapia durante algún tiempo estaba tan conmocionado por haber sentido su terror que salió de mi consulta en un estado de colapso, como un trapo. Inmediatamente volvió a su casa y durmió durante dos horas. Me llamó apenas se despertó para decirme que se sentía tan dichoso de estar vivo como no lo había estado nunca antes. La dicha fue una reacción a la liberación del terror.

Voy a relatar otro incidente. Recientemente traté a un joven que era bizco. Además, veía solo con un ojo, el izquierdo. La visión del ojo derecho, aunque normal, había sido suprimida para evitar ver doble. De niño había sufrido dos operaciones para corregir este trastorno pero no surtieron efecto. No solo tenía el ojo derecho girado hacia dentro, sino que el lado derecho de su rostro estaba ligeramente torcido. La palpitación en la parte posterior del cuello revelaba un grave espasmo muscular en el lado derecho de la nuca. Mantuve una presión firme sobre este espasmo durante unos treinta segundos y pude sentir cómo desaparecía. Varios médicos estaban observando a este joven mientras permanecía acostado en la cama. Les sorprendió ver cómo sus ojos se volvían derechos y el joven declaraba que había visto una sola imagen con los dos ojos. El cambio fue espectacular, pero desgraciadamente no duró. El espasmo volvió más tarde y el ojo se desvió de nuevo.

No he sido capaz de eliminar la miopía de los ojos de ninguno de mis pacientes. Habría que hacer mucho más trabajo con ellos, con el método Bates por ejemplo, para alcanzar este resultado. Muchos pacientes me dicen que su visión ha mejorado como resultado de la terapia. Esto es particularmente cierto en el caso de los más jóvenes. Sin embargo, en todos los casos, es posible restaurar una mayor medida de expresividad a los ojos de los pacientes. Sus ojos pueden mostrar más sentimiento y son capaces de mirar mejor a los ojos de los demás. Normalmente puedo seguir el progreso de un paciente observando este desarrollo.

El grado de salud emocional puede medirse por la cantidad y la variedad de sentimiento que los ojos son capaces de expresar. Ciertamente nadie puede considerarse sano si no es capaz de mantener la mirada de otro.

5

PENSAR Y SENTIR:
EL ANÁLISIS BIOENERGÉTICO DEL PENSAMIENTO

Introducción

Normalmente se suele considerar que pensar es lo contrario de sentir. Se establece un contraste entre la persona que piensa y la persona impulsiva, aquella que actúa basándose en sus sentimientos sin pensar. El mandato de la razón es «párate a pensar». Esta antítesis entre pensar y sentir se refleja en la dialéctica que ve estas funciones como aspectos opuestos de la conciencia y la percepción. Cada movimiento del cuerpo que se percibe da lugar a un sentimiento y a un pensamiento. Un sentimiento se percibe en el trasfondo del espectro emocional y se interpreta en un nivel como placentero y doloroso, y en otro nivel como ira, miedo, hostilidad o una combinación de estos sentimientos. Un pensamiento surge cuando se percibe un movimiento y se interpreta en términos de las imágenes mentales, visuales, auditivas, simbólicas, etc., que están almacenadas en el cerebro. La figura 1 representa esta visión dialéctica.

Que los movimientos corporales dan lugar a sentimientos y pensamientos no es evidente. La presunción está basada en el hecho de que los muertos no tienen sentimientos ni pensamientos. Esto se sustenta con observaciones repetidas de que los sentimientos dependen del movimiento. Cuando me pongo el sombrero en la cabeza, lo siento. Sin embargo, si permanece en la misma posición durante algún tiempo, dejo de ser consciente de su presencia. Si me muevo, inmediatamente vuelvo a ser consciente de él. Si alguien no mueve el brazo durante mucho tiempo, se vuelve entumecido y no lo siente. La relación del pensamiento con el movimiento es más complicada.

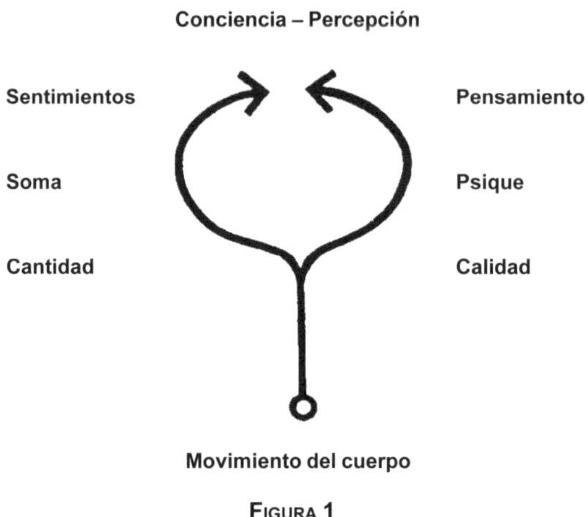

FIGURA 1

Intentaré mostrar que el pensamiento está directamente relacionado con el sentimiento y que la antítesis entre ambos es aparente solo cuando su función se ve desde la cumbre de la pirámide, es decir, desde la posición del ego. Todas las funciones de la personalidad forman una jerarquía cuyo orden está determinado por el nivel de conciencia. La base está formada por las actividades rítmicas del cuerpo que están bajo la conciencia.

El primer nivel de conciencia es la percepción del placer y el dolor. Cuando la conciencia se desarrolla, estos sentimientos se van elaborando y separando en varias emociones. Las emociones dan lugar a pensamientos al transformarse en imágenes. En el hombre se ven sometidas a una abstracción adicional, convirtiéndose en palabras. Un nivel superior de conciencia permite el desarrollo del pensamiento objetivo y el razonamiento. En el ápice del triángulo está el ego, el yo autoconsciente que dirige la mayoría de nuestras actividades durante la vigilia.

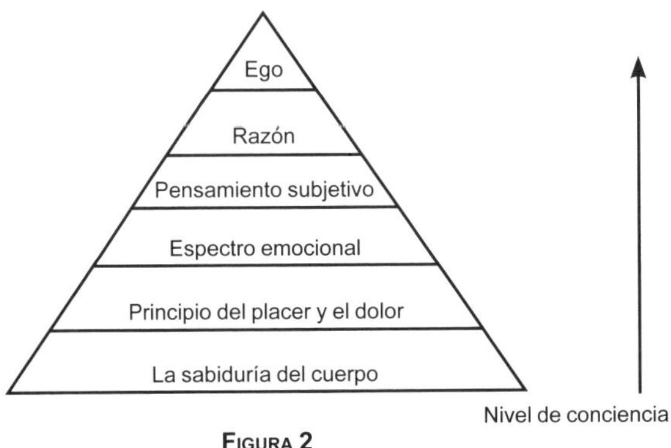

FIGURA 2

La función del pensamiento

Si un animal no tuviera capacidad de elegir sus acciones, apenas tendría ninguna necesidad de pensar conscientemente. Sus reacciones serían completamente instintivas, como retirarse del dolor o acercarse al placer. Dicho comportamiento caracteriza a los niños muy pequeños y a las formas inferiores de vida. Sin embargo, la mayoría de los animales se enfrentan a situaciones que no pueden solucionarse solo con un comportamiento instintivo. Un cuervo que se acerca a la comida que hay cerca de una casa está sujeto a sentimientos conflictivos. Su hambre le atrae a la comida pero su miedo al hombre le hace contenerse. Se mueve con precaución, con los ojos y los oídos alerta, juzgando la situación y decidiendo en cada momento si avanza o se retira. Un lobo que acecha a una manada de alces debe elegir el que va a atacar. Su elección es en parte instintiva y en parte basada en la evidencia de sus ojos, que le muestran qué alce en particular es el más vulnerable. También debe elegir el momento y la dirección de la acción.

Nuestra percepción del animal nos dice que alguna forma de pensamiento se produce cuando se toman decisiones conscientes. Confrontados con acciones alternativas, el animal se detiene y en ese momento sentimos por su actitud qué puede estar pensando, por supuesto no en la forma en que los seres humanos lo hacemos. Carece de la capacidad de formular las posibilidades de acción en imágenes verbales o en otras representaciones simbólicas, pero esta capacidad puede ser solo una forma superior de pensamiento y no la esencia del pensamiento en general. No sabemos si un animal es consciente de sus procesos de pensamiento, como nosotros, pero esta diferencia puede ser de grado, no de tipo. Pensamos porque nos enfrentamos a innumerables elecciones en nuestras actividades diarias. Desde el momento en que nos despertamos hasta el momento en que dormimos estamos continuamente pensando en lo que haremos, qué ropa nos pondremos, qué comeremos, cómo manejaremos una situación, qué diremos, etc. Obviamente cuantas más elecciones parece haber, más pensamiento se requiere de nuestra parte, y nuestro pensamiento puede volverse bastante intrincado. Incluso al elegir la ropa pensamos en la impresión que esta causará en los demás, y esto suele suscitar el tema de nuestra relación con quienes nos rodean y forzarnos a pensar en ellos. En nuestro pensamiento evocamos las imágenes de nuestro mundo complejo, pasado, presente y futuro, mientras intentamos descubrir las actitudes y acciones que favorecerán nuestro bienestar.

La variedad de elecciones puede fácilmente provocarnos una sensación de frustración. Sentimos esta frustración intensamente, por ejemplo, cuando elegimos una pieza de un rompecabezas y no podemos encajarla en la imagen. Por el contrario, sentimos una sensación de satisfacción cuando una pieza encaja perfectamente. La frustración y la sensación de satisfacción son físicas y mentales. La frustración representa un bloqueo del flujo de sentimiento por el cuerpo, creando una tensión que puede rozar el dolor. Encajar las piezas establece una conexión entre el impulso y la imagen del rompecabezas que permite que la excitación fluya a través del cuerpo y llegue al exterior. Este fluir del sentimiento hacia fuera es, como vimos en las conferencias anteriores, la base energética de la experiencia del placer.

Pensar puede ser definido como el proceso de hacer conexiones entre nuestros sentimientos y la imagen que tenemos en nuestras mentes de nuestro entorno. Cuando un sentimiento conecta o encaja perfectamente, como en el rompecabezas, sentimos una sensación de armonía con el entorno que es agradable. Cada sentimiento que no encaja crea tensión, dolor y frustración. Cuanto más sencillas son nuestras vidas, más fácilmente se alcanza la armonía. En una sociedad compleja el encaje raramente es perfecto.

El proceso de la vida es muchísimo más complejo que un rompecabezas en el que la imagen es estática y las piezas son inmutables. El entorno humano está constantemente cambiando y nuestros sentimientos nunca son los mismos de un momento a otro. Cada estado de ánimo y cada sentimiento modifican la estructura y la forma de nuestro ser, con lo que se necesitan nuevas adaptaciones y tenemos que establecer nuevas conexiones. Estamos obligados casi constantemente a pensar mientras nos esforzamos en relacionarnos con el mundo que nos rodea y en diseñar las acciones que satisfarán nuestras necesidades.

Para los fines de esta exposición se puede dividir el pensamiento en tres niveles: pensamiento inconsciente, pensamiento consciente y pensamiento autoconsciente. En el primero las conexiones se hacen por debajo del nivel de conciencia. El psicoanálisis ha demostrado que a menudo los pensamientos inconscientes dictan el comportamiento tanto como los conscientes. Hay pruebas considerables de que algunas de nuestras ideas más creativas surgen en este nivel y suben a la conciencia más tarde como intuición o inspiración. Arthur Koestler, en *The Creative Act* (El acto creativo), describe este proceso como una conexión inconsciente entre dos experiencias previamente no relacionadas entre sí. Esta conexión puede llevar consigo una carga de entusiasmo tan grande que produce un destello de iluminación que Koestler denomina la «reacción Eureka».

En el pensamiento consciente la conexión se hace entre un sentimiento inmediato y el entorno tal y como se percibe directamente. En este tipo de pensamiento conecto mi sensación de hambre a una fuente adecuada de comida, o mi sensación de ira a una situación especial o a un comentario insultante. Al pensamiento consciente se le puede llamar también pensamiento subjetivo.

El pensamiento autoconsciente o pensamiento objetivo se produce cuando la persona se separa de un sentimiento o emoción y la representa en su mente como una imagen. En el comentario «cuando me insultan, me enfado», se hace una conexión entre dos imágenes vistas desde arriba o desde el exterior. En ese pensamiento uno es consciente de sí mismo y, por tanto, de su propio pensamiento.

También puede decirse que, al ser consciente de su pensamiento, uno es consciente del yo. Descartes tomó esta posición en su máxima: «Pienso, luego existo». Después analizaré esta forma de pensamiento más extensamente. Los seres humanos tenemos la capacidad de observar nuestro propio proceso de pensamiento mediante un ojo superior, el intelecto. Esta capacidad da lugar a la conciencia del pensamiento consciente o del pensamiento autoconsciente.

El papel de la mentira en el pensamiento

Los comentarios de una de mis pacientes me revelaron un aspecto interesante de la naturaleza de la autoconciencia. Dijo que recordaba el momento en que tomó conciencia de sí misma. Sus padres le habían exigido una explicación por alguna acción y de repente cruzó por su mente como un relámpago el pensamiento de que no tenía por qué decir la verdad. En ese momento, subrayó, «tomé conciencia de mí misma como un ser independiente».

Muchos niños pasan por una etapa inicial de desarrollo en la que mienten. La mentira puede ser una negación de una acción que los padres consideran equivocada. Un niño se encuentra unas monedas y se las queda. Cuando sus padres se enfrentan a él convencidos de que ha tomado el dinero, el niño, de la manera más inocente, niega saber nada del asunto. Puede que posteriormente admita su acción o el dinero aparezca entre sus posesiones. Sus padres quizá transformen este incidente en un drama y lo castiguen por mentir o, si son sensatos, considerarán que está descubriendo la mentira y confiarán en que aprenderá cuándo es adecuado usarla.

Es interesante especular sobre la relación entre la mentira y el autoconocimiento. La conciencia surge, según demuestra Erich Neumann, del reconocimiento de las diferencias. Para tener conciencia de la luz, uno debe conocer la oscuridad; para conocer arriba, debe conocer abajo; para conocerte a ti, debo conocerme a mí. Igualmente, la autoconciencia debería exigir un par de alternativas. Si uno puede solo decir la verdad, carece de elección, y sin elección, la conciencia del propio comportamiento es reducida, y el control limitado. El reconocimiento de que uno tiene una elección fortalece el dominio del ego sobre la reacción del organismo y, de hecho, coloca al ego en el asiento del conductor. El ego se convierte en el centro de la conciencia de sí mismo por su capacidad de distinguir entre verdadero y falso, bueno y malo. ¿Puede uno desarrollar esta capacidad sin explorar la esfera de la mentira?

No debería escandalizarnos esta idea de que la mentira juega un papel natural. Tiene un valor positivo en áreas importantes de la vida. En el fútbol, por ejemplo, admiramos al jugador que sabe cómo usar el engaño para hacer que su oponente baje la guardia y así ganar ventaja. Lo mismo se puede decir del arte del boxeo y de la estrategia de la guerra. La capacidad para camuflar nuestros movimientos y engañar al enemigo es, con frecuencia, esencial para el éxito. La suavidad de una finta que confunde al contrario es la marca de un maestro, no solo en el terreno del combate físico sino en todas las situaciones de antagonismo. En el juego del ajedrez o de las cartas, el uso adecuado del engaño puede ser el elemento que decida la victoria. El cazador, ya sea humano o animal, es cauteloso. En todas estas situaciones, la capacidad de usar el engaño es un factor importante. Tiene un valor negativo obvio en las situaciones que requieren cooperación y comprensión, y es desastroso cuando se convierte en autoengaño.

Se necesita objetividad para emplear conscientemente el engaño en situaciones de discordia. Uno tiene que colocarse en la posición del contrario para evaluar correctamente el engaño: «Si hago este movimiento, ¿qué pensará él?». El éxito del engaño depende de la precisión con la que hemos calculado la reacción del contrario. El engaño requiere que una persona se salga de sí y sea consciente de su ser y del otro.

Sin el reconocimiento de la existencia de la mentira, uno nunca tendría que tomar un enfoque objetivo. Una persona respondería a la apariencia externa de una situación sin dejar un margen para la posibilidad de que podía engañar o ser engañada. Creería en sus sentidos incondicionalmente. Cuando reconocemos la posibilidad de que quizá nuestras impresiones sensoriales no revelen toda la verdad de una situación, debemos recurrir a la facultad superior del pensamiento objetivo o razonamiento para garantizar nuestra seguridad. Un ser humano condiciona conscientemente la evidencia que le muestran sus sentidos a la evaluación crítica basándose en la experiencia pasada almacenada en su mente en forma de conocimiento.

Ninguna impresión sensorial nos diría nunca, por ejemplo, que el hierro se podía fundir a partir del mineral de hierro. El descubrimiento del hierro surgió del conocimiento logrado durante el curso de la cultura del bronce. Podría decirse que el conocimiento, una vez adquirido, agudiza y expande los sentidos. Sin embargo, al principio surge del reconocimiento de que existe otra realidad tras la manifestación superficial de las cosas.

Todos los animales piensan hasta cierto punto, pero solo los seres humanos saben o piensan de forma objetiva. Esta forma de pensar que produce conocimiento depende del intelecto, ese aspecto de la mente del hombre que le permite proyectar y evaluar su propio pensamiento y comportamiento. Cada aumento del conocimiento expande el intelecto y empuja al hombre a una posición más objetiva. Al hacerle consciente de su propia subjetividad y, también, receloso de ella, mejora su individualidad y aumenta su distanciamiento. Como sabe, y no se limita a creer en sus sentidos, el hombre es un actor consciente del drama de la vida.

Subjetividad y objetividad

Cuando nuestro punto de referencia está en nosotros y nuestro pensamiento se orienta hacia la expresión de nuestros sentimientos y la satisfacción de nuestros deseos, pensamos de forma subjetiva. Para pensar objetivamente, el punto de referencia debe estar fuera del yo y la comprensión de las relaciones causales no debe dejarse influenciar por nuestros sentimientos y deseos personales. El pensamiento objetivo busca definir las relaciones causales en términos de acciones en lugar de sentimientos. Para ser objetivo, el pensamiento debe separarse del sentimiento.

La pregunta es: ¿puede el pensamiento separarse por completo del sentimiento? De hecho, cuando uno reflexiona sobre la naturaleza del pensamiento objetivo, es decir, el pensamiento desapasionado, parece más contradictorio que el subjetivo. Si el desapego es completo, la mente, separada de su conexión con los aspectos sensibles del ser, se transforma en un ordenador que funciona solo basándose en la información que se le suministra. Esto es pensamiento programado. El pensamiento de un estudiante que está resolviendo un problema de geometría se asemeja al funcionamiento de un ordenador. El estudiante intenta aplicar toda la información que ha aprendido sobre geometría a la solución del problema que le ocupa. Si esta información es incompleta, no puede solucionarlo, ya que ni sus sentimientos ni su experiencia personal le resultan muy útiles.

Mientras el cuerpo de una persona esté vivo mandará impulsos al cerebro informando a este órgano de sus sensaciones y sentimientos y originando pensamientos subjetivos. En medio de las deliberaciones más abstractas no nos libramos de la intrusión de planteamientos personales, sentimientos de irritación, frustración, placer, dolor, etc. Estas intrusiones dificultan el cometido del pensamiento objetivo, y con frecuencia se requiere una fuerza considerable de voluntad para permanecer objetivo bajo estas circunstancias. Las intrusiones serán mínimas cuando el cuerpo se encuentra en un estado de placer, y el pensamiento objetivo reflejará su tono positivo. Los sentimientos dolorosos representan una perturbación mayor, ya que el dolor siempre se interpreta como una señal de peligro. Para pensar objetivamente cuando el cuerpo se halla en un estado de dolor (ausencia de placer) uno tiene que insensibilizarlo. Esa «insensibilización» disocia la mente del cuerpo y hace que el pensamiento adquiera una cualidad mecánica o computarizada. El pensamiento creativo, que depende del flujo libre de las ideas inconscientes, se produce solo cuando el cuerpo está más vivo y desahogado. La cualidad de nuestro pensamiento, y probablemente el contenido también, nunca puede separarse por completo del tono emocional del cuerpo.

El pensamiento objetivo se vuelve más difícil cuando una persona intenta ser objetiva acerca de su propio comportamiento. Como el comportamiento viene en gran medida determinado por los sentimientos, una persona tiene que conocer sus sentimientos para evaluar objetivamente su comportamiento. Por ejemplo, si no es consciente de su hostilidad, explicará las reacciones negativas con las que se encuentra achacándolas a los sentimientos negativos de la gente. Naturalmente, no puede ver sus acciones como las ven los otros y será incapaz de apreciar su responsabilidad en esa reacción negativa. Al desconocer sus emociones y motivos ocultos, es incapaz de ser totalmente objetivo consigo mismo. El ojo del intelecto solo puede apreciar la lógica del propio razonamiento. Por otro lado, si alguien es consciente de sus sentimientos y puede expresarlos subjetivamente, puede asumir una postura objetiva y decir, por ejemplo: «Comprendo que soy agresivo y puedo ver por qué la gente reacciona de forma negativa conmigo». Para ser verdaderamente objetivo se necesita la subjetividad adecuada.

Pensar nunca puede separarse de sentir. Como todo lo que hace una persona viene determinado por su deseo de placer y su miedo al dolor, ningún acto puede ser totalmente imparcial, ninguna acción puede estar absolutamente libre de interés personal. La consecuencia lógica es que todo pensamiento está relacionado con un sentimiento y que apoyará a este sentimiento o se opondrá a él dependiendo de la actitud caracterológica del individuo. Se puede alcanzar la misma conclusión desde el análisis dialéctico de la relación entre pensamiento y sentimiento, ya que tanto el pensamiento como el sentimiento surgen de la percepción de un movimiento corporal.

Para ser verdaderamente objetivo uno debe reconocer y declarar su actitud o sentimiento personal. Sin esta base subjetiva el intento de ser objetivo termina en una falsa objetividad. El término psicológico que caracteriza esa falsa objetividad es «racionalización». El mecanismo de la racionalización es negar el sentimiento subjetivo que motiva un pensamiento o una acción y justificar el propio comportamiento con un razonamiento de causalidad: «Tú me hiciste hacerlo». La racionalización es un intento de hacer responsable de las propias acciones a otra persona o a una situación externa. Will Durant advierte: «La razón, como podemos ver ahora en cualquier colegiala, quizá sea solo la técnica de racionalizar el deseo».

El pensamiento objetivo ofrece poca ayuda en la multitud de problemas y conflictos que surgen diariamente en nuestras vidas. Ninguna madre podría responsabilizar a su hijo basándose en él. Si interpreta que su bebé llora con razón, no es basándose en la lógica, sino porque siente, mediante su empatía, el sentimiento que subyace tras ese llanto y responde con sentimiento a las necesidades del bebé. En todas las relaciones interpersonales, cómo nos comportamos y lo que decimos está controlado por el pensamiento subjetivo. Uno no puede relacionarse objetivamente con otra persona porque una relación objetiva reduce a los individuos a la categoría de objetos.

El problema del pensamiento es que la gente no puede pensar objetivamente porque no piensa subjetivamente. El pensamiento de todos los grandes filósofos contiene una fuerte inclinación subjetiva que el lector inteligente sabe apreciar y que añade sabor a su escritura. Las personas no piensan subjetivamente porque les han enseñado a considerar inferior esa clase de pensamiento, a desconfiar de sus sentimientos y justificar sus acciones con razones, y que el placer nunca es un objetivo suficiente en la vida. El resultado es que han perdido contacto con sus sentimientos.

El pensamiento empieza con el sentimiento y conduce a la sabiduría. Obviamente, ya que no todo el pensamiento conduce a la sabiduría, yo lo achacaría a la falta de un sentimiento genuino. Conocerse a uno mismo es la esencia de la sabiduría.

Conferencia 2: negación y pensamiento

El conocimiento y la afirmación de sí mismo

He propuesto la hipótesis de que el crecimiento de la conciencia procede de las sensaciones básicas de placer y dolor y llega al pensamiento atravesando el espectro de las emociones. Las reacciones emocionales conservan una cualidad instintiva. No son respuestas aprendidas primariamente aunque para su expresión dependen en cierta medida de la coordinación muscular. El pensamiento, por otro lado, no puede estar disociado del aprendizaje y de la adquisición de conocimiento. Cuando la conciencia se desarrolla hasta el punto en el que el pensamiento es posible, se produce el aprendizaje y la consecuencia de ello es el conocimiento.

El paso de la respuesta impulsiva al pensamiento requiere la introducción de una frustración y de una negación. Si las acciones instintivas de un organismo fueran capaces de satisfacer todas sus necesidades y deseos, el pensamiento consciente sería innecesario. Es solo cuando los patrones instintivos de comportamiento no logran satisfacer al organismo cuando surge la necesidad del pensamiento. En todos los experimentos de aprendizaje con animales, la frustración es el nivel que fuerza al animal a aprender un nuevo comportamiento y a adquirir un fin deseado. En uno de los más famosos de estos experimentos se colocó un plátano en el exterior de la jaula de un mono, justo fuera de su alcance. Finalmente, tras varios intentos sin éxito de alcanzar el plátano con la mano, el mono se fijó en un palo que se había dejado en su jaula. Usando el palo como una extensión de su brazo, fue capaz de conseguir la fruta. En las siguientes ocasiones, recurrió al palo tras cada vez menos esfuerzos infructuosos por alcanzar el plátano con la mano. Puede decirse que el mono aprendió una nueva habilidad, que el aprendizaje implicaba pensar y que en el proceso adquirió el conocimiento de cómo usar el palo de otra forma.

El papel de la frustración en el pensamiento es obvio; el de la negación no está claro. La frustración no conduce obligatoriamente al pensamiento; con la misma facilidad puede llevar a la ira y a la rabia. De hecho, estas reacciones son las más naturales. El pensamiento solo puede darse cuando se desvía al deseo frustrado de su canal natural de desahogo. A veces, antes de que la frustración se vuelva insoportable, el organismo debe interrumpir el esfuerzo infructuoso. Pararse a pensar, como indiqué en la primera conferencia, es una vieja máxima. Ese «pararse» tan esencial al pensamiento es un «no», tácito, una orden negativa de un centro superior que suspende la reacción instintiva.

Con frecuencia oímos que la gente en un momento de peligro usa el mismo método para salvarse. Recientemente oí hablar de un joven que estaba atrapado por una peligrosa corriente y se dio cuenta de que a pesar de todos los esfuerzos que hacía por alejarse nadando no conseguía liberarse. Comprendiendo que se estaba dejando llevar por el pánico y la desesperación, se dijo a sí mismo: «No te dejes llevar por el pánico». En ese momento pensó que debería reservar sus fuerzas y pedir ayuda. Lo hizo y fue rescatado.

Ahora enfoquemos este tema de una manera ligeramente diferente. Cuando un bebé se hace mayor inevitablemente entra en conflicto con sus padres. Pero vamos a suponer que es un niño atípico, que escucha todo lo que dice su madre y hace al pie de la letra todo lo que esta le pide. «Cómete el puré», le ordena la madre, y el niño obedece sin rechistar. Si este estado de cosas continuara, ¿cómo podría el niño aprender alguna vez a pensar? No tendría necesidad de hacerlo, ya que la madre sabe mejor que él lo que le conviene. No tendría necesidad de aprender, porque la madre se anticiparía a todos sus problemas y solucionaría cualquier imprevisto. No ganaría ningún conocimiento, ya que no le haría falta. Afortunadamente ningún niño viene al mundo con esa disposición, porque se convertiría en un idiota indefenso.

Cuando un niño obedece una orden, se le priva de una oportunidad de pensar, de aprender y de adquirir conocimiento. Esto no significa que no se deba nunca mandar a un niño. Las órdenes son necesarias en las emergencias pero no en situaciones de aprendizaje. Estas últimas requieren de libertad de elección para que el pensamiento se produzca.

La mayoría de los niños atraviesan una fase negativa durante el curso de su crecimiento y desarrollo. Entre los dieciocho meses y los dos años de edad suelen decir frecuentemente «no» a las exigencias de sus padres y a sus ofrecimientos. Este «no» expresa el deseo de independencia del niño y su derecho a tomar sus propias decisiones. A menudo esto es tan espontáneo que puede decir «no» a algo que quiere. Recuerdo que una vez le ofrecí a mi hijo pequeño una galleta que le gustaba. Sin ni siquiera darse cuenta de lo que era, volvió la cara hacia el otro lado en un gesto de rechazo. Una segunda mirada le convenció de que era un objeto deseado y extendió la mano para alcanzarlo. En nuestro trato con la gente es mucho más fácil cambiar de «no» a «sí» que de «sí» a «no». El «sí» es un compromiso que vincula a dos partes; el «no» las deja libres para nuevos intercambios.

El que permitamos o no a un niño que tome su propia decisión en cualquier situación dependerá de las circunstancias de esa situación.

En principio siempre debemos respetar su derecho a decir «no». Si le negamos este derecho, el niño reaccionará con una ira y una hostilidad que crecerán en la proporción en que se frustra su capacidad de mantenerse firme y oponerse a sus padres. Cuando los esfuerzos iniciales de un niño por establecer un patrón autorregulador y afirmar su individualidad son rechazados por los padres, se desarrollará una situación de conflicto que después será más difícil de superar.

La imposición de patrones de respuesta es lo que se suele llamar comúnmente lavado de cerebro. Para lavar el cerebro a alguien hay que superar su resistencia y su voluntad. De hecho, hay que despojarle del derecho a decir «no». Mientras tenga ese derecho, intentará descubrir las cosas por sí mismo. Cuando los pacientes son incapaces de expresar su oposición, son, de igual modo, incapaces de descubrir nada por sí mismos. Van al terapeuta en busca de respuestas que no tiene. Cuando uno les hace una pregunta, responden: «No sé». No pueden pensar, no aprenden y les falta conocimiento de la vida. Afortunadamente a muy pocos pacientes les han lavado por completo el cerebro. La mayoría sufre de una limitación relativa de su capacidad de hacer valer su oposición, pero es esta limitación la que es responsable de sus problemas y de su falta de conocimiento.

Negación e individualidad

Todo organismo está rodeado por una membrana que lo separa de su entorno y determina su individualidad. Esta membrana limitante del cuerpo es el órgano de la sensación (sentir). Un organismo sentirá (reaccionará ante) cualquier cosa que impacte en su superficie desde el exterior o que actúe en su superficie desde su interior. Sin una membrana limitante, un movimiento no originaría ninguna sensación o sentimiento. Una onda suelta como la que se produce en una masa de agua no crea sensación en el agua. La misma onda en un organismo puede causar un sentimiento cuando el movimiento interno alcanza la membrana limitante o la superficie del cuerpo.

En *Physical Dynamics of Character Structure* comenté la función de la percepción con relación a la actividad interna del cuerpo. En el interior de este existe mucha actividad, o movimientos, que no llegan a la conciencia. Normalmente no somos conscientes de la actividad del corazón, ni percibimos los movimientos intestinales; tampoco sentimos la producción y el flujo interno de la orina. La sensación surge y se produce solo cuando la actividad interna afecta a la superficie del cuerpo. Por ejemplo, cuando el corazón late con tal fuerza que se oye como si aporrearan el pecho, uno se vuelve consciente de la sensación de que el corazón está latiendo. En teoría los impulsos surgen en el centro de un organismo y se dirigen hacia objetos que están en el mundo externo. Sin embargo, no somos conscientes de nuestros impulsos hasta que alcanzan la superficie corporal, donde puede producirse una acción que satisfará el objetivo del impulso. De esta forma, uno no puede percibir el impulso que no llega a alcanzar la superficie.

La percepción implica también a la mente, en concreto la superficie de la mente en la que se cree que está ubicada la conciencia. Anatómicamente la conciencia está relacionada con la corteza de los hemisferios cerebrales. Para formar una percepción se combinan dos fenómenos: en primer lugar, un impulso alcanza la superficie del cuerpo; en segundo lugar, un mensaje alcanza la superficie del cerebro. Las dos actividades se producen casi simultáneamente y es como si la actividad de la superficie del cuerpo se proyectara sobre la superficie de la mente. En muchos aspectos la mente es como un espejo que refleja en la conciencia lo que está ocurriendo en la superficie del cuerpo en el momento. Y lo mismo que un espejo no puede mostrar lo que sucede tras la superficie, la conciencia también está limitada a los fenómenos superficiales. Freud describió el ego como una proyección de una superficie sobre una superficie. El ego contiene las funciones de la percepción y de la conciencia. En *Physical Dynamics of Character Structure* afirmé: «Los experimentos han confirmado que la sensación se produce cuando un movimiento interno alcanza la superficie del cuerpo y la mente donde el sistema de la percepción y la conciencia están localizados». El lector interesado puede consultar este libro para un análisis más detallado de estas funciones.

En el organismo humano la membrana limitante del cuerpo está compuesta de la piel y de las capas subyacentes de los músculos estriados o voluntarios. Una membrana que es excesivamente flexible o a la que le falta cohesión permitirá que los impulsos la atraviesen sin un control adecuado del ego y antes de que hayan sido completamente registrados por su conciencia. El comportamiento de quienes tienen este tipo de membrana será impulsivo o histérico. Y, a pesar del considerable movimiento, hiperactividad o arranques violentos, en realidad el sentimiento está reducido. Muestran una deficiencia de autonomía o autodominio y sus egos pueden calificarse como débiles. No saben por qué se comportan así. Una membrana inflexible, debida a la rigidez muscular, disminuye la expresión de los impulsos de un individuo y también reduce el sentimiento. En la persona rígida hay una ausencia de espontaneidad, y su comportamiento tiende a ser compulsivo y mecánico.

La membrana limitante cumple también una función protectora con relación a los estímulos recibidos. Permite al individuo identificar y distinguir los estímulos e impide que la personalidad se vea abrumada por ellos. Una persona con la piel fina, por ejemplo, es hipersensible; un individuo con la piel gruesa es insensible. Sin piel la persona sería tan sensible que cualquier fuerza que actuara sobre su cuerpo sería extremadamente dolorosa.

El «no» funciona como una membrana psicológica que se asemeja en todos los aspectos a la membrana fisiológica del cuerpo. Impide que al individuo le abrume la presión exterior y le permite distinguir entre las exigencias y los estímulos a los que está continuamente sujeto. Le protege de la impulsividad, porque la persona que puede decir «no» a los otros también puede decir «no» a sus propios impulsos. Al decirse «no» a sí mismo, uno tiene tiempo para pensar y su comportamiento pierde el carácter frenético o histérico que de otro modo tendría durante una crisis. Impide la rigidez, porque la rigidez es un «no» inexpresado.

Me han preguntado: «¿Y la persona que dice "no" pero no puede decir "sí"? ¿No tendría que ser capaz de decir "sí"?». Mi razonamiento es que nadie puede realmente asentir a menos que sea capaz de decir «no». Si no existe la capacidad de decir «no», el asentimiento es solo una forma de sumisión, no la expresión de un individuo que tiene libertad de elegir. La persona que no puede decir «sí» tiene miedo al compromiso porque no está segura de lo que quiere. Saber lo que quieres implica acordarse del «no».

«No» es una expresión de oposición que es el principio básico de la individualidad. El niño que se opone a sus padres está diciendo: «Soy yo, soy diferente, hago lo que quiero». Un niño así aprenderá a pensar por sí mismo, mientras que el niño «bueno», obediente, sacrifica su individualidad y pierde su capacidad de pensar por su cuenta. Cuando enseñamos a los niños, queremos estudiantes «buenos», dóciles, que repitan lo que les hemos enseñado. En un proceso educativo tan autoritario, el niño no aprende nada importante porque no adquiere un conocimiento que sea significativo a nivel personal. Para que un niño aprenda, hay que otorgarle el derecho a decir «no», a oponerse a su maestro, y a afirmar sus ideas y preferencias personales.

La aplicabilidad de este principio fue comprobada por una de mis pacientes, que enseñaba en una clase de primero en las escuelas públicas de Nueva York. La mayoría de sus estudiantes venían de hogares desfavorecidos y algunos tenían dificultades emocionales que interferían en la rutina de la clase. Uno de los problemas constantes en la clase era una agitación que con frecuencia interrumpía su programa. En medio de las sesiones de la mañana y de la tarde, esta maestra ponía a sus alumnos en fila y los hacía marchar por la clase dando zapatazos y gritando: «¡No! ¡No lo haré! ¡No! ¡No lo haré!». A este procedimiento le seguían algunos ejercicios de respiración. No hubo ningún intento de evaluación objetiva de los resultados de esta práctica pero mi paciente me contó lo sorprendida que estaba de ver el efecto calmante que tenía en sus alumnos. Se mostraban mucho más receptivos con ella y con el trabajo escolar tras expresar su negatividad.

La agitación de estos alumnos podía atribuirse a las tensiones que surgían como resultado de su negatividad suprimida. Como no se puede eliminar el «no», este se estructura en tensiones musculares crónicas. El «no» inexpresado se transforma en un anillo de contracción alrededor de la base de la cabeza, inmovilizando ese miembro en una actitud terca, inconmovible. Uno descubre que los músculos de la zona de la nuca y los escalenos están tensos y contraídos. Estas tensiones inhiben el libre movimiento de la cabeza. La mandíbula con frecuencia está fija en una pose desafiante y rígida, con los músculos extremadamente tensos. La garganta se contrae para reprimir el grito. Se puede demostrar que toda tensión muscular crónica representa una negación inconsciente. La base de esta afirmación es el conocimiento de que todo músculo crónicamente contraído disminuye la motilidad y reduce el sentimiento. De hecho, el cuerpo está diciendo: «No me moveré ni sentiré».

La reducción del sentimiento socava la cualidad subjetiva del pensamiento y distorsiona su objetividad. En lugar de tener un pensamiento claro, la mente está preocupada racionalizando su resistencia inconsciente y justificaciones para la sumisión y la rebelión.

La facultad crítica

En su extraordinaria serie de ensayos *Portraits from Memory* (Retratos de memoria), Bertrand Russell hace la siguiente observación sobre sí mismo: «Siempre el intelecto escéptico, cuando más deseaba que guardara silencio, me ha susurrado sus dudas, me ha alejado del entusiasmo fácil de los otros y me ha llevado a una soledad afligida». Pero ¿puede alguien ser un pensador creativo sin esa clase de intelecto? ¿Puede alguien tener un verdadero intelecto sin el tamiz del escepticismo?

El escepticismo de Russell es una expresión de su individualidad y su independencia. Es el atributo de un pensador liberal que se forma sus propios juicios sobre la base de su propia experiencia. Nadie puede dudar de la capacidad de Russell para decir «no». Fue arrestado en 1915 por expresar su oposición a la entrada de Gran Bretaña en la I Guerra Mundial. Fue marginado por sus colegas liberales por oponerse al comunismo ruso en los años veinte. Fue condenado por organizar la oposición a la Guerra de Vietnam en 1965. Sea cual sea el juicio que uno haga de sus acciones, nadie puede poner en duda el valor y la integridad que impulsó esas acciones. Este valor e integridad no pueden disociarse de la cualidad del pensamiento de Russell.

Sería un grave error creer que carecía de entusiasmo. Por lo que sé sobre él y por lo que he leído en sus escritos, diría que amaba la vida, que tenía una perspectiva positiva y un punto de vista constructivo. Su escepticismo intelectual es el freno moderador que ejerce un ego firme sobre una naturaleza entusiasta. En cambio, el entusiasmo fácil del individuo medio es una búsqueda desesperada de significado y seguridad. Al faltarle un núcleo interno de convicción, la persona insegura se aferra a cualquier principio que le sirva por el momento para apoyar a su ego vacilante. Russell escribe con un alto grado de objetividad porque es, al mismo tiempo, altamente subjetivo.

El progreso de la adquisición de conocimiento depende del cuestionamiento y del rechazo de los conceptos establecidos. No se puede hacer ningún avance en el pensamiento sin trascender y, por tanto, cambiar una formulación previa. Copérnico rechazó el concepto ptolemaico de la relación entre los cuerpos celestes, Darwin negó el punto de vista escolástico sobre el origen de las especies y Einstein descartó la aplicabilidad de la física newtoniana a los fenómenos astronómicos. El psicoanálisis no habría descubierto los secretos del inconsciente si Freud no hubiera desafiado las ideas aceptadas sobre la histeria. Estos logros fueron posibles porque estos hombres pensaban por sí mismos y tuvieron el valor de decir «no». La mente inquisitiva es un intelecto escéptico en una naturaleza ardiente y entusiasta.

El núcleo de la individualidad es una mente que refleja las experiencias originales del individuo. Una proposición paralela es que cada persona tiene un cuerpo único que expresa el sentimiento de su existencia única. Cada persona tiene algo que añadir al almacén de conocimiento basado en la individualidad de su vida pero su contribución depende de la aceptación de su individualidad y del reconocimiento de su derecho a disentir. Despójalo de este derecho y destruirás su individualidad. Suprime este derecho y lo dejarás expuesto a un lavado de cerebro.

El lavado de cerebro no es una técnica inventada por los comunistas chinos. El adoctrinamiento se produce en el hogar, en la escuela, en la comunidad. Tiene lugar dondequiera que una persona se vea obligada a aceptar como verdadera una afirmación que contradiga sus sentimientos. Con qué frecuencia pasan por alto las madres las objeciones de un niño diciendo: «Es por tu bien». A un niño se le puede enseñar cualquier cosa una vez que se socava la validez del sentimiento como guía del comportamiento. Por lo general se le enseña que sus superiores tienen todas las respuestas y que tiene que hacer caso de lo que le indiquen. Se vuelve una persona «dirigida desde fuera», marcada por el entusiasmo fácil e influenciada por todas las modas populares.

El intelecto escéptico reconoce la posibilidad del engaño, ya sea o no consciente. Enfrentado a la posibilidad del engaño, la persona con una capacidad crítica usa su poder de razonamiento para evitar una trampa. Por otro lado, la persona a la que le han lavado el cerebro es vulnerable porque se niega a hacer frente a la posibilidad del engaño. Al separarla de sus sentimientos y reprimir su oposición, le falta una pierna sobre la que sostenerse. No ve las intenciones hostiles de los demás porque ha suprimido su propia hostilidad. No puede luchar contra la negatividad porque ha rechazado su propio «no». El pensamiento de esa persona es superficial y su actitud, ingenua.

Es ingenuo suponer, por ejemplo, que los malos son castigados y los buenos recompensados. Es ingenuo creer que el amor todo lo puede. La mujer que se casa con un libertino y piensa que con su devoción y su abnegación lo reformará es ingenua. El profesor de universidad que proclama que la razón puede solucionar todos los problemas de la humanidad, y conozco a un profesor así, es ingenuo. Su vida personal es un fracaso. Es ingenuo pensar que con bastante dinero podremos con todas las enfermedades, eliminaremos toda la pobreza y crearemos una Gran Sociedad. El cínico tiene una respuesta para estas ilusiones. El rico se hace más rico y el pobre más pobre.

La moralidad tiene sentido cuando una persona que es capaz de engañar elige ser honrada por respeto a sí misma. El pensamiento gana la estatura de la razón cuando una persona puede relacionar las circunstancias objetivas de su vida con sus experiencias subjetivas. Sin autoconocimiento uno no puede ser moral ni racional. La ingenuidad es una forma de autoengaño.

CONFERENCIA 3: LA VERDAD, LA BELLEZA Y LA RAZÓN

Sentir y saber

Hay dos formas de captar la realidad: subjetiva y objetivamente. Aprendemos sobre la realidad por medio de nuestros sentidos y también a través de la información que nos llega en forma de conocimiento. Estas dos formas parecen en muchos casos contradecirse entre sí. En nuestra cultura tecnológica, en la que el conocimiento es tan importante, tendemos a preferir la realidad objetiva y como consecuencia despreciamos e incluso en ocasiones negamos la validez de la realidad subjetiva. Esta elección divide la unidad del hombre moderno, separándolo de las raíces de su vida instintiva y por tanto incrementando su dependencia del conocimiento objetivo y «científico».

Gran parte de la realidad con la que nos enfrentamos en nuestras vidas diarias es de una clase diferente a la realidad descubierta por la ciencia. Pese a la confirmación científica de que la Tierra es redonda, nuestros movimientos habituales nos vienen dictados por la impresión sensorial que nos dice que la Tierra es plana. En este caso no podemos negar ni las pruebas subjetivas que nos proporcionan los sentidos ni el conocimiento objetivo científico. Saber y sentir, aparentemente tan contradictorios aquí, aun así deben ser integrados por el individuo. Pero quizá saber y sentir no son aspectos contradictorios sino complementarios de una función unitaria como la del ego-id o la mente-cuerpo, ninguno de los cuales puede existir sin el otro.

La verdad objetiva es la suma del conocimiento del hombre en un momento determinado y cambia, por tanto, a medida que aumenta este conocimiento. Por consiguiente, no existe la verdad absoluta. Este concepto se ve claramente en nuestra comprensión de la materia. Pensábamos que conocíamos la naturaleza de la materia cuando Rutherford y Bohr describieron el átomo como formado por un núcleo y anillos concéntricos de electrones. Pensábamos que los átomos eran inmutables, cada uno de ellos con un núcleo especial. La historia de la física nuclear es el descubrimiento de que los átomos son transmutables ya que están compuestos por partículas similares. Ahora ya no se ve al electrón como una partícula de materia sino como un campo de carga eléctrica. Finalmente hemos alcanzado la frontera entre la materia y la energía, y nos cuestionamos si la materia existe realmente.

¿Qué validez tiene la verdad subjetiva? Sentir es una acción personal y privada que conlleva la interpretación de los estímulos en términos de la experiencia individual. Por tanto, la verdad subjetiva tampoco es absoluta. Varía con la agudeza perceptiva y la experiencia del individuo. Entonces, ¿hasta qué punto nos proporcionan nuestros sentidos una verdadera imagen de la realidad?

La verdadero como opuesto a lo falso significa que nuestra comprensión de una situación nos permite predecir el resultado de un curso de acción. Si un científico calcula correctamente la interrelación de las fuerzas en un vuelo espacial, será, teóricamente al menos, capaz de predecir que un cohete pueda aterrizar en la luna. Cuando lo hace, diríamos que sus cálculos fueron correctos. La verdad objetiva es susceptible de una confirmación objetiva. La verdad subjetiva también tiene una cualidad predecible. Si yo siento la ansiedad de mi paciente, puedo confirmar la verdad de mi observación preguntándole por su estado. Un marido que sienta la hostilidad de su esposa puede predecir que su tono jocoso recibirá una respuesta de rechazo.

La verdad subjetiva no puede ser verificada por medio de una demostración objetiva. Sin embargo, si mi paciente niega su ansiedad o la esposa niega que es hostil, la validez de mi impresión se pone en duda pero no se niega. Esta validez deriva de la autenticidad de mi sentimiento o de la del marido.

En el conflicto que surge cuando la otra persona niega lo que uno ha sentido sobre ella, no tiene otra elección que creer en su propio sentimiento. Volverse contra sus sentimientos es socavar su integridad. No puede asegurar que sea verdad lo que siente acerca de la otra persona; tan solo puede afirmar que sintió genuinamente esa impresión. Y, si quiere actuar con sinceridad, no puede hacerlo en contra de la impresión sentida. Sin embargo, no es necesario que haga nada si no está segura de sí misma.

La confianza en sí mismo surge del autoconocimiento. Quien carece de confianza no confía en sí porque no se conoce. No conoce sus motivos, no está seguro de sus sentimientos y ha perdido el contacto con sus necesidades. Todas las formas de psicoterapia tienen como objetivo la realización personal mediante la percepción de sí mismo o el autoconocimiento.

Hay dos maneras de enfocar el yo. Al yo interno se puede acceder directamente por medio de la sensación y el sentimiento, e indirectamente por medio de la interpretación del comportamiento, los pensamientos, las fantasías y los sueños. Esta manera indirecta, analítica u objetiva fuerza al individuo a salir de sí mismo y hasta cierto punto divide la unidad de la personalidad. La consecuencia es que el conocimiento que se alcanza de esta forma carece de convicción, a menos que sea confirmado y apoyado por la verdad subjetiva, adquirida directamente mediante la sensación y el sentimiento.

En la primera conferencia afirmé que el sentimiento surge a través de la percepción de un movimiento. Percibir es una extensión y una depuración de la función de sentir. Las dos palabras se pueden usar de forma intercambiable. Uno puede decir: «Percibo que estás enfadado» o «Siento que estás enfadado». Percibir es, normalmente, más sutil que sentir. Los verdaderos sentidos son aspectos de la sensación altamente desarrollados y diferenciados. Extienden nuestra conciencia al hacernos sensibles a los minúsculos cambios del cuerpo, cambios tan sutiles que normalmente no originarían ninguna sensación. El sentido del oído consiste en la capacidad de percibir las vibraciones ligeras del tímpano. El sentido de la vista depende de cambios químicos en la retina producidos por la energía de la luz. Pero ver requiere también del movimiento del ojo. Por lo general no nos damos cuenta de que un ojo que está absolutamente inmóvil pierde con rapidez el poder de distinguir objetos.

El concepto de que sin movimiento no hay ni percepción ni sensación subyace en el enfoque bioenergético a la terapia. Al incrementar la motilidad del cuerpo, se resaltan las funciones de percepción, sensación y pensamiento. La motilidad se incrementa con la descarga de las tensiones musculares crónicas desarrolladas durante una crianza que negó una gratificación instintiva completa al niño. La técnica se basa en la secuencia: movimiento ➤ percepción-sensación ➤

pensamiento. El enfoque analítico invierte el orden. Empezando por el pensamiento o la fantasía, tiene como objetivo evocar la sensación y, por tanto, restaurar la motilidad del cuerpo.

El enfoque bioenergético conduce directamente a la verdad subjetiva del yo. Esta declaración puede ilustrarse con el siguiente ejemplo. Un paciente acostado en una cama y dando patadas siente que está conteniendo los movimientos. Cuando se le anima a explayarse, se da cuenta de que tiene miedo de «soltarse». Al intentar hacerlo comprende que su miedo a «soltarse» surge de la ira reprimida y que si perdiera el control podría ocasionar un daño considerable. El autoconocimiento ganado mediante el enfoque analítico y de interpretación es objetivo hasta que gana la validez subjetiva estimulando el sentimiento y restaurando la motilidad. Hasta entonces será poco convincente y deberá ponerse a prueba en cada situación. Aunque un enfoque combinado es el procedimiento terapéutico más eficaz, debe comprenderse que el objetivo terapéutico es el autoconocimiento basado en la verdad subjetiva.

Solo la verdad del yo, experimentada directamente en el cuerpo, nos inspira la confianza de que podemos guiarnos por nuestros sentimientos. Y solo esa confianza puede construir una autoestima que resista las vicisitudes de la vida. Al contrario de lo que suele pensarse, el éxito y el conocimiento objetivo son bases inestables para la autoestima. Una confianza construida sobre el éxito es vulnerable al primer fracaso. Y una confianza en las propias acciones basada en los datos de la ciencia o en el dictado de la autoridad se resquebraja cuando nuevas investigaciones desafían la visión imperante. ¿Recordáis cuando Watson y los conductistas les decían a las madres que no tomaran en brazos a los bebés cuando lloraban?

La confianza basada en la verdad de nuestros propios sentimientos nos permite captar la realidad de forma directa e inmediata. Sin embargo, pueden surgir problemas cuando la verdad subjetiva parece entrar en conflicto con el llamado conocimiento objetivo. Por ejemplo, ¿qué determina nuestra elección de comida? ¿Nuestra selección debería basarse en el placer y en el gusto o en un conocimiento de la dietética?

Hace algunos años se llevó a cabo un experimento en niños muy pequeños para comprobar si sus gustos naturales les garantizarían una dieta adecuada. Los niños fueron divididos en dos grupos. A uno se le permitió elegir su dieta entre una gran variedad de alimentos. La dieta del otro grupo fue cuidadosamente prescrita por varios médicos. Se estudió la salud de los dos grupos de niños durante un periodo de varios años; el crecimiento y la vitalidad de cada uno de los niños fueron observados y registrados cuidadosamente. Al final del experimento los médicos admitieron que los niños que habían seguido sus inclinaciones naturales en la elección de comida habían prosperado más que aquellos cuya dieta fue seleccionada científicamente.

Los niños siguieron su deseo de placer en su elección de comida, y dio buen resultado. Obviamente no conocían el valor nutricional de los alimentos que habían seleccionado y se guiaron únicamente por sus sentidos de la vista, el olfato, el tacto y el gusto. La pregunta es: ¿por qué no se puede aplicar esto a los adultos? ¿Por qué los adultos no pueden seguir sus inclinaciones naturales al elegir la comida confiando en que sus elecciones son saludables? Concretamente, ¿por qué hay tanta gente que tiene que observar rigurosamente una dieta para evitar engordar?

Comer en exceso es un signo, y muchos médicos son conscientes de que los procesos autorreguladores del cuerpo han dejado de funcionar. La autorregulación está gobernada por el principio del placer. Si una persona comiera por placer, su consumo sería regulado por su necesidad, ya que el placer surge como consecuencia de la satisfacción de una necesidad. Sin embargo, el glotón es un comedor compulsivo para quien la comida se ha cargado de significados secundarios. La comida puede ser un símbolo de estatus para el *gourmet* o un inductor del sueño para el individuo ansioso. Comer puede expresar rebelión contra una madre dominante o sumisión a ella; y la comida puede también representar la supervivencia o la indulgencia. Cualquiera que sea la razón inconsciente, a menudo el comer compulsivo se lleva a cabo de forma indiscriminada y el sabor apenas tiene importancia en la regulación de esta actividad. Por otro lado, la gente para la que la comida no está cargada con significados secundarios en sus mentes inconscientes puede comer lo que quiera, disfrutar de su comida y mantener un peso normal.

Lo que quiero resaltar es que los sentimientos son guías fiables para actuar. Si una persona siguiera sus sentimientos, obtendría el máximo de placer y el mínimo de dolor en su vida. El problema es que ningún adulto puede guiarse por sus sentimientos a menos que se le haya permitido hacerlo de niño. Cuando los procesos autorreguladores y autoexpresivos del cuerpo son perturbados, surge la culpa, se desarrolla la ansiedad y se crean tensiones. Uno ya no sabe lo que realmente siente o quiere. La verdad subjetiva del cuerpo se ha perdido y el individuo echa mano al conocimiento objetivo como sustituto. Esta situación lleva inexorablemente a una alineación progresiva del yo y a un mayor deterioro de la autorregulación hedonista. Esto solo puede superarse con un redescubrimiento del yo.

Igualmente nuestras impresiones sensoriales son un criterio válido para juzgar la verdad del mundo en que vivimos. Esta validez no la niegan las ondas de radio que no oímos, los rayos de luz infrarroja que no podemos ver ni los venenos que nuestro gusto no detecta. En estas áreas especiales el conocimiento debe servirnos de luz ante lo desconocido. En un mundo cada día más complejo debido a los avances tecnológicos, estamos en desventaja si nos falta el conocimiento que nos permite afrontar las nuevas condiciones de vida. Sin embargo, si perdemos el contacto con nuestros sentimientos y la fe en nuestras impresiones sensoriales, nos volvemos vulnerables en otro sentido. Nos volvemos ingenuos y damos por sentado que cualquier cosa que se nos venda como nueva, moderna o científica está dotada de una autoridad que no podemos poner en duda. Gran parte del éxito de la publicidad viene de la ingenuidad de la gente.

El verdadero conocimiento amplía nuestros sentidos, no los contradice. Cuando nuestros sentidos nos dicen que alguien tiene aspecto de estar enfermo, esperamos que el conocimiento nos informe sobre la naturaleza de su mal. No tiene sentido para la ciencia médica describir a una persona como saludable cuando su apariencia contradice ese hecho. Sin embargo, sucede constantemente. Pocos médicos ven los ojos vacíos, el aspecto descarnado y los cuerpos encogidos de los pacientes esquizoides o las mandíbulas tensas y los pechos inflados de los neuróticos. Quizá sí perciben estos signos pero no confían en sus impresiones sensoriales. La prioridad dada a la verdad objetiva distorsiona la realidad. Para cada uno de nosotros, como seres sensibles, la verdad subjetiva de nuestros sentimientos e impresiones sensoriales es la base para nuestra comprensión de la realidad.

Belleza y gracia

La gente normalmente no siente que la verdad sea bella. Este sentimiento se corresponde con otro sentimiento general de que la falsedad y la deshonestidad son feas. El tema que me gustaría exponer es la relación entre la belleza y la verdad. ¿Es válido decir que la belleza es verdad? Esta es la pregunta que preferiría no responder en abstracto sino refiriéndome a mi campo de especialidad de la psiquiatría.

La belleza no suele considerarse un tema dentro del alcance de la psiquiatría. La idea de que la belleza está conectada de algún modo a la salud mental parece un pensamiento extraño. Infinidad de psiquiatras son testigos de que hay muchas mujeres hermosas y muchos hombres atractivos entre los dementes. Todavía no he encontrado a ningún paciente esquizoide que no pensara que su cuerpo era bello, y yo me sumaría a esa visión de sí mismo. Sería extraño que no hubiera relación entre la belleza y la salud. Puede que tengamos que revisar nuestras ideas de belleza y salud.

Los niños sanos nos sorprenden por su belleza; admiramos sus ojos brillantes, la pureza de su tez, sus cuerpos proporcionados. Nuestra apreciación de los animales se basa en su vitalidad, su gracia y su exuberancia. Al contrario, la enfermedad tiene un efecto repulsivo. Es difícil ver belleza en la enfermedad. En *Erewhon*, de Samuel Butler, la enfermedad era el único delito por el que se podía encarcelar a la gente en ese mundo utópico que se nos mostraba.

Sin embargo, ofende nuestra sensibilidad pensar en un enfermo como en alguien repulsivo. Sentimos compasión por su desgracia, especialmente si el enfermo es alguien cercano, y por tanto rechazamos cualquier repugnancia que la enfermedad pueda provocarnos. Estos sentimientos son particularmente humanos; los animales salvajes eliminan a los enfermos.

Si la belleza está separada de la salud, está disociada del aspecto más importante de la existencia. Los griegos, cuya cultura forma la base de la nuestra, no distinguían entre belleza y salud. La belleza física se admiraba como una expresión de salud. Su escultura muestra su veneración por la belleza del cuerpo humano.

Si la belleza y la salud física están relacionadas, ¿qué conexión existe entre la belleza y la salud mental? Esto es lo mismo que preguntar qué conexión existe entre la salud mental y la física.

La dicotomía que se da en la medicina entre lo mental y lo físico deriva de una visión mecanicista de la salud y de la enfermedad. En ausencia de una lesión demostrable, los médicos son reacios a describir un malestar como enfermedad. Sospechan que la persona podría fingir una dolencia, y no se sienten preparados o dispuestos para afrontar las cuestiones sociales y éticas que entrañaría una visión positiva de la salud. En su esfuerzo por evitar la subjetividad, ignoran sus sentidos y se basan en sus instrumentos. Ningún instrumento puede medir el estado o función de un organismo vivo. En qué consiste estar sano es algo difícil de determinar pero es inevitable hacerlo si queremos impedir la fragmentación de nuestro modo de vida.

Cuando miramos un niño sano, no vemos su estado de salud. Eso es un juicio. Lo que vemos es una imagen que nos resulta bella y la interpretamos como una manifestación de salud. Del mismo modo, damos por hecho que un animal bello está sano. ¿En qué nos basamos para esta presunción?

Creemos que la belleza es algo que resulta agradable a los ojos: una imagen bella, una mujer bella, un paisaje bello. La belleza denota una armonía de los elementos, la ausencia de desproporciones ostensibles y la presencia de un enardecimiento interno que irradia el conjunto de la imagen. Pero la belleza no está limitada al sentido visual. La música es bella cuando es agradable a los oídos. La cacofonía o incluso un sonido discordante pueden crisparnos.

El placer de la belleza deriva de su capacidad de estimular nuestros ritmos corporales y provocar el flujo del sentimiento. Nuestros sentidos y nuestros sentimientos se combinan para decirnos cómo respondemos. Si se rompe el ritmo y se perturba el flujo, el sentimiento será doloroso. Esa respuesta nos diría que nuestra reacción es negativa. La respuesta a la belleza es directa e inmediata y no requiere interpretación. Cuando falta esta respuesta, la persona no siente la belleza. Apreciarla puede exigir en ciertos casos el desarrollo de un gusto especial pero siempre se sustenta en los sentimientos corporales de excitación y flujo.

En el organismo animal, la excitación y el flujo del sentimiento asociado con el placer se manifiestan físicamente como gracia. La gracia es la belleza del movimiento y complementa la belleza de la forma en el organismo sano. La gracia tiene una connotación que sugiere cualidades personales superiores. Se usa como un término de reverencia. El saludo «Su excelencia» indica que la persona a la que se saluda tiene un poder especial, una gracia derivada en último término de su parentesco con una deidad.

La Biblia nos dice que el hombre fue creado a imagen de Dios y, presumiblemente, todos los hombres poseían la gracia, es decir, eran como Dios. El hombre cayó en desgracia cuando comió el fruto del árbol del conocimiento y empezó a pensar sobre el bien y el mal. Debió de sentirse como el ciempiés que quedó paralizado cuando trató de decidir qué pata iba a mover primero. En el momento en el que uno piensa sobre el movimiento, el flujo espontáneo de sentimiento a través del cuerpo se interrumpe, produciendo una falta de gracia.

La persona dotada de gracia es también amable, abierta, cálida y generosa. Da sin esfuerzo, porque cada movimiento de su cuerpo es un placer para sí misma y para los demás. Es cálida porque no hay tensiones que limiten su respiración y restrinjan el flujo de su energía. Es abierta porque no ha desarrollado ninguna defensa neurótica ni esquizoide contra la vida.

En un ser humano la falta de gracia se debe a tensiones musculares crónicas que interfieren en los movimientos rítmicos de su cuerpo. Cada patrón de tensión representa un conflicto que fue resuelto mediante la inhibición de ciertos impulsos. Si la falta de gracia está causada por conflictos emocionales reprimidos, la presencia de gracia es un signo de salud emocional. Y si la belleza de movimiento es una marca de salud emocional, la belleza de la forma debería tener el mismo significado.

Como la belleza es agradable, su conexión con la salud mental está clara. El individuo capaz de dar y recibir placer, es decir, el individuo que es capaz de sentir con plenitud el placer, es sano emocionalmente. Una persona así es bella porque su semblante y su expresión irradian sus buenos sentimientos. No tiene los ojos vacíos, ni los labios tensos, ni la mandíbula forzada, ni el cuerpo paralizado, ni la sonrisa fija. Tiene los ojos brillantes, los labios llenos y separados, la mandíbula relajada, el cuerpo distendido pero firme, y la sonrisa cálida y espontánea. Sus rasgos muestran un grado de armonía que refleja la integración de su personalidad. Una persona así no solo es emocionalmente sana; es físicamente sana en el verdadero sentido de la salud.

La sensación de belleza y gracia es innata en la gente. Muchos admitirían, creo, que los actuales valores de belleza femenina contradicen su sentido interior de la belleza. Cuando un niño ve a una mujer verdaderamente bella, comenta espontáneamente: «¡Qué guapa!». Sin embargo, a muchísima gente, que es como el populacho del cuento de «El traje del emperador», le han lavado el cerebro para aceptar los dictados de la moda por encima de la verdad subjetiva de sus sentidos. Quienes son esclavos de la moda han entregado su gusto personal a cambio de la conformidad.

La belleza y la gracia son las metas a las que van dirigidos nuestros esfuerzos conscientes. Queremos ser más bellos y estar más llenos de gracia porque sentimos que esa es la manera de experimentar más dicha. La belleza es el tema de gran parte de nuestro pensamiento: la belleza de nuestra apariencia personal, de nuestro entorno y de nuestro trabajo. La belleza y la gracia son la verdad de nuestro ser. A pesar de este hecho, el mundo cada vez se vuelve más feo. ¿Se ha convertido la belleza en un adorno en lugar de una virtud? Hay algo erróneo en nuestra manera de pensar. Hemos separado la razón de la belleza.

Razón e instinto

Razonar, al igual que la belleza, produce placer. De hecho, a menudo describimos un pensamiento o un análisis particularmente refinado como hermoso. Durante el curso de mi propio trabajo ha habido muchas ocasiones en las que una interpretación aparentemente correcta de un problema me produjo una onda de entusiasmo que resultó muy placentera. Este placer era físico, una actividad rítmica exaltada tan fuerte que me hizo levantarme y moverme. El placer intelectual participa de la naturaleza general del placer, y es una forma de esnobismo considerar un placer superior a otro.

Razonamos porque estamos insatisfechos. Hay un desorden en nuestro mundo personal, y por medio del razonamiento intentamos ordenarlo en nuestras mentes. Este desorden podría deberse a un rompecabezas que no acabamos de resolver, a un motor que no arranca, a un niño que no está contento o a una teoría que no explica nuestros sentimientos. Sea cual sea la causa del desorden, escapa a nuestra comprensión inmediata y nos fuerza a estudiar la situación desde un punto de vista distinto.

El razonamiento es una forma de pensamiento objetivo en el que un problema se ve desde distintas posiciones que sugieren posibilidades alternativas. Cuando una de ellas encaja y establece una conexión, sentimos un grado de satisfacción en nuestro progreso hacia el orden. Cada paso en un proceso de razonamiento cambia el punto de referencia y abre nuevas posibilidades de comprensión. A veces, si logramos definir el problema, podemos solucionarlo razonando. Sin embargo, en los asuntos más importantes de la vida, nuestro razonamiento solo llega a aproximaciones y la imagen que nos deja sigue siendo incompleta.

Al contrario que otros animales que viven en un estado natural de armonía con el mundo, el hombre, el animal instruido, puede experimentar esta armonía solo brevemente. Por su educación y su cultura, se convierte en un individuo y toda su energía consciente se emplea en la afirmación de su individualidad. Cuanto más sabe, más se amplía su conciencia y más separado se siente de la totalidad de la naturaleza. Por su origen y su inconsciente, siente que es parte del todo y su esfuerzo corporal se dirige hacia el restablecimiento de la conexión. En la cumbre del orgasmo sexual experimenta el gozo de la reunión pero cuando este termina despierta a la realidad de que ha sido expulsado del Jardín del Edén. Este conflicto entre su individualidad consciente y el sentimiento le obliga a razonar. A través de este razonamiento desarrolla una filosofía personal.

Cada individuo auténtico es un filósofo por derecho propio. Es un amante de la sabiduría, un buscador de la verdad, un hombre con una «actitud personal consistente e integrada con respecto a la vida o a la realidad». Es, en otras palabras, una persona que puede pensar o razonar por sí misma, y su filosofía reflejará la verdad subjetiva de su propio ser. La persona que tiene miedo de ser distinta subvertirá este razonamiento para justificar su conformidad. La que tiene miedo de ser libre encontrará razones para permanecer en cautividad. La razón, en lugar de servirle al hombre para relacionarse con el universo, se convierte en un arma para negarle el placer y esclavizarlo a su miseria.

En el nombre de la razón desconfiamos de nuestros instintos. La mayoría de la gente está convencida de que si se le permitiera al instinto regular nuestra conducta, el resultado sería desastroso. Se da por hecho que sin el freno de la razón el individuo se volvería «salvaje». ¿Significa esto que se comportaría como un animal salvaje? Los animales en estado silvestre no comen en exceso ni son autodestructivos de la manera en que lo somos los seres humanos. No matan por razones políticas ni sufren de las neurosis y psicosis que afligen al hombre civilizado.

Leslie Stephen, en su *Science of Ethics* (La ciencia de la ética), afirma que el «instinto es la razón limitada a lo inmediato e incapaz de reflexionar sobre su propio funcionamiento; y la razón es un instinto extendido, que capta lo lejano y se vuelve consciente de su manera de funcionar». Este criterio sobre la relación entre el instinto y la razón refuta la idea de un conflicto entre ellas. La razón, según Stephen, promueve los objetivos de los impulsos instintivos (coincidiendo con el concepto del principio de la realidad de Freud). Este principio postula que una gratificación inmediata puede posponerse o un dolor actual puede tolerarse en favor de un mayor placer o para evitar un mayor dolor en el futuro. El principio de la realidad extiende el principio del placer al futuro.

Sin embargo, el conflicto surge porque la ansiedad sobre el futuro se impone a las consideraciones de placer. La seguridad, más que el placer, es el objetivo consciente de la mayoría de la gente y exige una vigilancia constante. Posponer el placer adquiere, sin que seamos conscientes, un carácter indefinido. Como no hay una seguridad absoluta, la gente vive en un estado continuo de miedo, una situación que podría volverlo a uno «salvaje», o loco, si no fuera porque hay «razones» que la apoyan.

Los padres razonan con los niños principalmente para impedir que actúen siguiendo sus impulsos naturales. Se da por hecho que, como los padres tienen una razón, lo que dicen debe estar bien. Cuando la madre le dice a su hijo: «No corras, que te puedes caer y hacerte daño», ella siente que su postura está justificada. Desgraciadamente, un niño carece de la capacidad de razonar: «Puede que no me caiga y que tú me quieras detener porque estás preocupada». El uso de la razón crea un estado de bien y mal, y como los padres razonan mejor que los hijos siempre consiguen que estos parezcan estar equivocados.

El uso de razones (falsamente llamado razonamiento) obliga a un niño a darle la espalda a sus sentimientos. Suponed que Johnny se niega a dejar de jugar para acompañar a su madre a visitar a la tía Ellen. Puede que diga:

—No quiero ir. No me gusta la tía Ellen.

—Pero la tía Ellen es muy buena –responde su madre.

La conversación puede continuar así:

—A mí no me gusta la tía Ellen.

—La tía Ellen es tu tía.

—No me gusta la tía Ellen.

—Pero la tía Ellen te trajo un regalo para tu cumpleaños.

—No me gusta la tía Ellen.

—Eres un niño malo y vas a ir de todas formas.

Sería mucho mejor decirle al niño:

—No puedo dejarte solo, por eso tienes que venir.

Todo el mundo tiene razones para actuar como lo hace. A cada uno le parecen apropiadas sus razones porque nacen de sus sentimientos. Una razón que no esté basada en un sentimiento no tiene sentido, es decir, no se siente. La verdadera razón de nuestras acciones está en nuestros sentimientos. Si nos separamos de nuestros sentimientos, esto es, si los rechazamos, terminan proyectándose en los demás. Si, por ejemplo, soy envidioso y no siento mi propia envidia, pensaré que otros me tienen envidia. La forma en la que funciona es: siento un malestar (dolor) porque no puedo aceptar mi sentimiento de envidia. No entiendo mi dolor porque no la siento. Para explicarme mi malestar, asumo que se debe a la envidia, pero creo que los demás la sienten de mí. El pensamiento es correcto (el malestar se debe a la envidia), pero la percepción es errónea; he perdido el contacto con mis sentimientos. Esta clase de razonamiento, basado en una premisa falsa, no puede corregirse con las reglas de la lógica.

Las razones son como la pintura en un lienzo: lo que cuenta no es la pintura, sino el cuadro. El cuadro produce ciertas impresiones sensoriales. Puede describirse como bello o como feo. A algunos les resultará bello si es agradable, es decir, si es emocionante y representa además una visión de felicidad. Si hace esto, una persona sentirá que es verdad, es decir, en armonía y de acuerdo con la verdad subjetiva de su cuerpo. ¿Qué otro criterio de verdad tiene un individuo dentro de sí que le haga sentir bien?

Uno no puede justificar los sentimientos con razones ya que los sentimientos, por sí mismos, son las verdaderas razones. En última instancia el placer es la razón de vivir.

6

SEXO Y PERSONALIDAD:
UN ESTUDIO SOBRE LA POTENCIA ORGÁSMICA

CONFERENCIA 1: SEXO Y PERSONALIDAD

Si nuestro objetivo hubiera sido llenar este auditorio, habríamos llamado a esta serie de conferencias «Cómo alcanzar la plenitud sexual en cuatro ponencias sencillas». No lo habría dudado, si supiera enseñaros a alcanzar ese objetivo. Desgraciadamente, la satisfacción sexual no se puede alcanzar a través de un estudio o de una práctica, o con el uso de una técnica física especial. Es más bien la expresión de una manera de vivir, la respuesta sexual de una personalidad madura. Por eso, aunque voy a decepcionar cualquier expectativa que podáis haber tenido en ese sentido, quizá sea capaz de satisfacer vuestra necesidad de comprender la sexualidad para ayudaros a evitar la confusión que rodea a este tema en nuestra cultura.

No se puede hacer ningún intento en estas breves conferencias por demostrar la validez de las declaraciones y los conceptos expuestos. Se presentan aquí para establecer un criterio de la sexualidad más amplio que el que existe en la literatura actual sobre el sexo. El objetivo es crear una actitud que contemple la sexualidad como una expresión del espíritu y como una expresión del cuerpo.

Estas conferencias van dirigidas también a combatir la tendencia actual entre los sexólogos a tratar el comportamiento sexual como un tipo de actuación, cuyas técnicas pueden aprenderse en libros o desarrollarse a través de la práctica. ¿Es el sexo un juego cuyo objetivo es «pasarlo bien»? ¿Es un mito el orgasmo vaginal? ¿Es una ilusión el clímax simultáneo? ¿Son un sueño la felicidad y la satisfacción sexuales? ¿Hemos alcanzado el punto en el que «todo vale» pero no llegamos a ninguna conclusión? Si hay algo de lo que podemos estar seguros es de que el grado de infelicidad sexual entre la gente hoy en día está en proporción directa a la llamada sofisticación sexual.

El material presentado en estas conferencias representa el conocimiento que he adquirido en quince años de trabajo psiquiátrico activo y en veinte de estudio del tema. Deriva de la misma observación habitual de que los problemas emocionales de una persona y sus problemas sexuales reflejan la misma perturbación en su personalidad. Pensar lo contrario implicaría que en la vida de una persona hay dos compartimentos: uno para sus funciones diurnas (en la luz, con la ropa puesta) y otro para sus funciones en la cama (en la oscuridad, sin ropa). Mi experiencia es que la gente no está tan dividida. A mi modo de ver, la conducta sexual de un individuo refleja su personalidad lo mismo que su personalidad es una expresión de sus sentimientos sexuales.

A pesar del intento común de crear la impresión de que uno funciona de forma distinta en estos dos niveles, el hecho es que la esposa compulsiva no es una alegre mariposa nocturna, ni el ejecutivo responsable es un elegante don Juan. Cuando se trata de la respuesta sexual, esta esposa siente miedo de soltarse y el ejecutivo de implicarse.

El modo en que funcionas sexualmente es tu modo de ser. El tipo de orgasmo que puedes tener sexualmente depende del tipo de persona que eres. Este es el tema que se trata en las cuatro conferencias.

Con esta introducción, podemos comenzar con la primera conferencia, que tiene como objetivo establecer las bases teóricas de este punto de vista.

La primera cuestión importante que surge es la relación del sexo con el amor. Recientemente escribí un artículo para la *Encyclopedia of Sexual Behavior* (Enciclopedia de la conducta sexual), titulado «Movimiento y sentimiento en el sexo». En él afirmé que «no es posible el sexo sin amor». Mandé una copia de este artículo al editor de una publicación católica que había manifestado interés en mi trabajo. Me escribió que le impresionaban las ideas del artículo pero que no podía llegar a aceptar la visión de que el sexo era una expresión del amor. Me preguntó cómo podía reconciliar esa idea con el comportamiento de los hombres que visitan a las prostitutas o con los soldados que violan a las mujeres.

Ahora bien, yo no dije que el sexo y el amor fueran una misma cosa. El amor es considerado un sentimiento; el sexo, una acción. Una de las contradicciones de nuestro modo de vida culto es que con mucha frecuencia una acción y el sentimiento que trata de expresar son bastante distintos. ¿Cuántas madres han golpeado a sus hijos en nombre del amor? ¿Cuántos maridos han sido intimidados por sus amantes esposas? Y sin embargo sería difícil afirmar que la madre no sentía amor por sus hijos, ni la esposa por su marido.

La teoría psicológica nos enseña que el sexo, como otras acciones, a menudo se vuelve un vehículo para la expresión de impulsos secundarios que distorsionan su función primaria. Para entender la relación del sexo con el amor, echemos un vistazo a algunos de los fenómenos biológicos que subyacen bajo la respuesta sexual. Teóricamente un hombre no puede realizar el acto sexual sin una erección. Y no puede tener una erección a menos que su órgano genital se hinche de sangre. Esta sangre viene del corazón, que ha sido descrito en el lenguaje popular como la fuente del amor. Lo mismo que la hinchazón es necesaria para la función sexual masculina, la congestión es necesaria para la respuesta sexual femenina. La sensación de saciedad en la vagina y el clítoris, el flujo de la secreción lubricante y la sensación de calor dependen del flujo de sangre del corazón al área pélvica. La receptividad sexual de una mujer es tanto una expresión de amor como el deseo físico del hombre manifestado por el falo erecto. Si no fuera así, ninguna persona honesta o decente hablaría del coito como un acto de amor.

Desde otro punto de vista, el psicológico, podemos llegar a la misma conclusión. El amor puede ser definido como un sentimiento que empuja a quien ama a una cercanía con el objeto amado. Esto es así en lo referente al amor entre padres e hijos, hermanos, un hombre y una mujer o entre un hombre y los símbolos y objetos físicos que aprecia. El amor empuja hacia la cercanía, tanto en espíritu (identificación) como físicamente (contacto y unión). Queremos estar cerca de la gente que amamos.

¿En qué forma es diferente el sexo? El sexo acerca incluso todavía más a las personas. Si uno no separa lo físico de lo espiritual (y solo pueden separarse artificialmente cuando se habla de comportamiento humano), el sexo nos acerca espiritualmente además de físicamente. Por supuesto, la unión en el sexo se produce entre hombre y mujer, pero esto debe reconocerse como una forma básica de unión.

Si es verdad que el sexo es una expresión de amor, tendremos que revisar nuestras ideas sobre la función sexual. Por una parte, el placer experimentado en el acto sexual debe tener alguna relación con el sentimiento de amor entre la pareja. Y el problema de las relaciones sexuales insatisfactorias debe estar vinculado con la ausencia de sentimientos de amor o con la incapacidad de expresar esos sentimientos en la acción apropiada.

Es difícil entender de qué manera la práctica de técnicas sexuales especiales o de procedimientos de manipulación puede afectar significativamente a la respuesta o el placer sexuales de un individuo. La visión opuesta, que el sexo es una actuación que requiere de técnicas especiales, está descrita por Ellis en las siguientes palabras:

Se debería prestar especial atención a la técnica de acariciar el clítoris o el pene de la pareja. Normalmente es importante mantener un contacto clitorial constante y bastante prolongado, ya que muchas mujeres se quejan de que sus maridos pierden el contacto con sus clítoris y que por tanto están continuamente frustradas y tienen que volver a comenzar de cero después de que ya habían empezado y se habían excitado. En algunos casos, sin embargo, se puede tirar profundamente del clítoris con la punta de los dedos, algo así como de la manera en que se rasga una cuerda de banjo, o presionar firmemente de un lado al otro, una y otra vez, hasta que la mujer alcanza nuevas cumbres de excitación (y quizá alcanza un nuevo orgasmo con cada nuevo tirón). Albert E. Ellis, *The Art and Science of Love* (El arte y la ciencia del amor).

¿Y qué hay de las evidentes excepciones a las afirmaciones de que el sexo es una expresión de amor? ¿Quiero decir que un hombre ama a la prostituta con la que ha tenido relaciones? Sí. Muchos incluso se han casado con prostitutas. No es infrecuente que un hombre se sienta en plena libertad de expresar su amor solo a mujeres que considera inferiores.

Entonces, ¿cómo explicamos al violador? ¿No es su sexualidad una expresión de sadismo más que de amor? Harían falta volúmenes para analizar el comportamiento sexual patológico. Tendré que limitar mis comentarios sobre este problema a la observación de que la conducta sádica se dirige solo contra aquellos a quienes amamos. Manifiesta el trastorno patológico de la ambivalencia: el amor y el odio dirigidos hacia el mismo objeto. En la medida en que la expresión de amor sea inhibida, distorsionada o trabada con impulsos secundarios, la respuesta o función sexuales estará limitada en su placer y en su satisfacción.

Si aceptas la idea de que el sexo es una expresión del amor, ¿estarías dispuesto a compartir la idea de que el amor es una expresión del sexo? ¿De que el amor surge del sexo? Para apoyar este concepto, tendríamos que extender el alcance de nuestro pensamiento y presentar ideas que podría parecer que carecen de respaldo científico.

El amor, tal y como lo conocemos, es, relativamente, un recién llegado al campo de las emociones. Por el contrario, el sexo apareció en el inicio del esquema de la evolución. Había diferenciación y actividad sexuales antes de que existiera entre los animales algo que pudiéramos considerar como afecto y amor. Incluso los sentimientos básicos del amor maternal hacia sus crías están completamente ausentes entre la mayoría de las especies de peces. Sin embargo, no existía una gran diferencia entre el sexo de los peces durante el apareamiento y la reproducción, y las funciones sexuales de los animales superiores, entre ellos el hombre.

Cuando uno sigue la evolución sexual de los animales, es interesante observar que a medida que la cercanía o la intimidad física aumentan entre los sexos, aparecen signos de ternura y de afecto. En el apareamiento del pez, el macho da vueltas sobre el lugar en el que la hembra ha depositado los huevos para descargar su esperma. En este proceso se produce poco contacto físico entre el macho y la hembra. El contacto durante la actividad sexual es, por el contrario, evidente entre los anfibios. La rana macho, por ejemplo, se agarra a la hembra con las yemas de los dedos de sus patas delanteras mientras la cubre durante la descarga de los gametos sexuales. Los huevos y el esperma se descargan libremente en el agua, donde se produce la fertilización.

No hay ni penetración ni depósito de células de esperma en el cuerpo de la hembra hasta que la evolución da lugar a los animales que viven todo el tiempo en tierra firme. Quizá entre los animales acuáticos no había necesidad de penetración sexual. El mar era el gran receptor, la gran sustancia madre. Ferenczi expresó la idea de que la penetración sexual tiene para los animales terrestres la función de proporcionar un medio fluido de aproximadamente la misma composición química que el mar para los procesos de fertilización y desarrollo embrionario. Cualquiera que sea la razón, el hecho es que el desarrollo en la evolución de los animales se caracteriza por un contacto sexual más estrecho e íntimo.

Con el aumento de la cercanía y la intimidad física que caracterizan el acto sexual entre los mamíferos, hay una apariencia de comportamiento que refleja sentimientos de afecto, ternura y amor. Entre los mamíferos sexualmente atraídos entre sí pueden observarse acciones que tienen una cualidad afectiva. Cuando uno observa este comportamiento, queda impresionado por la estrecha relación entre el afecto y el sentimiento sexual. Pero también se puede ver lo contrario. Morder, arañar y acciones similares son parte de un comportamiento sexual de algunos mamíferos. Esto es más evidente donde hay un patrón sexual de dominación masculina y sumisión femenina.

El animal humano no es diferente. Entre los seres humanos la ternura y el afecto entre los sexos se suelen asociar al interés sexual, o pueden conducir al deseo sexual.

El desarrollo evolutivo está caracterizado no solo por un incremento de la cercanía e intimidad físicas entre los sexos sino también entre la madre y su cría. Entre esos animales que depositan los huevos en el agua o en la tierra para que se incuben solos, no hay signos de amor maternal. Entre los animales superiores, en los que los procesos biológicos requieren una relación física más cercana entre la madre y sus crías, aparecen muestras de amor maternal o de ternura. En el mamífero hembra, que alimenta a su hijo directamente con su propio cuerpo, tenemos la muestra más grande de afecto maternal. Pero incluso el amor maternal, que solemos poner como ejemplo de amor puro, tiene su origen en una intimidad física anterior de naturaleza sexual que da lugar al hijo.

¿Puede definirse el amor como la conciencia del deseo de cercanía e intimidad? Una definición así abarcaría a todas las formas del amor, desde el amor dependiente de un niño pequeño por su madre hasta el amor sexual de un hombre hacia una mujer. Tendría la ventaja de relacionar el surgimiento de esta emoción con la evolución y el desarrollo de la conciencia en general. ¿No podemos sencillamente decir que, a medida que la conciencia evolucionó y el animal se volvió más consciente de su necesidad y de su deseo de cercanía con otro organismo, sintió (perceptivamente) el sentimiento de anhelo que es la base del amor? Con el desarrollo posterior de la conciencia hasta el punto en el que el individuo podía prever la satisfacción de su anhelo, desarrolló la capacidad de sentir y de conocer el amor.

El amor surge de la conciencia del otro como un ser con el que el contacto y la intimidad físicos conducirán al placer y a la satisfacción. Del mismo modo que un niño disfruta de que lo tomen en brazos, disfruta la madre al tomarlo. Pero como el sentimiento de amor depende de ser consciente de la relación, este sentimiento se verá incrementado por cualquier cosa que aumente nuestra conciencia del otro. El cambio de la posición coital desde la postura trasera empleada por la mayoría de los mamíferos a la frontal, usada por la mayoría de los hombres, incrementó nuestra conciencia del otro. Es concebible que este cambio elevara nuestra conciencia del amor. (Es interesante, a este respecto, observar que mientras que casi todas las madres primitivas cargan sus bebés sobre la espalda, la madre civilizada, que es quizá más consciente de su relación con su hijo, tiende a cargarlo en la posición cara a cara.)

A alguien podría sorprenderle escuchar que hay gente que niega la relación obvia e inmediata entre el sexo y el amor, el amor y el sexo. Si el amor se experimenta conscientemente en la relación sexual, la excitación se incrementa y el placer en el clímax es mayor. Esto es lo que se puede esperar, ya que cuanto más grande es el deseo, más grande será el placer al satisfacerlo. Pero el amor también surge del sexo; es decir, como resultado del placer sexual no es infrecuente que se desarrolle un fuerte sentimiento de amor por el otro. Puedo afirmar sin ninguna duda que la actividad sexual sin ningún sentimiento consciente de atracción hacia la pareja produce poco placer y es relativamente insatisfactoria.

REPRESENTACIÓN DEL COITO EN LAS DOS POSICIONES

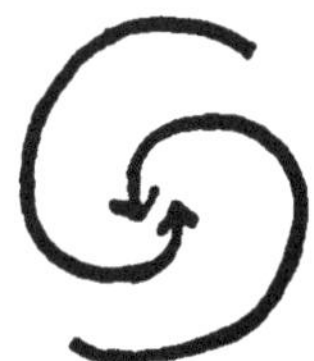 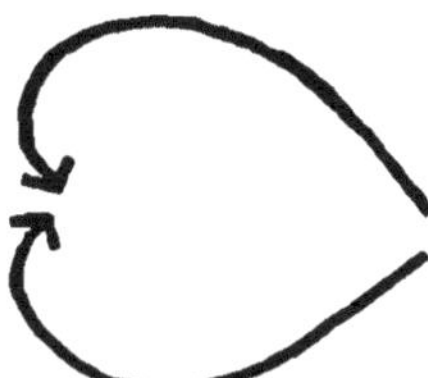

a) Postura posterior, el macho cubriendo a la hembra

b) Postura frontal, cara a cara

Figura 1

La relación entre el sexo y el amor puede enunciarse de la siguiente forma: el sexo, separado de sus correlaciones conscientes, es decir, como un impulso instintivo, obedece al principio del placer. El aumento de la tensión sexual podría conducir a un intento inmediato de descargarla con el objeto disponible más cercano. Pero cuando el amor entra en escena, surte efecto el principio de la realidad. Al conocer el amor, uno es consciente de que el placer de la descarga sexual puede intensificarse ante ciertos objetos y disminuirse ante otros. Uno aprende a contener la acción, a restringir conscientemente la descarga de la tensión sexual hasta que la situación más favorable esté disponible, en concreto un objeto amado. Esta conciencia de selectividad en la elección de un objeto sexual en beneficio de un placer sexual mayor es una de las funciones principales del amor. Y como uno busca un objeto especial, se vuelve más consciente del objeto, más consciente del otro, más sensible a la pareja amorosa.

Estas observaciones solo pueden trazar un esbozo de la relación entre el amor y el sexo. Debemos dejar muchas preguntas sin responder. ¿Cómo podemos explicar, por ejemplo, el caso en el que los sentimientos de amor (la ternura, el afecto, etc.) van dirigidos a una persona mientras que el deseo sexual se dirige a otra? ¿O la situación en la que el deseo sexual disminuye cuando uno siente un mayor amor y ternura por el objeto sexual? Estos trastornos son el resultado de perturbaciones neuróticas de la personalidad que, desgraciadamente, van más allá del alcance de estas conferencias excepto en la medida en que puedan exponerse con relación a nuestro tema principal.

Para intentar definir la relación del sexo con la personalidad, debemos remontarnos más allá del pez en la larga cadena de la vida: a los animales y plantas unicelulares. Los organismos unicelulares pueden reproducirse de dos formas: asexual o sexualmente. En el modo asexual la reproducción se lleva a cabo por división o por un proceso conocido como germinación. Una ameba, por ejemplo, se dividirá en dos células hijas cuando alcanza un cierto tamaño o estado de madurez. Las dos amebas resultantes proceden luego a crecer y madurar. Cuando estas a su vez alcanzan su desarrollo pleno, se dividen en cuatro células hijas. Este proceso podría aparentemente proseguir de forma indefinida en tanto las condiciones para la vida y el crecimiento de la ameba fueran favorables.

Una ameba no tiene por qué morir nunca. Por medio de la división celular se rejuvenece, convirtiéndose en dos amebas más jóvenes. Como parece que nada se añade ni se pierde en el proceso de la división celular, la ameba vieja es idéntica a las dos células hijas. Por eso, en cierto sentido, la ameba es inmortal. Pero del mismo modo, como las dos células hijas son idénticas, sus descendientes serán idénticos y la ameba no tendrá identidad. Que una ameba sea absolutamente idéntica a otra o no carece de importancia. Es válida la afirmación de que el modo asexual de reproducción, por división celular o por germinación, no prevé ni posibilita el fenómeno de la individualidad.

Entre los protozoos hay un organismo que está más altamente diferenciado en su estructura corporal que la ameba. Se denomina *Volvox*, y es conocido como el «rodillo» por su movimiento giratorio al moverse a través del medio líquido. El *Volvox*, además de la forma asexual, ha desarrollado un modo sexual de reproducción. Tras varias generaciones en las que la reproducción se lleva a cabo por la forma asexual, surge una generación sexual. Algunos de los pequeños organismos producirán óvulos, que son expulsados del cuerpo. Otros producen gametos masculinos o células espermáticas, que también son expulsados del cuerpo. Cuando los gametos masculinos y femeninos se encuentran, se funden para convertirse en el origen de otro *Volvox*.

Pero la célula madre que ha expulsado los gametos masculino y femenino de su cuerpo ha completado su vida con este proceso. Muere. Cae lentamente al fondo, se queda inmóvil y muere. En palabras de un zoólogo: «Este es el inicio de la muerte natural en el reino animal, y todo por el sexo».

La ameba nunca muere sin más. Puede morir porque no haya alimento o agua, o si la temperatura del agua es muy alta o muy baja. No puedes aplastarla fácilmente; es muy pequeña. Pero entre las amebas no existe la muerte natural. El *Volvox* muere de forma natural; llega al final de su curso de existencia y deja de vivir. Y en el sentido de que tiene una existencia, limitada en el tiempo, y por tanto única, puede considerársele un individuo.

La singularidad del *Volvox* tiene otra base proporcionada por el modo sexual de reproducción. Al mezclarse los gametos masculino y femenino, se confieren al huevo fertilizado los rasgos hereditarios aportados por el esperma y aquellos originalmente suyos. La mitad de sus cromosomas viene de uno de los padres; la otra mitad, del otro. El proceso es de tal naturaleza que el organismo al que da lugar es diferente de cualquier otro organismo que exista o que haya existido. La reproducción sexual facilita una reorganización total de los patrones hereditarios y produce organismos que son únicos en el espacio y en el tiempo, como podemos observar entre los animales superiores.

Sería un error asumir que la muerte es el precio que el organismo paga por el sexo. Es verdad que la muerte entra en el escenario de la vida al mismo tiempo que lo hace la sexualidad. Pero el proceso que introduce el sexo y la muerte natural es el proceso de individuación.

Vamos a examinar una vez más el esquema evolutivo. He dicho que la ameba es inmortal, al menos potencialmente. Es inmortal porque no tiene una estructura única en su protoplasma. No puede desarrollar una estructura única porque esta no sobreviviría el proceso de la división celular. Por la misma razón no puede desarrollar estas diferenciaciones estructurales que hacen posible las formas superiores de vida. Imaginad dividir a un hombre por la mitad para poder tener dos hombres idénticos. O intentadlo con un pez, un cangrejo o incluso un gusano. Si las estructuras especializadas tuvieran que desarrollarse al mismo tiempo que la vida sigue su curso, habría que separar la función reproductiva de las funciones generales del organismo. Había que desarrollar un modo de reproducción en el que pequeñas porciones del organismo se reservaran para este propósito particular mientras la estructura total del organismo permanecía intacta durante un periodo de tiempo.

El sexo no es la causa de la muerte. Todo lo contrario. La muerte está a menudo relacionada con la pérdida de sentimiento sexual o libido. La muerte viene al final de una vida sexual, no por causa de ella. Un anciano indio de ciento cuatro años indicó, cuando le pidieron que explicara el secreto de su longevidad: «Mucho ejercicio físico, pero además seguir interesado en el sexo opuesto».

Metafóricamente hablando, se podría afirmar que la muerte es el resultado de la incapacidad del organismo para mantener y mover la estructura cada vez mayor que la vida crea. La edad se caracteriza por la pérdida de la flexibilidad y de la elasticidad. Aunque esto es cierto, lo contrario tiene más importancia. La experiencia de la vida se estructura en el organismo, y reduce su motilidad y la energía disponible. La edad avanzada es el aumento de la rigidez, ya que la muerte es el rígor mortis. Para apreciar esto, solo hay que comparar el cuerpo de un joven con el de alguien mayor. Estas relaciones pueden mostrarse en el siguiente diagrama:

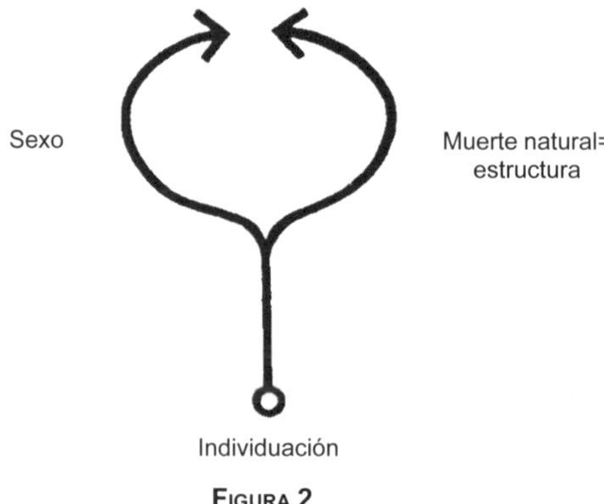

FIGURA 2

Puede que hasta ahora esté todo claro, pero hemos dejado a un lado unas preguntas importantes: ¿por qué, para empezar, tiene que dividirse la ameba? ¿Qué fuerza hace avanzar la vida hacia formas estructurales mayores y más complejas? ¿Cuál es el poder del impulso de la individuación? Estas preguntas nos plantean el problema de la naturaleza de la vida.

Podría ofrecer una idea que aclarará nuestra comprensión de la función sexual. Por ejemplo, los cristales sumergidos en una solución líquida crecen por adición de sustancias del exterior; el cristal se hace más grande. Pero en la vida el crecimiento ocurre desde el centro hacia fuera. Cuando la ameba crece, tropieza con una dificultad. Sus entrañas se desarrollan más que su membrana. Esta masa protoplásmica aumenta en proporción geométrica mientras que su superficie aumenta aritméticamente. Pronto llega al punto en el que la presión interna que empuja hacia fuera amenaza con superar la tensión superficial de la membrana. La ameba debe encontrar alguna manera de reducir la presión interna, o reventará. La división celular es un modo estupendo de reducir la tensión. Divide la masa en dos al mismo tiempo que aumenta el área de superficie.

La vida misma está caracterizada por el proceso de producir exceso de energía, es decir, más energía de la que el organismo requiere para sobrevivir. Esta producción de exceso de energía se ve en el pez, por ejemplo, que puede generar un millón de huevos; el árbol, que origina mil manzanas; el gato, que engendra cien crías a lo largo de toda su vida, etc. El exceso de energía es lo que hace posible el crecimiento del organismo.

Pero cuando el crecimiento ha alcanzado sus límites naturales, deben encontrarse otros medios de emplear el exceso de energía. En los animales inferiores esto toma la forma de modos asexuales de reproducción: división celular, germinación y producción de células hijas vegetativas. En los animales superiores en los que la estructura individual ha de ser mantenida, este exceso de energía se canaliza en la descarga de sustancias por medio de la función sexual.

Es interesante observar a este respecto que la función sexual no interviene hasta que el organismo ha alcanzado su pleno crecimiento. Incluso más llamativo es el paralelismo entre la convulsión del orgasmo y la convulsión con la que una ameba sufre la división celular. Si observamos este proceso en cinemicrofotografía, quedaremos impresionados por la intensidad de la reacción. Su capacidad de descargar la tensión es indudable.

Desde esta perspectiva, el impulso sexual es una expresión de la fuerza vital del organismo. Cuanto mayor es el exceso de energía que produce un organismo, más fuerte es el impulso de descarga sexual. Pero este mismo exceso de energía es lo que crea el crecimiento y la personalidad, es decir, el mismo exceso de energía está disponible para el crecimiento o el desarrollo de la personalidad, o de la sexualidad, dependiendo del ciclo vital del organismo o de sus necesidades biológicas. Por tanto, podemos sustituir por otros los términos de la figura 2.

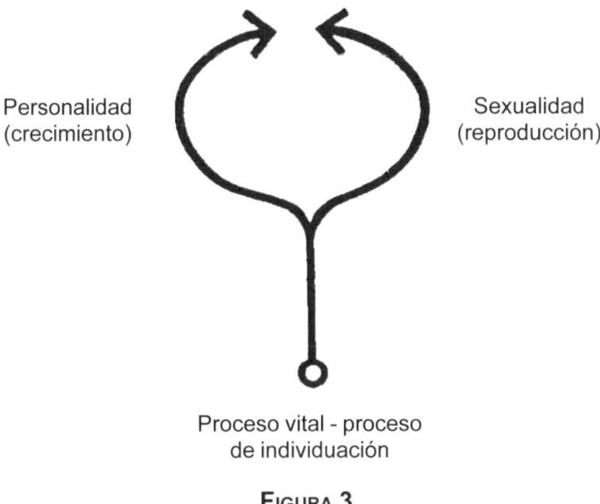

FIGURA 3

Las relaciones representadas en este diagrama tienen que interpretarse de la siguiente forma: el proceso de individuación es el proceso vital en sí mismo en virtud de su producción de exceso de energía. Este exceso de energía se canaliza en las funciones antitéticas de la personalidad y el sexo. La función de la sexualidad abarca la de la reproducción. Cuantitativamente estas dos funciones son iguales, ya que ambas derivan del mismo exceso de energía. Esto significa que si la personalidad es vital y viva, la sexualidad del individuo mostrará las mismas cualidades. Al contrario, si la personalidad está muerta, la sexualidad estará igualmente muerta. Cualitativamente, también, la sexualidad refleja la personalidad y al mismo tiempo la socava. La función sexual de un individuo rígido es tan rígida como su personalidad. Alguien cuyo comportamiento tiene la finalidad de impresionar a los demás tendrá una función sexual diseñada para impresionar a los demás.

Además de la interpretación anterior, la figura 3 nos ofrece algunas ideas interesantes sobre la relación entre el sexo y la ansiedad. He presentado el concepto de que el sexo y la personalidad son funciones antitéticas que surgen durante el proceso de individuación y como resultado del funcionamiento de las fuerzas vitales. Las funciones que están asociadas con el desarrollo de la personalidad crean en el individuo una sensación de su carácter único, un sentimiento de «separación» y el estado de «soledad». Esto lo confirma la experiencia de cualquiera cuya personalidad esté suficientemente desarrollada; es decir, cuanto más fuerte la personalidad, mayor la individualidad y más separado está el individuo de la masa.

Donde la individualidad está relativamente poco desarrollada, la sensación de soledad no se produce. El hombre primitivo, cuya identidad estaba determinada por su pertenencia a una tribu, raramente era consciente de su individualidad o de su aislamiento. La ameba nunca está sola. Existe como parte de un flujo continuo de vida de una ameba a otra. Todos los organismos inferiores muestran este fenómeno de ser parte del orden natural, uno con el entorno. Pero los animales inferiores no tienen una sensación de individualidad. Cuando más individuales nos volvemos, más solos nos sentimos y mayor es el sentimiento de aislamiento. La personalidad, por definición, crea singularidad, diferencia y aislamiento.

Muchos psicólogos son de la opinión de que este aislamiento, esta sensación de ser únicos que es inherente a nuestras personalidades individuales, es la causa subyacente de la ansiedad a la que se enfrenta el hombre civilizado. Ciertamente nada crea más ansiedad que el sentimiento de estar solo, apartado, aislado. Existen muchas razones para apoyar esta teoría, presentada por Rollo May.

¿Cuál es el antídoto de esta ansiedad destructiva? La figura 3 sugiere que mientras que la personalidad es una función que tiende a separar a las personas, la sexualidad es la función biológica que tiende a acercarlas. Previamente he descrito la sexualidad como una fuerza de la naturaleza que conduce a la cercanía, a la identificación, a la unión con el «otro». Según el diagrama, la vida crea dos fuerzas: una tiende a la separación y a la individualidad; la otra a la fusión y la pérdida de individualidad. Sería muy fácil describir esta segunda fuerza como amor, y de hecho es amor. Pero es amor en acción; y amor en acción, como vimos antes, es sexo.

Ningún hombre que está en la cama con una mujer que ama o que le importa se siente solo. Independientemente de la situación en la que se encuentre (puede ser un extranjero en una tierra extraña, un enemigo en un territorio hostil), cuando está en la cama con una mujer nunca se siente solo. E incluso sin la mujer, mientras el impulso sexual sea importante, mientras su conciencia esté libre de culpa, no experimenta la ansiedad de la soledad.

Si es correcto relacionar la ansiedad con el estado de «aislamiento», de sentirse solo, también sería correcto relacionarlo con el fracaso de los sentimientos sexuales para impedir la ansiedad en el individuo. En este sentido podría ser tan válido como el enfoque sociológico moderno que relaciona la ansiedad con las dificultades interpersonales.

La sexualidad determina la personalidad, ya que precisa la relación individual con el otro y con el mundo. Vimos antes que el amor surgía de los sentimientos sexuales, que la sexualidad era la fuerza que incitaba a la cercanía y la intimidad con el otro. La persona sexual es una persona cariñosa y alegre, como veremos en la conferencia 3. Su sexualidad le proporciona tanto la principal fuente de placer y satisfacción en la vida como una orientación positiva hacia los demás y hacia el mundo. Del mismo modo, la persona amargada es invariablemente una persona sexualmente frustrada, y la deprimida sufre una depresión de su impulso sexual, probablemente causada por repetidos fracasos y decepciones.

Podemos avanzar un paso más. La personalidad no se limita a las funciones psíquicas del individuo. Como indica la cualidad de la persona, se refiere a su cualidad física así como a sus cualidades psíquicas. Por tanto, podemos anticipar que la sexualidad de una persona está reflejada en su cuerpo además de en su mente.

Quizá penséis que esto no tiene nada de novedoso. Y estáis en lo cierto. Lo que es nuevo es la capacidad de entender el lenguaje del cuerpo de manera que podamos interpretar correctamente lo que vemos. Sin este conocimiento uno puede llegar fácilmente a confundir el símbolo con la realidad. Marilyn Monroe era un símbolo de sexualidad, no su personificación. La razón es que su cuerpo carecía de integración y de unidad. Un cuerpo sin unidad refleja la falta de fusión de los impulsos pregenitales y la ausencia de un fuerte impulso genital unificador. «Gelatina sobre ruedas», como la llamó Jack Lemmon en *Con faldas y a lo loco*.

¿Cuáles son las características físicas de la persona sexualmente madura? La respuesta tiene que ser sencilla: un cuerpo que es armonioso, integrado, coordinado y vivo. En dos palabras, un cuerpo que es bello y grácil en su estado normal y natural.

Estas ideas nos permiten separar la paja del grano en los asuntos de sexo. No podemos dejarnos engañar por declaraciones o pretensiones de pericia sexual. El movimiento se demuestra andando. La sexualidad de una persona está en su ser; su satisfacción sexual, en su bienestar general, en su alegría y en su felicidad. En la próxima conferencia aplicaré estos conceptos a la homosexualidad como opuesta a la heterosexualidad.

Resumamos brevemente. Decimos que la sexualidad refleja la personalidad, y la personalidad es un reflejo de la sexualidad de un individuo. Se trata de una relación indirecta en la que cada aspecto es producto de la vitalidad y la vivacidad del organismo. Cuanto más vivo está el organismo, más vibrante es su personalidad y más intenso es el impulso sexual. Cada uno de ellos es una expresión directa de la energía o vitalidad del organismo.

El sexo no crea la personalidad, ya que ni la sofisticación sexual ni las técnicas sexuales incrementan la vitalidad, no pueden contribuir al desarrollo de la personalidad. Pero esto no quiere decir que la sexualidad no tenga efecto en la personalidad. Como la sexualidad proporciona una de las principales fuentes de placer y de alegría en la vida, cualquier limitación o inhibición de los sentimientos sexuales deprimirá los procesos vitales y energéticos del cuerpo, y afectará negativamente a la personalidad.

Se recalca el *sentimiento* sexual, no su «expresión». Esto último, que incluye la promiscuidad sexual, es la expresión de una *falta* de sentimiento sexual. Ese comportamiento denota la búsqueda desesperada o histérica de sentimiento sexual y está condenado a la decepción por el mismo estado que crea esta necesidad.

Los psicólogos reconocen que la personalidad está estrechamente relacionada con la capacidad de amar del individuo y de recibir o aceptar amor. Aquellos en los que esta capacidad está altamente desarrollada tienen una actitud positiva hacia la vida, un sentimiento de cercanía y de identificación con otros seres, y la capacidad de expresar este sentimiento con una acción apropiada que puede causar una descarga eficaz y así gratificar el instinto.

CONFERENCIA 2: LA HOMOSEXUALIDAD Y LA HETEROSEXUALIDAD

En la primera conferencia expresé la idea de que, con la excepción de algunos de los organismos más sencillos unicelulares, la vida es básicamente sexual. Y que gracias a su sexualidad la vida desarrolla la singularidad que llamamos personalidad. Quizá deberíamos decir que el sexo es una expresión de vida, pero sería igualmente verdad afirmar que la vida es un producto del sexo. Si esto parece una generalización, solo tenemos que recordar que la vida surge a través del acto sexual de la creación.

Establecemos la tesis de que el sexo refleja la personalidad del individuo y que la personalidad refleja su sexualidad. En esta conferencia estudiaremos la aplicación de esta tesis al tema de la homosexualidad. También he afirmado que el sexo es una manifestación de amor, y que su significado debe buscarse en los sentimientos que motivan la conducta sexual.

Este enfoque desafía uno de los conceptos actuales que ven el sexo como una actuación e identifican la capacidad de amar de la persona con su capacidad de actuar. El mismo término «actuación» implica una acción que tiene como objetivo impresionar a otros con la habilidad o la técnica del que la ejecuta. Uno actúa para crear un efecto, no para expresar sus sentimientos. Cuando un paciente se queja de que su actuación sexual fue un fracaso, está mostrando su actitud neurótica hacia la sexualidad. Si amara a su pareja y fuera capaz de expresar ese amor en su actividad sexual, esta experiencia de contacto sexual sería altamente placentera y satisfactoria. En ausencia de ese resultado, uno debe preguntarse por sus propios sentimientos o por su capacidad de expresarlos.

Otro concepto actual que contrasta con las ideas que expresé antes es que el sexo es «divertido». Decir que el sexo es divertido es contemplar la actividad sexual como una obra, como un juego en el que «todo vale». Quizá esto explica por qué al homosexual se le llama «gay».[*] En algunos aspectos «juega» al sexo como un preadolescente, como veremos después. Pero el homosexual no es gay; ciertamente no es ni feliz ni alegre. Bajo análisis demuestra ser una de las figuras más trágicas de nuestros tiempos.

No obstante, el fenómeno de la homosexualidad es mucho más complicado que esto. Tendemos a pensar que el sexo representa la diferencia entre el macho y la hembra o se corresponde con esa diferencia; sin embargo, hay muchas actividades sexuales que parecen no tener relación con esa diferencia. Por ejemplo, el acto físico de la masturbación no parece formar parte del concepto de macho y hembra, ya que puede ser concebido como una actividad limitada al

---

*. N. del T.: *gay* significa originalmente alegre.

propio cuerpo. La homosexualidad parece negar que la diferencia sea importante.

La homosexualidad constituye un enigma. Plantea el interrogante de si hay dos sexos, o tres (uno de ellos el homosexual), o de si el hombre es básicamente bisexual de manera que puede ser heterosexual u homosexual.

Es interesante la intensa reacción que suscita la homosexualidad en la llamada gente normal. Por un lado, a menudo expresan un considerable antagonismo y hostilidad hacia los homosexuales. Por otro, manifiestan una cierta fascinación e interés por las prácticas homosexuales. Esto puede verse en la afluencia de turistas a los bares de ambiente gay de Greenwich Village, que se exponen al ambiente homosexual al mismo tiempo que expresan repugnancia y enojo hacia él. Parece que el horror que algunos sienten hacia la homosexualidad refleja su miedo de que puedan estar afectados por la «enfermedad».

Cuando se intenta estudiar la homosexualidad como fenómeno sociológico, se descubre que es prácticamente universal. Puede hallarse en el reino animal, en muchas culturas diferentes y, hasta cierto punto, por lo que sabemos, ha existido en todos los tiempos en nuestra propia cultura. Uno debe preguntarse entonces: ¿es algo natural?, ¿algo diferente que puede existir junto a la heterosexualidad?

Otro enigma es el hecho (que no podemos negar) de que a menudo el homosexual se encuentra en la vanguardia de la actividad cultural, del teatro, las artes, la música, el diseño, el baile y muchas otras actividades creativas. Ciertamente esto puede tener algo que ver con las fuerzas sociales en una cultura como la nuestra, que le da un valor exagerado a la llamada agresividad, virilidad, competitividad, empuje o éxito.

Al heterosexual se le desaconsejan esas actividades que dependen de la expresión emocional y por tanto parecen pasivas y femeninas. El homosexual que rehúye la lucha competitiva se siente feliz de hacer del campo creativo su territorio personal. Pero esta no puede ser la única respuesta. También debe de ser debido al hecho de que la lucha competitiva es tan dura, tan fiera, que deja al individuo que se implica en ella con poca energía o inclinación para dedicarse a sus intereses artísticos.

El papel de la sociedad en la homosexualidad es complejo. Estudiar de qué manera influye en ella va más allá del cometido de esta conferencia. Es importante observar que mientras que el rechazo a la homosexualidad masculina es prácticamente universal, la homosexualidad femenina se tolera. Por eso se han promulgado leyes que castigan al homosexual masculino y no hay ninguna que castigue la homosexualidad femenina.

Esta actitud debe de tener su origen en el miedo a la homosexualidad, que en un hombre representa una situación de debilidad, de falta de fuerza, de impotencia. Una repulsa tan fuerte solo puede provenir de un sentimiento íntimo de que la sociedad o la cultura dependen de su estructura agresiva para su supervivencia. En términos de los valores de nuestra cultura, se considera al homosexual como un ser inferior. La pregunta que surge es si realmente es inferior. ¿Hay alguna verdad en este prejuicio social?

Para ganar alguna claridad en esta exposición, debo hacer una distinción fundamental entre una experiencia homosexual y la actitud homosexual. La experiencia en la que se toma parte por conveniencia, es decir, en ausencia del sexo opuesto, se da en todo el reino animal, en todas las culturas y en todos los tiempos. Quienes participan en esa actividad no niegan su preferencia por la relación heterosexual. Todo lo que nos dice es que el impulso sexual puede ser tan potente, tan imperioso, que sobrepasa la apariencia de la realidad.

La actitud homosexual es el tema de esta conferencia. Está caracterizada por una preferencia de la experiencia sexual con el mismo sexo. Quizá la actitud homosexual puede definirse como una actitud en la que el impulso sexual del individuo no está orientado hacia el sexo opuesto, o, mejor dicho, que se aleja del sexo opuesto.

En la conferencia anterior subrayé que el impulso sexual podría verse como la fuerza biológica que funciona para superar la sensación de soledad y de aislamiento que surge del proceso de individuación. La sexualidad une a la gente, no solo a la pareja sexual, sino a cantidades mayores, en actividades como fiestas, ferias, bailes o celebraciones, todos los cuales están orientados al placer de la sexualidad. Esta se halla tan estrechamente relacionada con el problema de la soledad que la frustración sexual y el sentimiento de soledad se sienten prácticamente como si fueran lo mismo. Al contrario, la satisfacción sexual y el sentimiento de pertenecer se sienten como cualidades estrechamente relacionadas. Más tarde examinaremos más a fondo esta relación.

En este punto debería presentar un concepto que tiene una conexión importante con este tema. La individualidad no está asociada únicamente al sentimiento de soledad; también viene acompañada por una sensación de estar incompleto. El impulso sexual hacia la unión no es solo el impulso de completarnos. Es como si el yo solo se sintiera plenamente realizado en la unión sexual, mediante la que se supera el aislamiento de la individualidad.

Este concepto es parecido a un mito atribuido a Platón: el hombre y la mujer fueron originalmente un solo ser, una criatura, que Dios dividió en dos para crear los sexos. Desde ese momento las dos mitades han estado luchando por volver a juntarse y transformarse así en un ser entero. Este mito podría interpretarse también como un conocimiento de que la vida funcionó una vez al nivel asexual.

El sentimiento de estar incompleto relacionado con la sexualidad aparece ilustrado con mucha claridad en ciertos sueños, fantasías o acciones. Me refiero al deseo o a la intención por parte de un hombre de introducirse su propio pene en la boca y de esta manera satisfacerse y llenarse. El deseo de ser autosuficiente, completo en sí mismo, independientemente de la necesidad de una mujer, se encuentra en los hombres neuróticos que tienen algún miedo inconsciente de la mujer. Pero la fantasía o la acción en la que este deseo se expresa a sí mismo representa un estado primitivo inicial en la historia del individuo en el que al parecer existió esa autosuficiencia. En realidad este estado «primitivo» inicial podría interpretarse como representación de dos periodos diferentes: uno en la historia de la especie, el otro en la historia del individuo específico.

El primer periodo se correspondería a un momento en el desarrollo inicial del hombre en el que la conciencia del yo no había aparecido aún. En este periodo de su evolución, el hombre se sentía parte del universo, como el animal, y no incompleto, ni aislado, ni solo. Lo que nos importa de este periodo inicial es que está representado, en tablas de piedra u otros utensilios descubiertos por las investigaciones arqueológicas, en forma de serpiente con la cola en la boca. Neumann describe este símbolo como la «serpiente circular, el dragón primigenio del principio de los tiempos que se muerde su propia cola, el uróboros autoengendrado». Como la Serpiente Celestial, el uróboros, «destruye, se une y se fecunda a sí mismo. Es hombre y mujer, engendrando, concibiendo y pariendo, activo y pasivo, arriba y abajo, a la vez».

La base teórica de este símbolo es que la serpiente puede comerse su propia cola y así generarse a sí misma de su propia sustancia; por tanto, es eterna, infinita y completa en sí misma. Uno se pregunta si la fantasía de meterse el propio pene dentro de la boca no es una reminiscencia de este estado inicial de la conciencia.

El segundo periodo se corresponde con el tiempo en el desarrollo individual del hombre en que existió dentro de la «redondez» de la cual el círculo es un símbolo. En este estado el organismo se sentía completo y dueño de sí, sin ser consciente de la necesidad o del esfuerzo. El símbolo del uróboros también representa la vida inicial del organismo en el vientre en la misma medida en que representa su estado inicial de inconsciencia. Neumann escribe: «El uróboros aparece como el "recipiente" redondo, por ejemplo el útero materno, pero también como la unión de los contrarios masculino y femenino. En el útero el organismo se dobla sobre sí, sin ser consciente de ninguna carencia en sí mismo».

Es obvio que una vez que nacemos, que salimos al mundo, nos es imposible regresar al útero o al estado primigenio de conciencia en el que uno no es consciente de sus necesidades ni de su aislamiento. No hay más alternativa que la unión con otro individuo, y en esta necesidad el homosexual no es diferente de los demás. También él necesita unirse con otro, para completar su sentimiento del yo y para lograr una sensación de pertenecer, de ser parte del todo; en otras palabras, necesita el sentimiento de amar y ser amado. Su patrón difiere del normal en que su objeto de amor es alguien del mismo sexo. ¿Cómo deberíamos interpretar esto?

La sexualidad infantil, al contrario que la adulta, se caracteriza por una búsqueda de la plenitud urobórica, es decir, la realización a través del amor a sí mismo. Esto toma la forma de masturbación, en la que el círculo se completa mediante el contacto de las manos con los genitales. El objeto de amor del homosexual es, en un nivel de la conciencia, una imagen de sí mismo. En este nivel, la homosexualidad tiene muchos de los atributos de la masturbación, especialmente el concepto de amor a sí mismo. A otro nivel, sin embargo, el homosexual está uniéndose con otra persona en un intento de conseguir una relación madura.

Creo que la homosexualidad puede verse como una fase entre el amor a uno mismo de la infancia y el amor adulto de la heterosexualidad. Este tipo de relación sexual aparece frecuentemente en la preadolescencia y al principio de la adolescencia. Tanto si esta relación de los jóvenes entre sí conlleva una actividad sexual como si no, es un paso habitual en el proceso del desarrollo de los patrones de amor adulto heterosexual.

En términos del otro, la homosexualidad es también un intento inconsciente de establecer una relación heterosexual. Theodor Reik hizo la observación, que creo cierta, de que en una relación homosexual uno de los dos miembros imagina inconscientemente que el otro es del sexo opuesto, aunque es consciente del hecho de que no lo es. En la actividad sexual uno de los dos toma el papel del sexo opuesto. El análisis de la relación homosexual revela que se trata a un miembro de la pareja como si fuera un símbolo y una representación de la mujer y de la madre. Incluso el acto de la masturbación refleja, en un nivel consciente o inconsciente, una conciencia del otro sexo. Para el hombre la mano representa la vagina; para la mujer representa el pene.

Si el homosexual, de forma simbólica, vive de forma simbólica la relación sexual, ¿por qué es incapaz de hacerlo en la realidad? ¿Cuál es el obstáculo? ¿Qué es lo que le impide al homosexual tener una actividad heterosexual madura? Para responder a estas preguntas tenemos que recurrir a la información recogida en las investigaciones clínicas y analíticas de los sentimientos y conductas homosexuales. Uno de los datos que revela la investigación analítica es que el homosexual tiene miedo del sexo opuesto. Relacionado con este miedo, pero a un nivel más profundo, están los sentimientos de hostilidad hacia el sexo opuesto. Como el miedo es superior, bloquea cualquier posibilidad de expresar los sentimientos de amor directamente hacia el sexo opuesto. Esto no sería verdad si los sentimientos de hostilidad e ira fueran superiores. En el último caso se podría disponer de la suficiente agresividad para permitir que se realizara el acto heterosexual.

La presencia de miedo y de hostilidad a un nivel inconsciente fuerza al niño a una identificación inconsciente con el sexo opuesto. La identificación inconsciente, como señaló W. Reich en *Character Analysis* (El análisis del carácter), es siempre con la figura parental, considerada la más amenazadora. Para entender la homosexualidad debemos conocer qué tipo de situación o de relación parental constituía el terreno en el que se desarrolló la personalidad homosexual.

Las observaciones que ofreceré no deben contemplarse como conclusiones definitivas sobre este tema. Se basan en mi propia experiencia clínica y en el estudio de otras investigaciones analíticas, y se presentan como base para una futura exposición y no como una prueba definitiva de los factores etiológicos. Teniendo en cuenta estas cualificaciones, afirmo que la homosexualidad masculina tiene su origen en una relación incestuosa con la madre. Me extenderé sobre la situación patológica para demostrar las que creo que son las fuerzas que bloquean el desarrollo normal psicosexual del futuro homosexual.

Es lógico, y la experiencia clínica confirma la observación, que una madre que desarrolle una relación incestuosa con un hijo sea un ser emocionalmente perturbado e inmaduro. La base para el apego incestuoso al hijo es la falta de satisfacción y plenitud en su relación sexual con su marido. La madre madura lidiaría directamente con este problema. La madre perturbada e inmadura transfiere su anhelo sexual a su hijo. Esto no se hace conscientemente, sino que se representa de varias formas. Con frecuencia se deja al niño en compañía de la madre, expuesto a sus sentimientos, seducido por una aparentemente inocua intimidad física, como ayudarla a vestirse o desvestirse, o disuadirle del contacto con otros chicos y chicas. A la madre del homosexual se la ha llamado CBI (cercana-atadora-íntima), del inglés *close-binding-intimate*. Ata a su hijo a ella. Conscientemente la importancia de este para su madre se refleja en su sentimiento de que «este hijo mío me satisfará». La madre interpreta este deseo como su aspiración de que el hijo sea un gran hombre, un héroe, sobresaliente, y de que la gente la señale como el agente responsable. Sin embargo, inconscientemente, este sentimiento tiene un significado sexual.

Invariablemente, en estos casos el niño toma el lugar del padre en el afecto de la madre. No es raro que lo seduzca para que comparta la cama con ella. El resultado de este comportamiento es crear una excitación sexual en el pequeño dirigida hacia la madre, que él es incapaz de manejar. Por un lado, no puede rechazar a la madre; por el otro, no puede manifestarle los sentimientos sexuales que siente hacia ella. De hecho, no le queda otra elección que entumecer su cuerpo para cortar de raíz estos sentimientos.

En estas situaciones familiares el padre suele estar tan perturbado neuróticamente como la madre. Esto se comprueba de forma constante en los estudios analíticos de los miembros emocionalmente enfermos del entorno familiar. La reacción del padre a la actitud de la madre será de hostilidad hacia el niño. Lo considerará un competidor que amenaza su propia posición. Es difícil ver cómo puede evitar este sentimiento, ya que es la madre quien ha obligado al niño a adoptar este papel.

El padre tendrá también una actitud negativa, crítica, con el niño, como autodefensa, llamándole «marica». Y la verdad es que precisamente en eso lo está convirtiendo la madre al separarlo de su padre. Pero lo más probable es que el padre también sea inadecuado como figura paternal con la que el niño puede identificarse conscientemente y sobre la que poder modelar su actitud. La hostilidad del padre hace que sea incluso más difícil para el hijo rechazar a su madre. Ella se convierte en su protección contra el padre hostil.

La actitud contraria por parte de la madre también puede empujar a un niño a un patrón homosexual. Si se siente inferior y humillada en su papel sexual de mujer, puede proyectar en su hijo su sexualidad femenina, invirtiendo y representando lo que siente que es el concepto masculino de la mujer. Son las llamadas madres fálicas, orgullosas de poseer las cualidades de fuerza, agresividad y poder, consideradas masculinas.

Naturalmente, estas actitudes son inconscientes. Se ponen en práctica al vestir al hijo con ropas de niña, tratarlo como a un bebé, protegerlo excesivamente, desalentar su autoafirmación, etc. La madre toma el papel masculino de ser el fuerte, el que sabe. La implicación sexual de esta inversión de papeles se ve en ciertas prácticas anales. Estas madres frecuentemente aplican al niño enemas o les insertan supositorios u otros medicamentos que tienen el significado simbólico del acto sexual en el que el niño representa el papel de la hembra pasiva. No es raro que la madre represente ambos papeles. Algunas veces es fálica y agresiva; otras, seductora y dependiente.

Los fuertes sentimientos que los padres tienen sobre el sexo del niño se expresan desde el momento mismo de su nacimiento. Lo primero que quieren saber los padres es el sexo del recién nacido. La reacción emocional al anuncio de que es un niño o una niña nos dirá mucho acerca de sus futuros sentimientos sobre el nuevo ser.

He hablado de las distorsiones que pueden existir en la relación de una madre con un niño. Las mismas distorsiones pueden caracterizar las relaciones con una niña. Puede considerar a la recién nacida como una futura rival y una competidora (inconscientemente, por supuesto), y en consecuencia hacer todos los esfuerzos para masculinizar a la pequeña. Esto se hace reservándose para sí misma el papel de ser la figura indefensa, dependiente y pasiva de la casa. Su hija se ve forzada a asumir la responsabilidad del bienestar de la madre, lo cual la coloca en la misma posición que el padre. Este es el tema de la madrastra malvada que está determinada a que la niña no la destrone de su posición de reina.

Si la identificación es con el padre en este caso, es porque ha traicionado a la niña al no afirmar su feminidad ni defender sus derechos como persona ante la madre. El miedo y la hostilidad que la niña siente hacia su padre son la consecuencia de la incapacidad de expresarle ningún sentimiento cálido, tierno y anterior a la sexualidad genital. También, en parte, el miedo y la hostilidad hacia el padre surgen de la transferencia de sentimientos de la madre al padre que es normal en el desarrollo de todas las niñas.

Además, una madre perturbada puede proyectar su propia sexualidad femenina rechazada sobre la niña. Esto podría tener el efecto de decir: «Tú eres un ser inferior rechazado. Yo soy el ser superior». Una situación como esta, como he mostrado anteriormente, suele tener una importancia etiológica significativa en el desarrollo de la esquizofrenia o de la personalidad esquizoide.

Una mujer sexualmente insatisfecha tiene que hacer algo con su sentimiento sexual. No puede desprenderse de él, ya que es parte de su cuerpo. No puede hacerlo desaparecer con palabras ni negarlo. Si no lo acepta, normalmente se proyectará en el niño. De hecho, no dudaría en afirmar que los niños tienden a exteriorizar los sentimientos y deseos inconscientes de sus padres. Esto es trágico porque nadie sabe lo que contiene su inconsciente. Por tanto, no se puede hacer nada por impedir este fenómeno. Quizá la única garantía para tener hijos sanos es que los padres mantengan una relación satisfactoria y plena.

Del mismo modo que la homosexualidad surge de la «exteriorización» de los sentimientos inconscientes de los padres sobre los hijos, la actividad homosexual está marcada por la «exteriorización» del homosexual sobre su pareja de los sentimientos reprimidos que tiene hacia sus progenitores. Ninguna relación homosexual está libre de esta tendencia. De esta manera, la relación homosexual está caracterizada por la ambivalencia del amor y el odio, el miedo y la hostilidad, la dependencia y el resentimiento, la sumisión y el dominio. Es posible discernir los sentimientos sádicos de un miembro de la pareja hacia el otro, que muestra una sumisión masoquista. La sumisión masoquista tiene como uno de sus objetivos la necesidad de poner al otro en la posición del malo para conseguir alguna descarga de sentimiento sexual, mientras que para aquel el comportamiento sádico es necesario para obtener algún grado de satisfacción sexual.

Ahora observemos la personalidad del homosexual. Hay suficientes pruebas clínicas para indicar que a nivel psicológico el homosexual se siente como un individuo parcialmente castrado. Esto se manifiesta en su preocupación por la sensación genital, que trasluce su miedo y su ansiedad por la pérdida de sensibilidad genital. La ansiedad se muestra en la constante atención que presta a los genitales y en una manera de vestir y de comportarse que llama la atención sobre ellos.

En el análisis bioenergético se encuentra que el homosexual normalmente está entumecido a nivel emocional. Puede que no carezca de inteligencia creativa ni de ideas creativas pero tiene una grave limitación en el ámbito de la expresividad emocional. No expresa fácilmente ni la ira ni la tristeza, y suele carecer de sentimientos como el entusiasmo, la decepción y la alegría.

El entumecimiento emocional coincide con la falta de vivacidad del cuerpo. La tonalidad y el color de la piel son deficientes. No hay espontaneidad en los gestos ni en los movimientos. La motilidad del cuerpo está notablemente disminuida. La carga bioenergética del organismo, es decir, su vitalidad, se halla claramente reducida.

Teniendo en cuenta estas conclusiones, debemos revisar nuestras ideas sobre la actividad homosexual. Es menos una expresión de un impulso sexual fuerte basado en el sentimiento sexual que una necesidad de sentimiento y excitación sexuales. ¿Cómo consigue el homosexual la excitación y el sentimiento del que carece? Curiosamente los consigue por el mismo mecanismo que en un principio fue responsable de la situación. Es decir, por identificación. En un encuentro homosexual gran parte de la excitación se deriva de la reacción del otro miembro de la pareja. Por esta razón, el homosexual se siente vivo solo durante la experiencia homosexual.

El homosexual es como un niño perdido y asustado que no llora tan solo porque está demasiado conmocionado por la sensación de abandono para llorar. Se aferra a su pareja homosexual como un niño perdido se aferra a su madre. Al mismo tiempo, desea alguna reacción emocional de su pareja-madre para mostrar que esta siente su necesidad y reaccionará ante ella. Estos sentimientos están trasladados al nivel sexual, donde se representan en combinación con el ansia y el deseo genital. Su conducta está determinada por una extraña mezcla de elementos urobóricos y de sentimientos sexuales; es decir, su acción intenta combinar el deseo de satisfacción y plenitud dentro de uno mismo y la necesidad de unión con otro. Se dice que en una relación homosexual las dos mitades forman una persona.

Uno no puede acercarse al sexo opuesto con un concepto o carga sexual inadecuados. Hacer eso conduciría al fracaso y a un mayor aumento del sentimiento de castración. Y como la mujer era la seductora y castradora original del hombre homosexual, es poco probable que arriesgue la escasa sensación y contacto que tiene con sus genitales en una relación sexual con otra mujer, de la que teme que le hará lo mismo.

En realidad se produce una pérdida de sensibilidad del pene en la experiencia heterosexual satisfactoria. El órgano genital pasa por un ciclo de hinchazón, erección y sensación de vacío, flacidez y falta de sensación. Para el homosexual, que está preocupado por sus genitales, esta pérdida de sensibilidad genital es equivalente a una pérdida de vida. Su sensibilidad genital es lo que lo mantiene vivo, y no puede permitirse reducir los genitales a la impotencia.

Sin embargo, en una persona heterosexual, la pérdida de sensibilidad genital viene compensada por un aumento de la sensibilidad en el resto del cuerpo. La descarga orgásmica está caracterizada por la vuelta del flujo de sensibilidad al cuerpo de manera que mientras los genitales pierden sensibilidad, el cuerpo gana en viveza y bienestar. Así, al mismo tiempo que se reduce la carga sexual, se aumenta la imagen sexual del cuerpo. Como resultado se fortalecen la identidad sexual y la personalidad del individuo. En la experiencia homosexual los genitales no pierden la sensibilidad. Por el contrario, el contacto homosexual deja los órganos genitales con más sensibilidad que antes; el homosexual es más consciente de su órgano genital y por tanto menos ansioso acerca de él.

En el hombre normalmente sano la sexualidad tiene una faceta dual. El sentimiento sexual primordial está relacionado con el cuerpo, y el órgano sexual solo participa de forma secundaria. Esta faceta dual se expresa en nuestra manera de hablar. Los franceses, por ejemplo, describen el pene como *mon petit frere*, «mi hermanito». Nosotros, a menudo lo llamamos con algún nombre, Peter o Johnny. El heterosexual se tiene a sí mismo y a su «hermanito». El homosexual solo tiene a «Peter», y se aferra a él como si le fuera la vida en ello.

En un estudio sobre la homosexualidad realizado por un grupo de doctores psicoanalistas, los autores sacaron varias conclusiones sobre la apariencia física y la motilidad del homosexual que son pertinentes a esta exposición. Cito:

Cuando estas afectaciones de gestos y voz son adoptadas por hombres afeminados, el patrón motriz no sugiere libertad de movimiento sino que da la apariencia de constricción y de inhibición, ya que los movimientos están confinados a pequeños arcos de espacio; se dirigen hacia dentro, hacia el eje del cuerpo, en lugar de hacia fuera... El comportamiento afeminado que se observa en algunos homosexuales no nos parece «masculino» ni «femenino»; es sui géneris, por ejemplo, caricaturiza algunos gestos femeninos pero está establecido en un marco conductual de constricción e inhibición motrices.

En otro contexto los autores hablan sobre un grupo de homosexuales adolescentes estudiado en el hospital de Bellevue:

Los adolescentes afeminados se relacionaron cómodamente con otros homosexuales afeminados y con lesbianas y mujeres consideradas asexuales, pero se pusieron muy nerviosos en presencia de una mujer que percibieron como «sexual» [...] Uno de estos pacientes pasó la noche en la casa de su amiga cuando sus padres no estaban. Ella volvió a su cama vestida solo con un pijama y se acostó a su lado. Él se volvió «entumecido», «insensible», «paralizado». Al cabo de unos cuantos días sucumbió a un ansia compulsiva de ir a un bar de Greenwich Village y ligarse a un homosexual.

Sabemos que el cuerpo de un individuo homosexual no puede tolerar fuertes sensaciones heterosexuales. Lucha contra ellas «dejando de funcionar», por ejemplo volviéndose entumecido e insensible. El acto homosexual es una reacción a esta pérdida de sensación; es un intento de recuperar la sensibilidad genital.

¿Cómo se compara la heterosexualidad con la homosexualidad? Sería sencillo decir que la segunda es la unión de lo igual o similar, y la primera es la unión de lo diferente o contrario. Sin embargo, hemos aprendido que tras cada acto homosexual está la imagen inconsciente de la unión sexual con el sexo contrario. ¿Podríamos esperar que, bajo la fachada de la heterosexualidad, uno o ambos miembros de la pareja representaran actitudes y sentimientos homosexuales? Analicemos esta idea.

Hemos visto que el sentimiento homosexual obtiene mucha de su carga de la identificación. En parte es una experiencia indirecta. Esto también sucede en muchas relaciones heterosexuales. El hombre, cuya excitación depende de la excitación de la mujer, cuyo placer se deriva de su satisfacción, está representando una actitud homosexual. Este tipo de comportamiento sexual refleja una identificación con la mujer que niega al hombre su naturaleza diferente y opuesta. Esta actitud caracteriza al hombre que sabe más de la sexualidad femenina que de la suya propia, que está menos interesado en sus propias sensaciones que en las de la mujer. Se puede fácilmente racionalizar una actitud así como empatía y comprensión; esto, sin embargo, niega la naturaleza antitética de los sexos.

Otro concepto homosexual que puede encontrarse en las actividades heterosexuales es el concepto de servicio. El homosexual «sirve» a su pareja y con frecuencia lo describe de esta forma. Pero esto es lo que hace un hombre cuya principal preocupación en la actividad heterosexual es llevar a la mujer al clímax. Igualmente la compulsión de tener relaciones sexuales con una mujer solo porque ella está excitada deja traslucir la necesidad de «servir» a la mujer. Bajo la bandera del arte del amor, muchos sexólogos defienden una técnica sexual basada en el concepto de «servir» el uno al otro. Ellis, por ejemplo, escribe: «El individuo profundamente enfático no solo percibe pasivamente lo que requiere su pareja de cama sino que *busca e investiga* activamente los requerimientos de su compañero y luego los atiende» (la cursiva es del autor). Siempre he creído que la relación sexual era la unión de iguales, cada uno de los cuales era competente para hacerse cargo de sus propias necesidades. La cita de Ellis hace a cada uno de ellos siervo del otro.

Sin embargo, parece ser normal que una esposa se coloque ocasionalmente al servicio de su marido si una situación especial requiere que se muestre sumisa. Este hecho, por sí solo, no convierte su acción en homosexual si ella no se identifica con él. El mismo comportamiento no es normal en un hombre. Después de todo, hay una diferencia entre los sexos y esta es una de las maneras en las que se manifiesta.

Ayudar a la mujer a disfrutar del sexo o ayudarla a alcanzar el clímax es una forma de actuar casi socialmente aceptada en nuestra cultura. En parte esto se explica por el miedo actual a la mujer frustrada, el monstruo que puede, y a veces lo hace, devorar a sus hijos y destruir a su marido. Pero el miedo a la mujer solo lleva a una castración todavía mayor del hombre que a su vez conducirá al aumento de la frustración de la mujer. El hombre debe procurar que su deseo de placer y satisfacción mutuos no le lleve a rendir su propia identidad masculina ni a aceptar un papel de sirviente en la relación. El «buen amante» es por lo general un macho deficiente. Desgraciadamente, parece ser parte de la moda homosexual en nuestra cultura igualar la sexualidad masculina del hombre con la capacidad de satisfacer a una mujer. Sin embargo, la mujer nunca está verdaderamente satisfecha con esa actuación del hombre, ya sea en el curso de las relaciones coitales o de alguna otra manera. Las llamadas técnicas sexuales terminan con el hombre perdiendo más de lo que gana y con la mujer perdiendo lo que de verdad quiere: un hombre.

Se dice que todo homosexual es un heterosexual latente. ¿Es verdad lo contrario? Ciertamente, la homosexualidad latente existe. Se manifiesta en el comportamiento que he comentado anteriormente y en los sueños y las fantasías. También se manifiesta en reacciones defensivas contra la homosexualidad, en el miedo y la fascinación hacia ella. En una cultura que premia la agresividad y la virilidad, se emplea mucha energía vital para protegerse de los sentimientos homosexuales latentes. El hombre que camina como si debiera impresionar a todo el mundo con su masculinidad (los hombros anchos, el pecho henchido, el estómago metido, las nalgas duras y prietas) es sospechoso de tener actitudes homosexuales latentes. El hombre temeroso de hacer cualquier demostración de cariño o de ternura a otro hombre mediante el contacto físico delata un miedo homosexual.

Un análisis profundo de los pacientes ha revelado la presencia de tendencias homosexuales latentes en todos los casos. Por extensión, ya que no hay seres completamente sanos en nuestra cultura, la homosexualidad (latente o patente, en un grado u otro) debe estar presente en todos los individuos de nuestra cultura. Esto no debería ser sorprendente si somos mínimamente conscientes de las dificultades sexuales por las que atraviesa la gente. El estudio de estos problemas en pacientes nos permite declarar que las tendencias homosexuales existen en un individuo hasta el punto de que su potencia sexual se ve perturbada o limitada en la esfera sexual.

En nuestra cultura las conductas o actitudes sexuales pueden clasificarse en una escala de potencia que tiene la homosexualidad en un extremo y la heterosexualidad en el otro. Este es un buen concepto operativo porque evita la división de la gente en una clase u otra. Las personas no son heterosexuales ni homosexuales; son, sencillamente, individuos con diferentes grados de potencia sexual. Cuanto mayor es la potencia, más se acerca uno a los patrones heterosexuales. Cuanto menor es la potencia, más manifiesta uno un comportamiento que es característico de la homosexualidad.

ESCALA DE LA POTENCIA SEXUAL

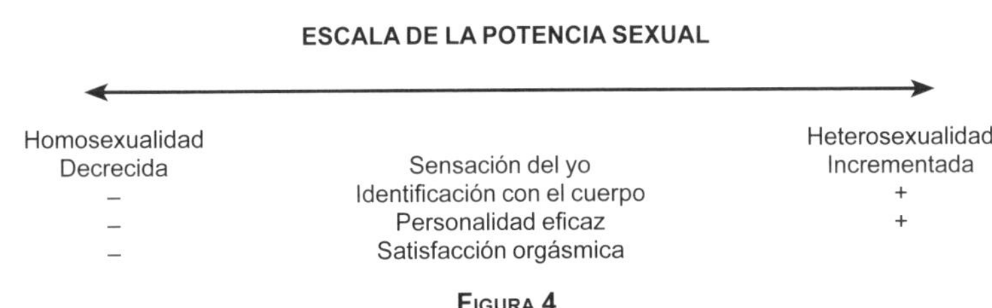

FIGURA 4

El último punto requiere de alguna explicación. La capacidad de alcanzar una descarga orgásmica satisfactoria responde a la potencia sexual. Por tanto, está limitada al modo heterosexual de funcionamiento. Como el patrón homosexual es obtener el placer y la satisfacción a través de la identificación y de la actuación, el homosexual renuncia a la experiencia del yo. Y el orgasmo no consiste más que en la experiencia y la realización de sí mismo en su forma más elevada.

Este análisis de la homosexualidad tiene implicaciones terapéuticas importantes. Si uno puede proporcionarle a un paciente una mejor identificación con su cuerpo y una personalidad más eficiente, el patrón sexual evolucionará automáticamente hacia el comportamiento heterosexual. Por supuesto, hacer esto requiere solucionar los problemas de la personalidad por un lado y las tensiones del cuerpo por otro. Sin embargo, la contrapartida también es verdad. Cualquier aumento del sentimiento o comportamiento heterosexuales conducirá a una mejora de todas las funciones de la personalidad.

Finalmente puedo decir que la personalidad es un reflejo de la heterosexualidad, y viceversa. La figura 3 puede modificarse así:

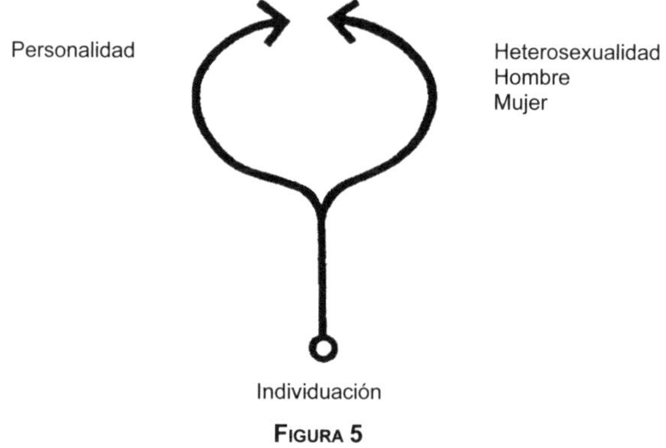

FIGURA 5

CONFERENCIA 3: LA NATURALEZA DE LA EXPERIENCIA ORGÁSMICA

Revisemos brevemente los puntos establecidos en las dos conferencias anteriores. En la primera describí la hipótesis de que tanto la sexualidad como la personalidad son productos del proceso de desarrollo orgánico que hemos llamado individuación. Esto significa que, durante el curso de la historia de la evolución, cuando los organismos se desarrollaron, incrementando su estructura y su complejidad, sus características sexuales se volvieron más claramente definidas. Al mismo tiempo, la individualidad única de cada organismo se volvió claramente evidente.

Igualmente encontramos que en el crecimiento y en el desarrollo del individuo, la personalidad emergente viene determinada y condicionada por la fuerza y la integración del impulso sexual. Para apoyar esta hipótesis intenté demostrar que el sexo y el amor están estrechamente relacionados, en concreto que el sexo es una expresión del amor y que el sentimiento de amor es una derivación del impulso sexual. Esto es importante porque es difícil negar la conexión íntima entre personalidad y amor.

También traté de demostrar que el impulso sexual se creó por la tendencia de los organismos vivos a producir un exceso de energía que deben descargar. La descarga de este exceso de energía a través del modo sexual de reproducción cumple la función de mantener la estructura y la integridad del organismo individual. Como el exceso de energía del organismo es el factor cuantitativo de la personalidad, es decir, como mide la vitalidad del organismo, podemos decir que la sexualidad y la personalidad son iguales cuantitativamente.

En la segunda conferencia, al comentar la diferencia entre la homosexualidad y la heterosexualidad, describí mi perspectiva de que la sexualidad y la personalidad son también iguales a un nivel cualitativo. El concepto de un espectro de potencia sexual me permitió sostener la identidad de la heterosexualidad con, primero, el desarrollo del sentido del yo o la individualidad, segundo, una identificación positiva con el cuerpo, tercero, una estructura de la personalidad integrada y eficaz y cuarto, la potencia orgásmica. La homosexualidad, que está situada al final del lado opuesto de la escala, estaba relacionada con la ausencia de estos aspectos positivos de la personalidad, es decir, con la falta de sentido del yo, una identificación excesiva con el otro, tendencias a representar patrones de conducta sádica o masoquista y una personalidad dirigida por la idea de «servicio».

El concepto de la potencia sexual tiene un carácter doble. Puede referirse por un lado a la fuerza del deseo o impulso sexuales, y por el otro a la intensidad y la totalidad de la descarga sexual. Es más adecuado llamar a esto último potencia sexual, que es justo el tema de esta tercera conferencia: la naturaleza y el sentimiento subjetivo de la experiencia orgásmica.

Sin embargo, antes de plantearnos la cuestión del orgasmo, creo que es necesario decir unas cuantas palabras sobre la naturaleza del placer. A pesar de lo importante que es esta sensación en la vida y en la salud de la gente, la naturaleza y las dinámicas del placer no se comentan en ninguno de los textos estándar de psicología. De hecho, los fisiólogos y los bioquímicos ignoran por completo el placer como fuerza motivacional del comportamiento. Solo en la escritura y el pensamiento analíticos encontramos algún intento de comprender lo que es el placer.

Freud propuso la idea de que el placer surgía de la descarga de la tensión. Por ejemplo, uno encuentra placer y satisfacción en el hambre. El hambre representa un estado de tensión que se descarga en el proceso de su satisfacción o se satisface en el proceso de su descarga. Si consideramos el placer derivado de la evacuación satisfactoria producida por un movimiento intestinal, podemos ver que también se deriva de la descarga de un estado de tensión. Incluso el placer de alcanzar una meta difícil puede estar relacionado con la descarga de una tensión que surge de la confrontación y del desafío de la meta.

El mismo principio es aplicable al placer sexual. El exceso de energía al que previamente me he referido crea un estado de tensión que, cuando se descarga a través de una práctica sexual satisfactoria, produce una experiencia de placer significativa.

Pero hay otra clase de placer que no encaja en el concepto de Freud y que no ha provocado ninguna modificación de sus teorías. Según Freud, el placer se debe a la descarga de tensión. Esto se ha interpretado como una declaración de que el hombre busca alcanzar el nirvana, es decir, un estado sin tensión. En realidad uno puede sentir cierto grado de placer en el estado mismo de tensión. Es lo que podríamos llamar «placer anticipado». Por eso se produce placer al enfrentarse a una tarea difícil, del mismo modo que se produce placer al completarla. Igualmente, la expectativa de una buena comida, incluso cuando uno se encuentra en un estado de hambre-tensión, se experimenta como placer.

No obstante, la expectativa de una situación difícil solo puede producir placer siempre que uno pueda anticipar la resolución satisfactoria de la situación de tensión. El placer en un estado de tensión depende de que en la mente de la persona exista la expectativa de descargar la tensión. Si desaparece esa expectativa, toda la tensión o excitación se volvería desagradable y frustrante. De hecho, la frustración no es más que un estado de excitación o tensión sin expectativa de descarga. Al haber una expectativa de descarga, podemos tolerar la tensión hasta que se produzca la posibilidad de que la descarga ocurra.

El placer tiene una naturaleza dual, como la potencia sexual. Primero está el placer de la excitación, siempre que uno pueda anticipar su descarga, y luego el placer de la descarga de la tensión o la descarga de la excitación. En términos de excitación, esto puede expresarse como el placer del aumento de la excitación, la anticipación y el placer de la descarga de la excitación y la satisfacción.

Desde esta perspectiva el placer no es la experiencia de un estado estático, sino de uno dinámico. El organismo no busca descargar la tensión como un fin en sí mismo, ni busca producir tensión como un fin en sí mismo. Si un estado de excitación no se descargara, el organismo no podría volver a excitarse. Más bien, si busca algo, sería el movimiento de un estado a otro.

El movimiento es, quizá, la función más básica del organismo vivo. El organismo está vivo porque se mueve y se mueve porque está vivo. Su placer se deriva de sus movimientos, tanto acercándose al mundo como alejándose de él. La frustración es la incapacidad de salir de un estado de excitación. La depresión es la incapacidad de pasar a un estado de excitación.

He indicado que el movimiento se produce por el aumento y la disminución de la excitación. Un aumento mueve el organismo hacia el objeto excitante, mientras que una disminución de la excitación lo aleja del objeto. Para entender la experiencia orgásmica es importante saber que la meta de la actividad sexual no es la presencia o la ausencia de un estado de tensión sino el proceso de incremento y disminución del estado de excitación. El resultado es un movimiento acelerado y una mayor sensación de viveza; ambos producen una sensación de placer al organismo. El movimiento, la viveza y el placer contribuyen todos a una percepción exaltada del yo. La naturaleza dual del placer puede mostrarse gráficamente:

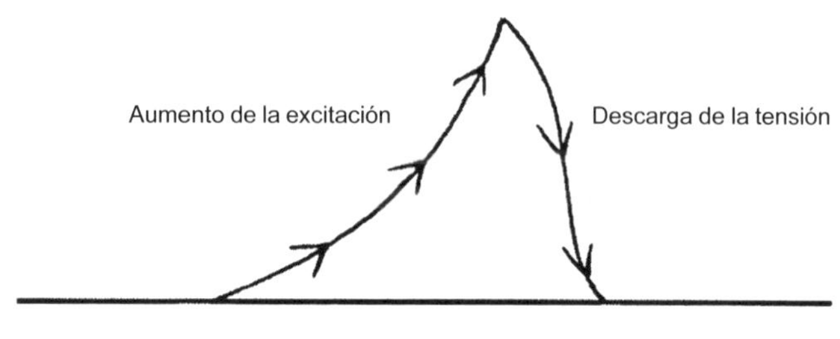

FIGURA 6

Vemos ahora cómo se aplican estos conceptos a la función sexual. Primero debo subrayar que el impulso sexual depende de la existencia de exceso de energía en el organismo, es decir, de la disponibilidad de mucha más energía de la necesaria para mantener la supervivencia biológica. Como la producción del exceso de energía es una función natural de la vida, su cantidad es una medida de viveza o de vitalidad. Lo que esto implica es evidente. En los muertos no existe impulso sexual ni tampoco pueden excitarse, por más estímulos que se les apliquen. Todo lo que agota la energía del organismo reduce el impulso sexual. La enfermedad, la fatiga, la falta de sueño y las tensiones neuróticas están entre las causas que actúan en esta dirección. Los factores que actúan en la dirección opuesta son los que promueven la salud y la vitalidad naturales del organismo. No conozco estimulantes artificiales del impulso sexual. El alcohol puede incrementar el deseo, pero disminuye la función.

Este exceso de energía se propaga por todo el organismo. O puede decirse que existe en un estado de excitación latente. En el curso normal de los acontecimientos, con o sin estimulación externa, esta energía fluirá hacia su válvula de escape natural, que es el aparato genital. Una vez que la energía se concentra en los genitales, nos volvemos conscientes del sentimiento de excitación sexual. La excitación no es un proceso de poner sensación o vida en una persona; la sensación general o la vida deben estar ya ahí. La excitación es el resultado de la concentración. La concentración sobre el aparato genital puede desarrollarse espontáneamente o a través de un estímulo exterior si el individuo tiene disponible algún exceso de energía, alguna excitación latente o una sensación generalizada de bienestar.

Una vez que se produce la concentración, cualquier contacto con un miembro del sexo opuesto funcionará para incrementar la concentración, es decir, elevar el nivel de la excitación sexual y aumentar el deseo de llevar a cabo la unión sexual. Esta es la función de esas actividades que podríamos llamar de «preplacer».

El preplacer tiene dos propósitos relacionados con la función sexual: el primero, movilizar mediante el contacto de los cuerpos el exceso disponible de energía normalmente bloqueado en diferentes partes del cuerpo; y el segundo, incrementar el nivel de excitación. La energía se moviliza desde la boca o las zonas orales, desde el pecho, el cuello y la espalda, la piel, etc., y se concentra en los órganos genitales. Cuando sucede esto, el estado excitativo del organismo se incrementa de manera que se siente una mayor urgencia de unión y de descarga sexual. El aumento de la excitación sexual a través de los mecanismos de los juegos preliminares se experimenta de forma placentera como una fuerza vital positiva siempre y cuando sea posible anticipar la descarga de la tensión.

La segunda fase de la actividad sexual abarca esas acciones que provocan la descarga. Se trata de mecanismos de placer final, cuyo objetivo no es elevar la tensión sino descargarla. El placer de la descarga difiere del placer de la excitación. Esta diferencia puede solo describirse como la sensación de plenitud y de satisfacció, opuesta a la excitación y a la anticipación.

El placer final de la descarga puede ser solo tan intenso como la excitación que la precede. Sin embargo, no quisiera dar la impresión de que el acto sexual puede ser fácilmente dividido en periodos arbitrarios. El proceso de excitación continúa durante el acto del coito hasta que se producen los movimientos involuntarios de descarga. Así, se puede entrar en una relación sexual sin un alto grado de excitación consciente y, sin embargo, alcanzar un clímax fuerte y satisfactorio. En este caso, la excitación se acumula en el acto del coito. Los movimientos sexuales voluntarios crean una excitación considerable además de la provocada por el contacto sexual.

Ningún aspecto de la sexualidad se presta a una mayor confusión o malentendidos que el fenómeno del orgasmo. El mismo término se usa en dos sentidos diferentes que deberían distinguirse el uno del otro. Normalmente se utiliza como sinónimo de clímax; todo clímax es un orgasmo. En otro sentido, el empleado por W. Reich, el orgasmo está limitado al tipo de clímax, o descarga, que es total, pleno y completamente satisfactorio. Según este significado, un clímax no es un orgasmo a menos que alcance el apogeo del placer. Lo que implica esta visión del concepto del orgasmo como éxtasis es la culminación suprema del deseo, la plenitud total.

Para evitar la confusión inherente en los dos conceptos opuestos deberíamos reconocer que la experiencia orgásmica puede variar desde cualquier sensación de clímax hasta la realización sublime del yo. El orgasmo varía entre los distintos individuos, dependiendo de la personalidad de su estructura, como veremos, pero también varía en el mismo individuo según la intensidad de la respuesta sexual en cualquier relación particular.

Antes de profundizar en la naturaleza del orgasmo, sería interesante conocer por qué Reich formuló un concepto dinámico de la potencia orgásmica. En su intento de entender los factores que determinaban el éxito o el fracaso de la terapia analítica, Reich hizo dos descubrimientos. Primero descubrió que solo hasta el punto en que la función sexual del paciente mejoraba como resultado de la terapia era capaz de mantener y desarrollar los frutos de la terapia. En segundo lugar, halló una correlación positiva entre la perturbación neurótica y la ausencia de plenitud sexual. Esto significaba que no podría haber neurosis cuando existía una vida sexual plenamente satisfactoria. La respuesta de los analistas a esta postura fue que habían tenido muchos pacientes neuróticos que eran capaces de experimentar la satisfacción sexual. Esta contradicción necesitaba una definición de «satisfacción» en el sexo. Se hizo evidente para Reich que para los analistas clímax era lo mismo que plenitud total. Entre ambos, sin embargo, puede haber una enorme diferencia.

El orgasmo, como lo definió Reich y en el sentido en que lo emplearé en esta conferencia, supone una descarga placentera involuntaria y total de todo el exceso de energía del organismo. Por exceso de energía me refiero a la energía que no se necesita inmediatamente para el mantenimiento de las funciones biológicas básicas. Si esto ocurriera, teóricamente no quedaría energía para mantener un síntoma neurótico ni una estructura neurótica de carácter. El síntoma neurótico colapsaría cuando la energía necesaria para mantenerlo se agotara en la descarga orgásmica.

Ahora bien, esto puede ocurrir, y ocurre. Cuando alguien alcanza la potencia orgásmica en el sentido de una respuesta sexual total a nivel corporal y de la personalidad, se libera de sus síntomas neuróticos mientras pueda mantener ese nivel de funcionamiento sexual. Por desgracia, los hábitos neuróticos están incrustados muy profundamente en la personalidad, y sin resolverlos analíticamente el viejo patrón se reafirma y socava la función sexual. Esto se debe a que el patrón neurótico determina el comportamiento en todas las actividades y en todas las relaciones. El neurótico, enfrentado a las vicisitudes de la vida diaria, vuelve a echar mano de sus defensas y sus compensaciones.

Es necesario, por tanto, solucionar los problemas neuróticos en dos niveles. En el de la personalidad hay que analizar la neurosis según los procedimientos del análisis del carácter. Pero mientras se lleva a cabo este trabajo es preciso mejorar la función sexual. Sin un concepto dinámico de la potencia orgásmica como guía de la función sexual es difícil saber por qué los pacientes no muestran el progreso que su comprensión intelectual parece garantizar.

Terminada esta explicación preliminar, podemos preguntar: ¿cuál es la naturaleza del fenómeno (orgasmo) que lo convierte en un deseo tan imperioso para todas las criaturas vivas? ¿Cómo puede funcionar para descargar todo el exceso de energía del organismo?

Reich ha mostrado que el orgasmo ocurre como una reacción convulsiva en la que participa todo el cuerpo, una reacción que llamó el reflejo orgásmico y que consiste en una serie de movimientos pélvicos involuntarios que abarcan la totalidad del cuerpo en una sucesión de olas que se mueven de abajo arriba. Para entender estos movimientos debemos saber algo sobre los mecanismos del flujo de energía en el organismo. Específicamente es importante comprender por qué la función sexual está localizada en el extremo posterior del organismo.

Para explicar mi punto de vista me gustaría usar el pez de la figura 7 como ejemplo. Con este dibujo no pretendo hacer una obra de arte.

El pez es interesante porque mientras se mueve literalmente a través de su entorno el entorno se mueve a través de él. El pez no solo atraviesa el agua, sino que el agua atraviesa el pez, una interacción en los dos sentidos. El extremo anterior, la cabeza del pez, es el punto por el que el entorno entra en él: agua, alimento, impresiones sensoriales... En la cabeza están localizadas las funciones que controlan o cargan el organismo. En el extremo posterior, el pez muestra una polaridad en su función dinámica. Cuando avanza hacia el frente, la energía se mueve hacia atrás a través de su cuerpo para descargarse en el movimiento de la cola. Los movimientos del acto sexual y del orgasmo son también movimientos de la cola o del extremo posterior del organismo.

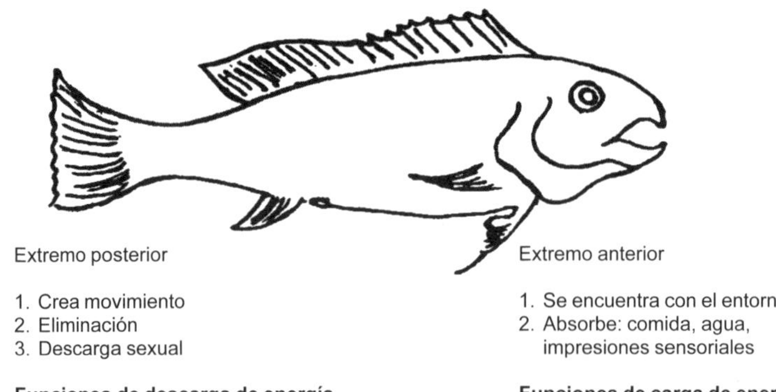

FIGURA 7

El pez moviéndose por su entorno líquido es un individuo aislado. No importa lo mucho que se sienta parte de su ambiente; su individualidad está determinada biológicamente por el hecho de que es un sistema cerrado. Su motilidad depende de una energía libre contenida en un cuerpo cerrado. He sugerido previamente que todo organismo animal necesita rendir su individualidad, superar su sensación de soledad y separación, para volverse parte del todo, que además se siente como plenitud. Sugiero además que lo consigue a través de la sexualidad, por medio de la cual se une con otro organismo y pierde su sensación de soledad y de estar incompleto. Pero es mucho más que esto. La misma cualidad de sus movimientos que son inherentes en la individualidad tiene que cambiar. Debe moverse de una forma distinta, una clase de movimiento que es parte de un movimiento mayor que se remonta a su origen y creación.

Uno puede superar la sensación de soledad y de estar incompleto mediante determinados procedimientos pasivos. Algunos de los medios empleados son la meditación, el retiro religioso, la comunión con uno mismo y el misticismo. Sin embargo, la pasividad no es la manera natural de vivir. Por medio de la unión con otro organismo se establece una excitación que es capaz de conmover al organismo. En la sensación de ser conmovidos nos sentimos a nosotros mismos como parte de lo universal. Precisamente porque la religión puede conmovernos (en el sentido emocional), la vivimos como una válida expresión de nuestra conexión con Dios. El acto sexual hace esto de una manera directa y física.

La siguiente declaración es la experiencia de este fenómeno contada por una mujer. Su descripción es concisa y reveladora:

Una vez tuve una experiencia durante el coito que fue tan distinta de todo lo demás que no creo que vuelva a estar satisfecha hasta que la sienta otra vez. Durante esta experiencia, sin ningún esfuerzo ni intento por mi parte, mi cuerpo se movía desde dentro, por así decirlo, y todo era perfecto. Experimenté un movimiento rítmico y un sentimiento de éxtasis por ser parte de algo mucho más grande que yo misma, y finalmente de recompensa, de verdadera satisfacción y paz.

Dejadme explicar este proceso de unión y movimiento con una serie de dibujos simplificados.

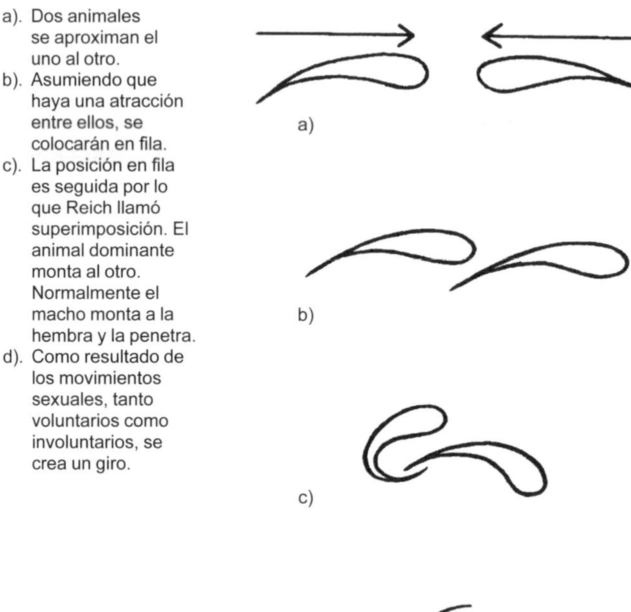

a). Dos animales se aproximan el uno al otro.
b). Asumiendo que haya una atracción entre ellos, se colocarán en fila.
c). La posición en fila es seguida por lo que Reich llamó superimposición. El animal dominante monta al otro. Normalmente el macho monta a la hembra y la penetra.
d). Como resultado de los movimientos sexuales, tanto voluntarios como involuntarios, se crea un giro.

FIGURA 8

En el momento en el que se produce el giro ya no se distinguen el macho y la hembra. Las corrientes de energía de ambos organismos forman un proceso rotatorio. Cuando el fenómeno de la rotación es libre y desinhibido, en el clímax sexual u orgasmo, el resultado es una experiencia de iluminación o irradiación en ambos organismos. La irradiación surge primero en la pelvis, alrededor de los órganos genitales, como una fase elevada del «ardor» de la pasión sexual. Dependiendo de la intensidad y la extensión de la sensación orgásmica, la irradiación puede extenderse por todo el cuerpo cuando se experimenta como un encendimiento. La manifestación externa de la iluminación aparece como un brillo que es la expresión natural de alguien que está enamorado.

Cuando uno mira la última fase de la figura 8, puede notar su semejanza con el giro de las nebulosas espirales. Esta semejanza fue señalada por Reich como una ilustración de las raíces del hombre en la naturaleza. En este fenómeno del giro y la irradiación que acontece durante el orgasmo el individuo experimenta una identificación cósmica. Las sensaciones experimentadas en el orgasmo son frecuentemente descritas como sensaciones de volar o de girar en espiral. En una de sus novelas Hemingway describió el orgasmo como la sensación de que «la Tierra se movía». El orgasmo satisface el anhelo del animal de ir más allá de los límites del yo, para trascender los estrechos confines de la individualidad.

El movimiento en el orgasmo difiere de los movimientos normales de una manera significativa. Estos últimos están dirigidos por el ego, es decir, están producidos por el flujo de excitación desde la cabeza hasta el extremo final. En el orgasmo algo toma posesión del cuerpo. La excitación fluye desde el extremo final hasta la cabeza. Es como si el patrón normal del perro que mueve el rabo estuviera invertido, de manera que ahora fuera el rabo el que moviera al perro. En el orgasmo, cuando una fuerza vital más profunda toma el control, el ego desaparece. Se alcanza la realización del yo, no del ego, a su nivel más profundo.

La experiencia orgásmica tiene otros significados. Se experimenta como un renacimiento, una renovación. Esto encuentra alguna explicación en las sensaciones de derretirse y fluir que preceden a la convulsión orgásmica. Como la estructura corporal está compuesta en parte de agua cristalina (incluso en la temperatura normal del cuerpo, como demuestran las investigaciones actuales), las sensaciones de derretimiento y de fluir pueden interpretarse como la descongelación de estas estructuras cristalinas de agua. La estructura, al ser lo contrario de la motilidad, es la antítesis de la vida. La vida empieza con muy poca estructura y termina cuando la energía del organismo es incapaz de mover las estructuras acumuladas que crea la experiencia de vivir. Por eso cuando la estructura se disuelve en el orgasmo, renacemos realmente, como nos dice nuestra percepción de la experiencia. El orgasmo también se experimenta como un fenómeno creativo. A veces realmente da lugar a la creación de un individuo nuevo. Pero en todos los casos da lugar a la creación de una visión nueva y fresca de la vida.

Si la sexualidad se orienta hacia la satisfacción y la plenitud de la descarga orgásmica, la sensualidad tiene como objetivo incrementar el estado de la excitación sexual. Normalmente la sensualidad es parte del proceso sexual. La estimulación de todos los sentidos juega un papel importante en la fase preliminar de la excitación sexual. Ayuda a movilizar el aparato genital y eleva el estado excitativo. El preplacer es una experiencia predominantemente sensual. Pero la sensualidad puede volverse opuesta a la sexualidad si la búsqueda de la excitación se convierte en un fin en sí. Una persona sensual difiere de una sexual en que está menos interesada en el placer final de la descarga que en la excitación del preplacer y la estimulación.

¿Qué factores de la personalidad del individuo lo predisponen a un enfoque sensual de la vida en lugar de uno sexual? La experiencia clínica ha demostrado que una actitud sensual viene determinada por dos rasgos en la estructura de la personalidad. Uno es la falta de exceso de energía o viveza; el otro es el miedo al clímax sexual, el orgasmo. Analicemos cada uno de ellos.

La búsqueda de la excitación caracteriza a los individuos que no se sienten vivos, que están deprimidos y debilitados moral y físicamente. Al faltarles las sensaciones internas de excitación, la vida les resulta aburrida. El sexo, como cualquier otro estimulante fuerte, les da una sensación temporal de excitación o viveza. Usan el sexo igual que un alcohólico usa la bebida. Como la estimulación es solo temporal, la búsqueda de la excitación va cada vez más lejos. El preplacer se extiende hasta un grado en el que se convierte en una perversión, como apuntó Freud. Si esto no fuera suficiente, el sensualista busca la excitación creando situaciones externas de tensión. Realiza la actividad sexual en lugares expuestos o en presencia de terceras personas y delante de espejos para que la excitación visual pueda aumentar la sensación. Se utilizan técnicas especiales que estimulen al otro para poder alcanzar de nuevo alguna excitación indirecta mediante la excitación de su pareja.

Ahora bien, no soy un moralista sexual y mi intención no es condenar estas prácticas. El sensualista las necesita para excitarse suficientemente y poder realizar la función sexual. Necesita la sexualidad, lo mismo que la necesitamos todos, para superar su aislamiento y su soledad. Pero el uso desmedido de la sensualidad, como el del alcohol, termina en decepción y en una sensación de resaca. Al día siguiente el sensualista se despierta sin ninguna sensación de pureza o plenitud, sin sentirse renovado ni renacido. Y esta actividad no le ha servido para superar su estado caracterológico de falta de vida y aburrimiento.

El segundo rasgo de la actitud sensual es el miedo de la descarga orgásmica, con sus movimientos fuertes, involuntarios y convulsivos. Reich llamó a este miedo «ansiedad del orgasmo». Podría parecer extraño que alguien le tenga miedo al placer, pero la ansiedad relacionada con el placer es habitual en los neuróticos. El placer, especialmente el sexual, se asocia en el nivel inconsciente o consciente con el pecado y la culpa. Aunque la culpa sexual ha disminuido considerablemente desde los tiempos victorianos, no ha sido ni mucho menos eliminada. Bajo la superficie de nuestra moderna sofisticación sexual es posible encontrar en la mayoría de los individuos capas profundas de culpa sexual. Por las razones que se expondrán a continuación, esta culpa está más conectada a la sexualidad orgásmica que a la sensual. Mi experiencia es que nuestra sofisticación sexual ha bajado las barreras de la sensualidad sin afectar ni aliviar significativamente la ansiedad del orgasmo. Para apreciar esta anomalía debemos entender por completo los movimientos que provocan el orgasmo sexual.

Los movimientos normales que realiza el individuo en estado de vigilia están controlados por el ego. Nuestras actividades tienen un propósito y se dirigen hacia una meta. La persona media camina para llegar a un destino. Sin embargo, cuando uno observa a la gente caminar, a menudo se sorprende por la cualidad mecánica del movimiento. Tanto en nosotros mismos como en los demás notamos una ausencia de placer al caminar; solo somos conscientes de la urgencia de llegar a algún sitio. Por supuesto, tan pronto como alcanzamos el objetivo, concebimos otro. Un ejemplo de esto se ve a nivel cultural en nuestro concepto del progreso. El placer del movimiento, la alegría de la coordinación y la elegancia al moverse están ausentes de nuestras actividades cotidianas. Nos hemos vuelto tan conscientes del ego que hemos perdido la conciencia del yo representada por el cuerpo en movimiento. Pero en ese sentido no tenemos unas estructuras del ego fuertes ni seguras.

Los movimientos corporales de la gente menos civilizada muestran una cualidad distinta. Cuando uno observa el caminar de una mujer antillana, por ejemplo, es consciente de la soltura y la libertad de su cuerpo. Las caderas se bambolean relajadamente, las piernas se mueven sin esfuerzo, mientras la mitad superior del cuerpo va montada grácilmente sobre esta carroza. La mujer nativa no tiene la presión de llegar puntualmente a ningún sitio. Pero lo que nos sorprende más sobre esta manera de caminar es su cualidad sexual. Es sexual no porque sea provocativa sino porque parece enérgica, viva y animal. Es sexual porque la mujer es consciente de sus movimientos y se identifica con la naturaleza sexual de su cuerpo.

La sexualidad es nuestra conexión más fuerte con nuestra naturaleza animal. El animal no conoce más objetivos que la satisfacción de sus necesidades inmediatas. No actúa bajo la obsesión de progresar. Encuentra placer en la actividad del momento. ¿Cuál es el objetivo de la sexualidad aparte del placer que provoca? Uno no «va» a ningún sitio con los movimientos sexuales. En la sexualidad se permite que los movimientos dirijan a la persona, no al revés. Es como un perro siguiendo su nariz, no dirigiéndola. Al mirar a un perro vagabundear, se tiene la impresión de que es su cuerpo el que lo mueve, en lugar de mover él al cuerpo. Esta capacidad del cuerpo para mover a la persona es la capacidad de tener una experiencia orgásmica.

La potencia orgásmica representa la capacidad de dejar que el cuerpo controle el movimiento. Pero uno no puede permitir que esto suceda a menos que esté seguro en su cuerpo e identificado con él. Si el cuerpo se subordina al ego por un lado, por el otro está vinculado con el suelo. Esto último proporciona la sensación de arraigo y suple la seguridad por la pérdida del control del ego en el clímax orgásmico. Sentirse arraigado significa también estar enraizado en la tierra y en la sexualidad. Es sinónimo de tener la capacidad de mantenerse de pie por sí mismo (ser independiente) y de sentir los pies, identificarse con la mitad inferior del cuerpo en sus funciones animales básicas.

He dicho que el movimiento sexual difiere de los movimientos normales en su dirección. Se trata de un movimiento del suelo hacia arriba más que de la cabeza hacia abajo. Pero esta distinción no es completamente válida en este caso, porque hasta cierto punto todo movimiento debería participar de esta cualidad sexual. En la persona sana, el movimiento mostrará una relación dual, animal, sexual y enraizada por abajo al mismo tiempo que equilibrada, dirigida a un objetivo y controlada por arriba. La sexualidad no es una actividad a tiempo parcial o reservada para el tiempo libre; es una manera de funcionar. La sexualidad significa estar en contacto con la tierra y el cuerpo al mismo tiempo que se está en contacto con la mente y el mundo exterior. La sexualidad significa ser una persona pensante y un organismo animal en movimiento al mismo tiempo.

La salud emocional representa la capacidad de estar en dos sitios al mismo tiempo, es decir, significa que uno tiene la fuerza para tolerar la tensión en una situación polar. Mientras estoy aquí, frente a vosotros, dando esta conferencia, tengo que ser consciente de vosotros y consciente de mí. Tengo que estar en contacto con vosotros y en contacto conmigo. Sin embargo, un momento de introspección mostrará que uno no puede estar en dos lugares al mismo tiempo. No obstante, es posible hacer que la atención fluctúe de un punto a otro tan rápidamente que no se produzca una brecha apreciable en el doble enfoque de la conciencia. Así, durante un momento vuelvo a mí mientras estoy dando la conferencia, miro mis notas y me siento a mí mismo; luego me vuelvo a vosotros. Si esto se hace bien, no notaréis que se interrumpe el contacto con vosotros ni yo tampoco seré consciente de ninguna interrupción en mi contacto conmigo mismo.

Igualmente podemos estar en contacto con el cuerpo y el suelo y en contacto con el yo pensante y sintiente, no de forma simultánea sino alternativamente, y sin embargo con tal rapidez de oscilación que somos conscientes de ambos. Cuando estas experiencias forman parte de nuestra manera de vivir, la transición desde el control del ego y el movimiento voluntario a los movimientos fuertes e involuntarios del orgasmo se vuelve más fácil y no inspira miedo. De lo contrario el orgasmo sería como la amenaza de ser lanzado al espacio girando en la punta de un cohete.

Reich, en *The Function of the Orgasm* (La función del orgasmo), describió lo que en su opinión era la curva de la excitación sexual y el orgasmo. Esta curva se describe a continuación como base para un examen más detenido de este tema.

Como afirmé antes en esta conferencia, se puede llamar orgasmo a cualquier clímax o restringir el término «orgasmo» al significado que le daba Reich. Solo este último significado nos permite entender las diferentes perturbaciones de la potencia sexual.

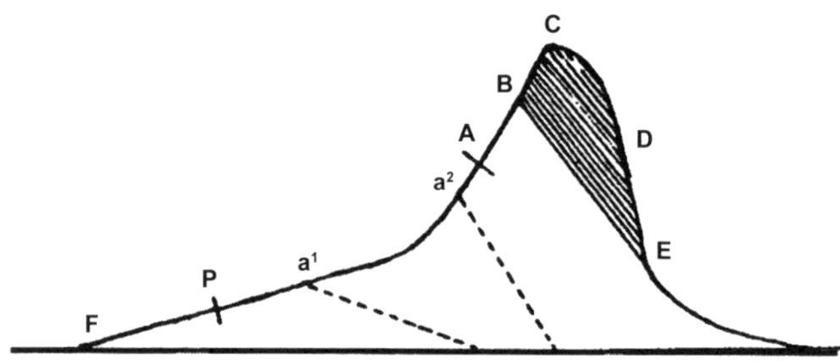

F- Periodo de preplacer.
P- Penetración.
A- Aumento de frecuencia de los movimientos pélvicos, volviéndose involuntarios, sensaciones fuertes de derretimiento en la pelvis.
B- Movimientos corporales convulsivos.
C- Clímax o cumbre.
D- Declive agudo de la excitación, el flujo regresa al cuerpo.
R- Relajación.
BCDE- El área sombreada representa la experiencia orgásmica. En E el movimiento involuntario cesa.
a¹- Clímax en el caso de eyaculación precoz. La excitación decrece gradualmente. No hay sensación de descarga ni de plenitud. El clímax clitoriano en una mujer tiene una cualidad parecida.
a²- Clímax donde se produce la descarga antes de que los movimientos involuntarios se hayan impuesto. Un clímax que ocurre en este punto revela el miedo a la fase de participación del movimiento sexual.

FIGURA 9

Durante la fase de P a A, los movimientos sexuales están bajo el control del ego. Los movimientos son lentos, suaves y relajados. Pueden ser interrumpidos para permitir el ajuste de la posición o durante cortos periodos de tiempo de descanso. La interrupción en este momento no interfiere en el curso de la excitación. Normalmente los movimientos del hombre y de la mujer no están sincronizados en esta fase. Esto se consigue lentamente a medida que uno va sintiendo la pasión del otro. Los movimientos voluntarios también sirven para unificar el cuerpo con movimientos para que el ritmo de la respiración y el de los empujes se vuelva uno solo. Gradualmente la dirección del movimiento cambia, de manera que se empuja cada vez más desde el suelo o los pies.

En A se incrementa el ritmo de los movimientos sexuales. Este es un acto voluntario del hombre, que realiza tras sentir que los movimientos de su pareja se han vuelto sincronizados con los suyos y que ambos están listos para ascender al clímax. Durante el curso del ritmo creciente los movimientos se vuelven de repente involuntarios. Al final de esta fase aparecen fuertes sensaciones de derretimiento como preámbulo al inicio de la descarga.

En B la totalidad del cuerpo participa en la reacción convulsiva. La excitación sigue acumulándose en el hombre cuando empieza la eyaculación, y permanece en la cumbre durante unos cuantos momentos. Durante la fase B a D, puede decirse que el organismo está «girando». Es durante esta fase cuando se experimentan las sensaciones de identificación e iluminación cósmicas.

En D la excitación comienza a declinar rápidamente cuando la energía y la sensación regresan al cuerpo. Los movimientos involuntarios persisten hasta E, cuando la relajación, a menudo acompañada de un deseo de dormir, se apodera del cuerpo.

El placer se experimenta tanto durante el curso del aumento de la excitación como en el de la disminución de la excitación. Sin embargo, la primera tiene una cualidad anticipatoria. La última produce satisfacción si la descarga de la tensión es total, es decir, si todo el exceso de energía del organismo se moviliza en la sensación sexual. Tanto en a^1 como en a^2 la incapacidad de alcanzar la cumbre en C significa que no ha habido una movilización total. Ni en a^1 ni en a^2 se tiene una verdadera sensación de satisfacción. Es más, la intensidad de la experiencia del placer responde al cambio del nivel de excitación durante un periodo de tiempo determinado. Cuanto mayor sea la cantidad de excitación o de tensión descargada en una unidad de tiempo, mayor el placer. En un nivel de tensión a^1 el nivel de tensión o de excitación baja gradualmente. Se siente muy poco placer. En a^2, donde la tensión se descarga más rápidamente, la experiencia es más agradable. Cualquier descarga que ocurra tras B es intensamente placentera y satisfactoria.

¿Qué determina la capacidad de un individuo para tener un orgasmo como el descrito? Antes he indicado algunos de los atributos. Subrayé que una persona debe estar bien arraigada, que es solo una manera de decir que debe sentirse segura de sí misma. Añadí que debe mantenerse en pie por sí misma, que significa que ha de ser independiente. Sin estas cualidades no puede moverse de una manera sexual, es decir, desde la tierra. Pero además se puede añadir que debe identificarse con su cuerpo en su naturaleza sexual y ser libre de cualquier culpa o inhibición sexuales. Estos atributos pueden expresarse en tres palabras: seguridad, independencia y orgullo.

El individuo que posee estos atributos tendrá forzosamente un ego fuerte y bien desarrollado. La estructura de su ego sería similar a sus fuertes sensaciones sexuales, que reflejaría. Y debería tener una estructura del ego fuerte para tolerar y mantener el incremento de la tensión y de la excitación conforme los movimientos sexuales aumentan en frecuencia e intensidad y tienden a volverse involuntarios. Los individuos neuróticos con egos débiles y subdesarrollados no podrían aguantar la tensión necesaria para alcanzar la cumbre donde se produce el orgasmo. Por eso, si el ego está abrumado en la descarga orgásmica, se presupone que uno tiene un ego que puede abrumarse. Para perder el yo, se ha de tener un yo. Pero solo si uno pierde su yo gana un yo.

Se requieren ciertos atributos físicos para experimentar el orgasmo. El individuo debe ser una persona vital y activa, tener un exceso de energía para que la excitación sexual se viva de una manera significativa. El cuerpo debería mostrar una armonía de sus partes, una sensación de unidad en sus movimientos, que deberían ser gráciles y coordinados. Si parece que es mucho pedir, tened en cuenta que el orgasmo es el resultado de un movimiento unitario del cuerpo de arriba abajo. Pero esto no sería posible si la unidad estuviera ausente de los movimientos corporales normales. Todo lo que estoy diciendo es una ampliación del tema del sexo y la personalidad. El orgasmo, que es la forma más elevada de respuesta sexual, caracteriza el comportamiento sexual de la personalidad madura, integrada y eficiente.

Podemos alcanzar las mismas conclusiones de la propia naturaleza del orgasmo como experiencia satisfactoria. La satisfacción en cualquier actividad solo puede obtenerse si uno dedica toda su energía a dicha actividad. Si la entrega no es total, no se puede obtener una sensación física de satisfacción. Esto es válido tanto si se está jugando a algún juego, haciéndose cargo de un proyecto de trabajo o realizando el acto sexual. Gane o pierda, cuando uno se entrega por completo, se sentirá satisfecho de su esfuerzo.

¿En qué consiste la entrega total en el sexo? Ciertamente cualquier división de la atención, como fumarse un cigarrillo o leer un libro mientras se está teniendo una relación sexual, es una evidente falta de entrega. Las fantasías sexuales indican una incapacidad de entregarse totalmente a la pareja sexual. Pero ese freno puede ser inconsciente. Por tanto, una entrega total solo puede medirse por la totalidad y la unidad del movimiento sexual. Solo si el movimiento sexual abarca la totalidad del cuerpo o del ser experimentará uno la satisfacción plena de la descarga orgásmica.

No obstante, la experiencia orgásmica puede variar incluso en la misma persona. Si la satisfacción depende de la extensión de la implicación o entrega, la intensidad del orgasmo debe depender de la profundidad de los sentimientos implicados. En sus profundidades más recónditas la respuesta sexual implica activamente al corazón. Cuando el corazón responde en el clímax sexual, se han alcanzado los sentimientos más profundos y completos de apertura y liberación. Estos sentimientos se experimentan en el centro mismo del ser, es decir, en el corazón. Entonces uno conoce el significado más profundo del amor.

En la primera conferencia hablé de la relación del sexo con el amor. Al analizar esa relación señalé la conexión entre el corazón y los genitales a través de la sangre. El sexo aparecía como una expresión de amor. Y lo es, pero solo hasta el punto de que el individuo siente placer y satisfacción en el sexo. Es decir, si el sexo es una expresión de amor, como yo creo, expresa ese amor de forma más completa en la respuesta del orgasmo.

He usado el término «satisfacción» para describir el placer de la experiencia orgásmica. Es verdaderamente satisfactorio, pero este término parece inadecuado para indicar la verdadera naturaleza de este placer. Este orgasmo no es solo placentero, es una experiencia jubilosa. Jubilosa porque es libre, desenfrenada, ilimitada e involuntaria. Tiene la misma cualidad que las reacciones emocionales de los niños: viene del corazón. Por esa razón es la expresión más alta de júbilo al alcance de los adultos.

Si las actividades del sensualista están marcadas por la búsqueda de la excitación y la diversión, la persona verdaderamente sexual se caracteriza por su júbilo.

CONFERENCIA 4:

SEXUALIDAD MASCULINA Y FEMENINA

Las observaciones que ofreceré a continuación sobre los hombres y las mujeres deberían tomarse como una expresión de mis opiniones y juicios personales. Naturalmente, son el resultado de diecisiete años de experiencia clínica como psiquiatra y terapeuta, de más de veinte años de estudio en el campo de la sexología y de mis observaciones personales.

Lamentablemente, no hay una manera objetivamente científica de medir la respuesta sexual, así que nadie tiene el mejor punto de vista. Otra salvedad es que mis afirmaciones no deben tomarse como irrefutables, sino como generalizaciones amplias. No pueden aplicarse a un caso individual sin algunas modificaciones para adaptarlas a las diferentes personalidades de los individuos. A pesar de todo, son válidas como criterios de referencia en el terreno, desconocido y complejo, de la sexualidad masculina y femenina.

Hay un viejo chiste, que estoy seguro de que os resultará familiar, que habla de una convención de mujeres profesionales que resaltaban los logros femeninos en muchos campos y concluía que había muy poca diferencia entre los sexos. Un espectador borracho gritó: «Hurra por la diferencia». La versión francesa termina con la declaración: «Vive la difference».

La naturaleza de esta diferencia plantea un problema, un problema muy importante, para las relaciones entre hombres y mujeres. Hace algún tiempo la revista *Look* presentaba en su portada la imagen de una mujer enorme con el pie sobre un hombre pequeño postrado. La implicación de esta imagen es que las mujeres de nuestra cultura se han convertido en el sexo dominante. Hay estadísticas que prueban que en este país las mujeres son dueñas de más propiedades y riquezas que los hombres. Otra indicación de la relación cambiante entre los hombres y las mujeres es la que ofrecen las películas y los programas de televisión. Con mucha frecuencia el hombre aparece como estúpido, torpe, egoísta e inferior a la mujer en sabiduría y en conocimiento de la vida. Puedo remitiros a la famosa serie infantil de televisión *Los Picapiedra* como ejemplo de esta perspectiva. Puede que hayáis visto la película *Mr. Hobbs Takes a Vacation* (*Un optimista de vacaciones*), que es otro ejemplo de esta actitud. Pese al hecho de que el señor Hobbs es un ejecutivo de éxito, aparece representado como un miembro de segunda clase de la familia. Sus necesidades y su placer están subordinados a los de los otros miembros de la familia. Se encarga de todas las tareas domésticas y del trabajo sucio. Su esposa siempre tiene razón en sus opiniones y en sus consejos, mientras que él está invariablemente equivocado. Sin embargo, cuando terminan las vacaciones, que para el señor Hobbs han sido una especie de desastre, este comenta: «Tenemos que volver el año que viene y hacerlo otra vez». En un programa tras otro la mujer aparece como la que sabe las respuestas, hace los comentarios adecuados y tiene más conocimientos, en contraste con su bien intencionada pero poco inteligente pareja.

Quizá las diferencias entre los sexos están disminuyendo. Tengo la impresión de que las mujeres se están volviendo más masculinas, mientras que los hombres se están volviendo más femeninos. Las actitudes pasivas femeninas en los hombres parecen estar aumentando. El aparente incremento de la homosexualidad lo demuestra. Que esto es de dominio público puede verse en este popular chiste: «¿Sabes por qué las mujeres se esfuerzan tanto en mantener sus figuras de niñas? Para retener a sus infantiles maridos».

Al mismo tiempo no deja de oírse la constante queja por parte de las mujeres de que el hombre medio no es lo bastante agresivo. Recientemente en uno de nuestros periódicos locales había un artículo titulado «El problema de las mujeres son los hombres». Esta idea la expresan frecuentemente las mujeres en la observación de que un hombre las hace sentir como una mujer mientras que otro no. También es verdad en el sentido contrario, y he visto a muchas mujeres castradoras, aunque el hombre normalmente no suele quejarse. Asume la responsabilidad del triunfo o del fracaso de la relación sin saber cómo ni por qué falló.

Creo que debemos afrontar el hecho de que hay confusión y preocupación sobre los papeles sociales y sexuales del hombre y de la mujer en nuestra situación cultural actual. Por un lado, la mujer quiere ser igual que el hombre en todas las facetas; por el otro, desea que este sea la figura dominante. Los hombres tratan de satisfacer las necesidades de las mujeres solo para descubrir que están insatisfechas y adoptan una actitud crítica.

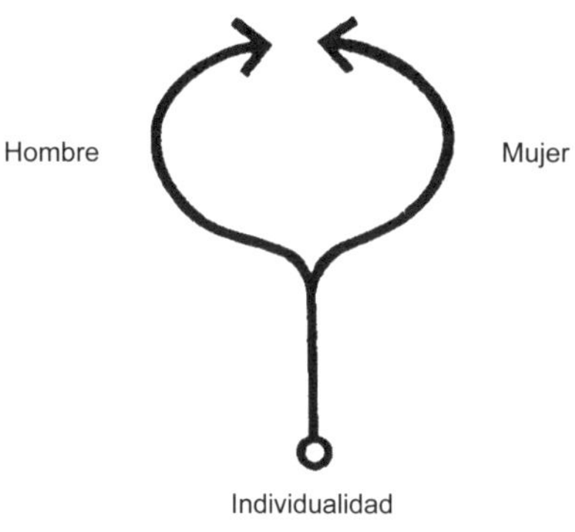

FIGURA 10

Si un hombre domina el hogar, se le considera dictatorial; si es pasivo y sumiso, se vuelve un incompetente. La verdad es que no puedo indicar cómo salir de este laberinto. Yo mismo nunca lo he llegado a entender. Sin embargo, sí creo que podemos llegar a comprender mejor los papeles del hombre y la mujer a nivel sexual y social partiendo de un análisis de los factores biológicos relacionados con la sexualidad masculina y femenina. Nuestro punto de partida será la proposición dialéctica de que la individualidad crea la antítesis de los hombres y las mujeres. Esto se aprecia en la figura 10. En ella se sugiere que mientras que el hombre y la mujer son iguales como individuos, son opuestos el uno al otro o están relacionados de forma antitética en términos de la función sexual. Esto significa que en un nivel hay semejanzas mientras que en el otro hay diferencias importantes.

Pensemos primero en las semejanzas sexuales entre el hombre y la mujer. Sabemos que las mujeres son semejantes a los hombres en sus funciones biológicas básicas. Comen, duermen y defecan exactamente igual que el hombre; responden a la misma anestesia y se excitan con los mismos estímulos. Bioenergéticamente sus organismos se cargan de energía o excitación que busca la descarga del mismo modo que el organismo del hombre. El placer y la satisfacción en el sexo son tan importantes para ella como para él. Más específicamente, el orgasmo que he descrito en la conferencia anterior lo experimentan de la misma manera el hombre y la mujer. Así, ambos pueden experimentar la sensación de girar o de volar, la sensación de identificación con el cosmos, la sensación de éxtasis, la sensación de liberación sin límites ni restricciones del ego y la personalidad, y el brillo radiante que acompaña a la descarga orgásmica completa de la excitación.

Los movimientos pélvicos de la mujer se producen en paralelo con los del hombre. Hay algunas diferencias de ritmo en las primeras fases del coito pero estas desaparecen en un movimiento armónico cuando la excitación aumenta hasta llegar al clímax. En la cumbre los movimientos involuntarios son tan parejos que se pierde la conciencia de los límites entre el propio yo y la pareja.

La respuesta sexual de la mujer depende de los mismos factores que determinan la potencia sexual del hombre: la viveza y la vitalidad de su organismo, su identificación con su cuerpo, la coordinación de sus movimientos; es decir, su potencia sexual depende de la integridad y del desarrollo de su ego y de su personalidad. Esta visión de la sexualidad femenina está respaldada por la investigación de Reich así como por mis propias observaciones.

He afirmado que el curso de la excitación, en términos de la acumulación y liberación de la tensión, es idéntico en la mujer y en el hombre. Esta afirmación debe modificarse en aquellos casos en los que los factores culturales o neuróticos hayan perturbado los ritmos sexuales normales. Estas perturbaciones son tan habituales que han dado lugar al mito de que la mujer es más lenta en su excitación sexual y para llegar al clímax que el hombre. En una cultura cuyos patrones sexuales animan a la pasividad sexual por parte de la mujer, podemos esperarnos alguna perturbación de la respuesta natural. Ciertamente, el funcionamiento de un «doble estándar» de comportamiento sexual para el hombre y para la mujer interferirá en el ritmo natural de la respuesta sexual.

Existe un extraño efecto de las perturbaciones neuróticas sobre la sexualidad del hombre y la mujer que apunta a las diferencias, sobre el que trataré más tarde. Un efecto de la neurosis sobre el hombre es crear el trastorno de la eyaculación precoz. Esto sucede porque las tensiones del área pélvica asociadas con la neurosis hacen que al hombre le resulte difícil tolerar las fuertes sensaciones de derretimiento que preceden y acompañan a un orgasmo completo. En una mujer el mismo problema neurótico actúa para atrasar o frenar el aumento de su excitación. El resultado es que mientras que, normalmente, la mujer neurótica tarda más tiempo en alcanzar el clímax, el hombre neurótico lo alcanza antes. El efecto es que son incapaces de «llegar» al orgasmo al mismo tiempo y esto hay que tomarlo literalmente. Al individuo neurótico le está negada la cercanía física y la intimidad, que es uno de los objetivos principales de la actividad sexual. No puede lograrla porque siente miedo de ella, lo cual es solo otra forma de decir que tiene un problema neurótico.

Hay otro mito que dice que los orgasmos simultáneos no son tan importantes para el placer sexual ni particularmente deseables. Esta perspectiva de la sexualidad anima a uno de los miembros de la pareja a satisfacer al otro, que a su vez le devuelve el favor. Expresé mi opinión sobre esta forma de comportamiento sexual en la conferencia sobre las actitudes homosexuales en contraposición con las heterosexuales. Si el orgasmo espontáneo y simultáneo se ha convertido en un mito, es como el mito de la libertad en los países comunistas. Si la gente ha vivido sin libertad durante más de una generación, se le hace difícil recordar cuándo existió o cómo era. Y la nueva generación tendrá más problemas con el concepto de libertad que la vieja. La libertad se volverá un mito, como George Orwell señala en su libro *Rebelión en la granja*. Algo parecido ha ocurrido con respecto a la sexualidad. Se ha producido tal pérdida de potencia sexual en nuestro tiempo que la alegría, el éxtasis y la simultaneidad del orgasmo parecen ser casi un mito.

El problema de la brecha neurótica entre la respuesta sexual del hombre y de la mujer es el responsable de que se recurra a técnicas especiales en el sexo. El hombre puede intentar superar esta brecha de varias formas, por ejemplo, intentar inhibir el aumento de excitación y retrasar el clímax hasta que la mujer esté lista para el suyo. Por lo general, esta maniobra se vuelve contra sí misma ya que el hombre, al ejercitar el control, inhibe el sentimiento de pasión que es la esencia de la relación. La respuesta sexual de la mujer depende, en parte al menos, del estado de excitación del hombre. Este también puede intentar estimularla antes de la penetración, de manera que ella tenga una mejor disponibilidad una vez iniciado el coito. Sin embargo, si este placer preliminar se prolonga, será en detrimento del placer final u orgasmo. Una mujer se halla psicológicamente preparada tan pronto como está húmeda y lubricada. Un tercer medio que se usa normalmente para solucionar este problema es la estimulación manual, por parte del hombre, del clítoris de la mujer durante el acto sexual. A todos los hombres con los que hablé que habían realizado esta práctica les molestó hacerlo. La mujer gana tan poco con esto que no vale la pena molestarse. Mi recomendación de abandonar esta práctica ha supuesto un alivio para ambas partes.

Por la naturaleza misma de este problema, todas las técnicas deben fallar. Parece que no hay otra forma de eliminar estas perturbaciones específicas que solucionar los problemas neuróticos que las causan. En otras palabras, solo si el hombre se vuelve más seguro de su hombría y la mujer más identificada con su naturaleza femenina puede encontrarse una manera de que los seres humanos superen su frustración sexual y alcancen la felicidad sexual.

Aunque va más allá de mis propósitos en esta conferencia, debería decir algunas palabras sobre la diferencia entre el orgasmo vaginal y el clitoriano. En el sentido en el que he usado el término «orgasmo» antes, el clitoriano no es un verdadero orgasmo. No produce ninguna de las sensaciones o sentimientos que he señalado que caracterizan la experiencia orgásmica. Sin embargo, es un clímax y produce alguna sensación de alivio. Dejadme ilustrar la diferencia citando las observaciones de una mujer:

El orgasmo vaginal sienta bien. Sé que es así como debería ser. Toda mi pelvis participa y a veces también las piernas. El orgasmo clitoriano se da en la superficie y hay muy poca sensibilidad en la vagina. Los músculos de los muslos permanecen muy tensos tras el orgasmo clitoriano. Tras un orgasmo vaginal me siento relajada y satisfecha.

A continuación se muestra otro comentario:

Los orgasmos vaginales que he experimentado, aunque han sido limitados, me produjeron una sensación de saciedad, de satisfacción, un sentimiento de estar completa, de haberme llenado. El orgasmo clitoriano tiene un nivel de excitación más elevado, pero no deja al final ese efecto de haber acabado. Siento que podría tener otro enseguida.

Hay consenso en que el orgasmo clitoriano es superficial e insatisfactorio. Solo el vaginal da lugar a una relajación completa. Para entender esta diferencia, debemos saber algo sobre el desarrollo de la sexualidad en el hombre y en la mujer. La presentación esquemática simplificada de la figura 11 ilustra las tres fases de este desarrollo.

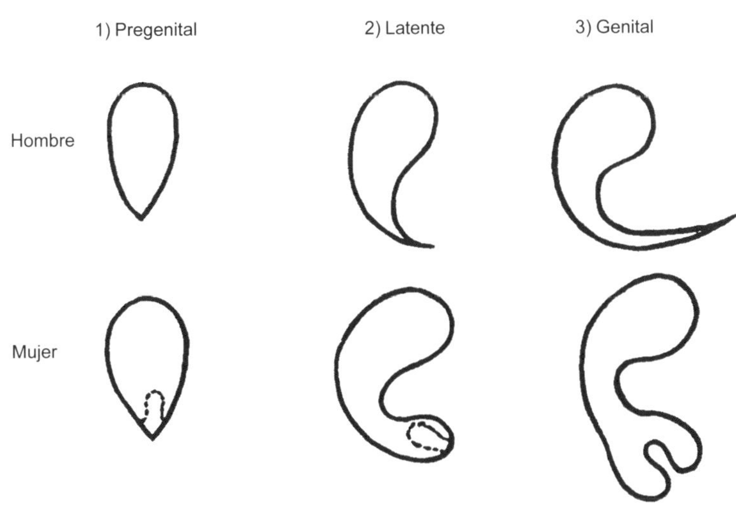

FIGURA 11

El periodo pregenital, desde el nacimiento hasta los tres o cuatro años de edad, se caracteriza por la integración progresiva de las zonas pregenitales libidinales o los impulsos parciales en un individuo coordinado en el que las funciones de la realidad genital se han anclado a ambos extremos del orgasmo, en la cabeza y en el ego y debajo en la «genitalidad». Durante este periodo el énfasis principal está en la satisfacción de las necesidades orales del organismo: la seguridad, el afecto, la atención y la comida, que constituyen, en un sentido psicológico, suministros narcisistas que son necesarios para el desarrollo de la individualidad del niño en edad de crecimiento. En esta fase el niño descubre su cuerpo, es decir, desarrolla una imagen corporal basada en la sensación unificada de percepción y en una respuesta motriz unitaria y coordinada.

En esta fase no hay diferencia funcional entre varón y hembra. Las diferencias están ahí pero no son funcionales. Hay poco en el comportamiento de un niño o de una niña incluso a los cuatro años que indique su sexo. El niño pequeño funciona principalmente como un individuo indiferenciado. La actitud de los padres hacia él debería ser de *respeto* ante la individualidad que está desarrollando.

A partir de los cuatro o cinco años de edad hasta la pubertad, el niño atraviesa una fase que es conocida en la literatura analítica como el periodo latente, caracterizado por una mayor concienciación de sus genitales y un reconocimiento de su papel como niño o niña. El niño conoce solo las diferencias superficiales, es decir, de las estructuras periféricas. Él sabe que tiene un pene, y ella que tiene una vagina. La vagina está cerrada por el himen mientras que el glande está rodeado y protegido por el prepucio, asumiendo que no se haya practicado la circuncisión. Creo que la circuncisión es perjudicial para la sexualidad en desarrollo del niño. No hay que interferir en el prepucio del mismo modo que no hay que rasgar el himen.

La masturbación de un niño o de una niña en esta fase muestra poco conocimiento de las funciones sexuales maduras que permanecen latentes excepto en aquellos casos en los que el niño haya sido objeto de los sentimientos sexuales de un adulto. En la masturbación ambos exploran el área genital. Hay una sensación general de excitación pero no se produce una concentración fuerte de sensaciones sobre los genitales. Tampoco intentos de masturbarse hasta llegar al clímax o a la satisfacción. La masturbación de la niña no es específica. No hay distinción entre el clítoris y la vagina. Siente placer en el contacto manual con el área genital y una sensación de totalidad de su ser físico. La imagen corporal es casi completa en este periodo. Los sentimientos y las sensaciones subyacentes bajo la imagen corporal proporcionan la base física para la personalidad emergente que se forma en esta fase. El periodo latente gira en torno a la personalidad del niño que florece con la erupción de la «genitalidad» madura.

Una educación adecuada exige que los padres respeten la personalidad en desarrollo de su hijo. Se trata al niño con respeto por la virilidad que se aproxima igual que a la niña hay que respetarla por su futura feminidad.

A la tercera fase se la denomina periodo genital. Puede subdividirse a su vez en adolescencia, el fin de la adolescencia y la madurez sexual. En aras de la brevedad, evitaré estas posibles distinciones. Sigamos el desarrollo biológico.

En el niño el desarrollo continúa en la misma línea que había seguido previamente. La sensación genital se vuelve más fuerte y se experimenta como una impulso hacia el exterior representado por la erección del pene. En el curso de estas primeras erecciones el prepucio se estira y asoma el glande. La masturbación implica también la activación del mecanismo de eyaculación y la producción de células maduras de esperma. En la figura 11 esto viene indicado por la extensión del punto. Bioenergéticamente el pene puede considerarse una extensión del coxis o la rabadilla. Este concepto deriva del impulso pélvico masculino que se experimenta como una sensación que baja por la espalda, alrededor de la pelvis y dentro del pene.

En la niña ocurren cambios pronunciados durante la pubertad en contraste con el niño, cuyo desarrollo prosigue en línea recta. La pelvis se agranda desproporcionadamente y se inclina hacia atrás. La vagina, que en una niña se encuentra en posición adelantada, como el pene, está ahora situada entre los muslos. Estos se giran hacia dentro, juntándose en la línea del centro. Y un cambio más importante es el de la excitación actual. En lugar de fluir hacia el exterior, como en el caso del niño, *se vuelve hacia dentro*, a lo largo de las paredes vaginales. Esto aparece en la figura 11 como invaginación funcional. Obviamente, esto sirve a la función de la sexualidad madura y la reproducción.

Embriológicamente la vagina misma se desarrolla como una invaginación. La palabra en sí está tomada de este proceso. Aunque la vagina se ha formado en la vida embrionaria inicial, no se vuelve funcional hasta que las sensaciones o la energía la invaden tras la pubertad. Cuando esto sucede, las fuertes sensaciones genitales están localizadas en la profundidad de la vagina. Estas sensaciones solo pueden ser despertadas por la penetración total del pene. La presencia de estas sensaciones profundas permite hacer una distinción entre superficial y profundo, distinción que no existe en las sensaciones de la niña antes de la pubertad. Su desarrollo normal, descrito anteriormente, depende de la maduración sin percances de la individualidad y personalidad en las primeras fases. Los factores neuróticos de la familia pueden prevenir o impedir el giro normal de la sensación hacia el interior del que he hablado. Si, por ejemplo, el papel femenino se considera secundario e inferior, la joven intentará compensar su sentimiento de incompetencia identificándose con los chicos. Así, se volverá agresivamente asertiva en lugar de receptiva, dura en lugar de suave, agresiva en lugar de flexible. La dirección del flujo de energía será hacia el exterior y no hacia el interior. En lugar de dejar a un lado el clítoris para invadir la vagina, la excitación genital se quedará fija en la superficie y en el clítoris. A través de este órgano puede sentir su identidad con el hombre. Pero la vagina permanecerá sin vida e insensible.

Una de las dificultades que tenemos quienes estudiamos el sexo para comprender este proceso surge de la visión mecánica del acto sexual. El razonamiento es que como no hay corpúsculos sensoriales en las paredes de la vagina, esta no tiene sensibilidad. Por otro lado, el clítoris tiene muchas terminaciones nerviosas (como el pene) y es, por tanto, el órgano capaz de producir el mayor fenómeno: se vuelve sexual solo cuando la excitación carga el órgano genital, en este caso la vagina. La sexualidad responde en primer lugar al movimiento y solo de forma indirecta al contacto. Las sensaciones más profundas en el hombre y en la mujer se movilizan con los movimientos sexuales, voluntarios e involuntarios. En estos movimientos la vagina funciona como una bobina eléctrica en la que el pene se mueve atrás y adelante. En inglés, en el lenguaje vulgar se conoce como caja, una caja caliente, en la que se derrama la energía. Solo la relación de la vagina con el pene proporciona el escenario para la descarga orgásmica del hombre y de la mujer.

Volvamos ahora a las diferencias entre la sexualidad masculina y femenina. El hecho de que en un hombre la excitación se centre en un punto que se dirige hacia el exterior significa que tiende a excitarse más rápidamente que la mujer. Todo el mundo lo sabe. Esto tiene una analogía en la propiedad de la energía eléctrica para centrarse y descargarse más rápidamente desde un punto que desde una superficie lisa o redonda. En segundo lugar, el hecho de que el hombre tenga el órgano de penetración le da la iniciativa de establecer el acto sexual. Lo tercero es que como la energía se dirige hacia fuera y su cuerpo está más desarrollado muscularmente, es el agresor de la relación sexual.

No estoy sugiriendo que la mujer sea pasiva o sumisa. Es tan activa como el hombre a la hora de proponer una relación sexual. Las mujeres tienen sus propias formas de indicar su deseo o su buena disposición para las relaciones sexuales: una mirada, una caricia, un gesto, una palabra. En el encuentro de un hombre con una mujer es imposible saber de quién saltó la chispa que encendió el fuego de la pasión. A partir de este punto el hombre se vuelve el perseguidor y la mujer la perseguida, pero ella tiene su manera de mantener la caza emocionante y difícil para el hombre. La mujer, como individuo con una personalidad bien desarrollada, es básicamente tan agresiva como un hombre en las situaciones vitales. Podemos describir la actitud de la mujer como agresivamente receptiva. Ella está tan ansiosa de recibir al hombre como él lo está de entrar en la mujer.

Sin embargo, incluso en esta situación el deseo del hombre por la mujer condicionará su respuesta. Así, esta se excita más si el hombre es agresivo y avanza hacia ella. Psicológicamente, se ha dicho que la mujer quiere que la tomen, quiere que la necesiten y quiere que la deseen. Por tanto, se excita más si siente la excitación sexual o el deseo del hombre. Probablemente porque al volverse hacia dentro y no estar claramente enfocada en su cuerpo necesita al hombre o a su imagen para producir una excitación genital fuerte. Por esta razón, es comprensible que los pueblos primitivos consideraran al falo como el símbolo de la vida y la fertilidad. Es importante también que hable de la excitación sexual de la mujer como una reacción. La mujer responde al hombre.

Entre los animales el macho asume una posición dominante, cubriendo a la hembra en el acto sexual. Esto se puede decir de la mayoría de las relaciones humanas. La posición dominante (encima) significa que el hombre decide el ritmo de desarrollo de la actividad sexual. Determina la cualidad de los movimientos de la pelvis en su fase voluntaria, la velocidad y la fuerza del empuje y la retirada. La mujer tiene que adaptar sus movimientos al ritmo del hombre siempre que él esté encima. Puede indicarle con palabras o tocándolo que prefiere un ritmo más lento o más rápido pero depende de él hacer los cambios. Ella no puede moverse en contra de los movimientos de él. Si la mujer responde a los movimientos del hombre, el clímax de este, con sus fuertes movimientos pélvicos involuntarios, frecuentemente la llevará al clímax. En nuestra cultura el orgasmo simultáneo es raro pero esto es solo por las perturbaciones neuróticas que interfieren en el sentimiento sexual normal del hombre y de la mujer.

A un nivel psicológico y social estas diferencias se reflejan en el sentimiento de dependencia de la mujer con respecto al hombre. Por lo general, un hombre no tiene este sentimiento con respecto a la mujer. Porque en verdad ella depende de alguna manera de él, como hemos visto. Una diferencia que no mencioné antes es que si el hombre fracasa en el sexo, la hace fracasar también a ella. Esto no sucede a la inversa. La pérdida de erección arruina el acto sexual para ambos; la pérdida de sensibilidad vaginal de la mujer no tiene ese efecto. Debido a esta dependencia, la mujer reaccionará antes o después consciente o inconscientemente con hostilidad a cualquier debilidad en un hombre. Una mujer puede ser compasiva, comprensiva y servicial para un hombre cuando este lo necesita. Lo apoyará en todos sus esfuerzos para superar sus dificultades o limitaciones. Pero si esto no funciona y la debilidad continúa, lo dejará o lo destruirá. Esta es la psicología de los sexos. A pesar de toda la identidad y la igualdad entre ellos, el hombre y la mujer son los extremos opuestos de la ecuación. Su antítesis natural puede fácilmente degenerar en el conflicto o la guerra.

Es raro encontrar hostilidad por parte del hombre hacia la mujer por cualquier fallo en la función sexual de esta, ya que tiende a cargar sobre sus hombros la responsabilidad por el éxito de la relación sexual. Siente que depende de él satisfacer a la mujer. Aunque antes he sugerido que esta actitud se parece al enfoque homosexual, debo reconocer que tiene alguna base en la dinámica de una relación sexual normal. Porque el hombre es consciente de que si es lo bastante hombre ninguna mujer tendrá nada de lo que quejarse. Si una mujer necesita a veces que un hombre afirme su feminidad, esto solo puede hacerse con un hombre hecho y derecho. Voy a ilustrar esto con un ejemplo:

Una paciente me contó sus dificultades con su marido. Me decía:

—Anoche quería hacerme el amor. Se acercó a mí en la cama con mucho sigilo y luego, dudando, trató de acariciarme. ¡El muy baboso! Me dio tanto asco que lo eché de la cama.

Podía sentir su desprecio por él. Enfadado, le contesté:

—Si yo fuera su marido, la habría golpeado.

Para mi sorpresa me dijo:

—Ojalá lo hubiera hecho.

Hay otro aspecto de la dependencia de la mujer con respecto al hombre que juega un papel importante en el fracaso de nuestros matrimonios. Se trata del problema del enamoramiento. ¿Por qué al casarnos se desvanece el idilio?

Es una queja habitual entre las mujeres casadas que el amor ha desaparecido de la relación. Nunca he oído esta queja en un hombre. Las mujeres parecen contar con los hombres para los sentimientos románticos. Al parecer lo que tenemos en lugar de idilio es el glamour. El glamour es la contribución femenina a la excitación. Es el ingrediente que hace brillar los anuncios de publicidad y promociona las películas. Pero por más dinero que empleemos en ofrecerle glamour a una mujer, la relación no se puede basar en eso. El glamour existe mientras tengamos a la mujer puesta en un pedestal. Pero incluso entonces nos falta el amor.

Los hombres son los mensajeros del amor; son criaturas románticas. El amor, entendido como el entusiasmo por la vida, es un atributo del hombre como guerrero, cazador, aventurero, artesano, científico o creador. En las culturas primitivas (y de alguna forma incluso hoy en día), los hombres eran los bailarines, los cantantes, los artistas. Eran los guerreros y los cazadores que traían a la aldea un sentimiento de entusiasmo mientras las mujeres se quedaban en casa haciendo las labores cotidianas y cuidando a la familia. Los valores femeninos ganaron supremacía. El hogar, los hijos y la familia se han convertido en los valores dominantes. Todo el proceso de ganarse la vida está dirigido a adquirir una casa, mejorarla, comprar muebles, criar una familia, etc. Estos son valores femeninos porque el hogar y la familia son extensiones de la mujer. Sus valores se han impuesto al tiempo que se ha idealizado a la mujer.

¿Qué sucede entonces con los valores masculinos? La aventura es un valor masculino. Hay menos aventura en nuestras vidas y menos hombres que se dediquen a ir en pos de ella. El trabajo tiene un sentido de logros y de creación (la construcción, por ejemplo, es una actividad y un valor masculinos). Pero el trabajo al que nos entregamos solo para ganar un sueldo se vuelve una tarea rutinaria. Creo que la pérdida de virilidad guarda alguna relación con esta inversión de los valores, con el hecho de que los hombres se han impuesto a sí mismos esa aburrida rutina cotidiana.

A un hombre le cuesta bastante trabajo ser apasionado si tiene que tomar el tren de las siete en punto para Nueva York, darse prisa en llegar a la oficina y participar en la lucha competitiva por ganarse el sustento, preocuparse sobre la seguridad económica y tomar el tren para regresar por la noche. Al llegar a casa, cansado de su actividad, se enfrenta a trabajos por hacer, niños que hay que cuidar, una esposa a la que tiene que entretener. Es afortunado si puede disponer de una hora para sí mismo delante de la televisión. ¿Qué amor puede ofrecer? Incluso en el caso de que la esposa contara con una asistenta que la librara de las tareas domésticas, dejándole tiempo para visitar el salón de belleza con asiduidad, ir a tomar el té, a jugar al *bridge* o participar en obras benéficas, seguiría necesitando al hombre para tener amor en su vida. El amor solo puede existir en una situación en la que el hombre es libre para investigar el mundo y traer ese entusiasmo a casa, a su mujer y a su familia.

No estoy defendiendo que el hombre se quede en casa y la mujer vaya a trabajar. Esto sería una tragedia todavía mayor. Sí sugiero que un hombre comete un grave error si pierde de vista sus propios valores masculinos, si olvida la importancia de las actividades masculinas. Un interés activo en el mundo, en las actividades físicas, como el deporte, puede hacer mucho para ayudarle a sentir que no es simplemente un «burro de carga». Pero, por encima de todo, no se le debería inducir a adorar a la mujer. Un hombre es un hombre como antítesis de la mujer, no por su identificación con ella.

Otra diferencia entre el hombre y la mujer sexualmente hablando se ve en sus reacciones a la infidelidad. Una mujer puede tolerar la infidelidad sexual más fácilmente de lo que puede aceptar que su pareja deje de estar interesado en ella por estar interesado en otra. En un hombre sucede todo lo contrario. Al hombre le duele más que su esposa le sea infiel sexualmente que el hecho de que ame a otro hombre. Estas son meras generalizaciones, por supuesto, pero son importantes para entender la psicología de los sexos. La infidelidad sexual de una esposa amenaza a un hombre en su virilidad; la siente como un insulto a su orgullo, a su capacidad de mantener y satisfacer a una mujer. Un marido engañado es un objeto de desprecio, no de lástima. Con la mujer es distinto. Mientras su marido la mantenga en su posición, se le respeta en la comunidad. Pocas mujeres se cuestionan su capacidad de satisfacer a un hombre. Su orgullo se basa en la capacidad de retener a un hombre a pesar de los encantos de otra mujer.

Podemos apreciar esta diferencia si entendemos que el orgullo de un hombre se encuentra en su función genital. Un hombre se identifica con su pene como una extensión de sí mismo. El pene tiene una existencia independiente en un sentido que mencioné en una conferencia anterior. Se refiere a él como si hablara de otra persona, llamándolo Peter, John, mi amiguito, o simplemente, él. El rechazo del pene es un insulto más serio que el rechazo de la persona misma. Al no tener un apéndice de este tipo, una mujer puede fijarse en sus pechos o *identificarse con su cuerpo*. Un hombre no penetra solo la vagina; penetra el cuerpo de la mujer. La vagina es una abertura hacia el cuerpo. En el sentido en que hablé anteriormente, el verdadero órgano genital de la mujer no es la abertura o la vagina, sino su cuerpo. En realidad el hombre no penetra a la mujer. Solo su pene lo hace. El pene se convierte así en el símbolo de ese hombre. Una mujer no necesita símbolos para su naturaleza sexual.

Debido a esta relación con su cuerpo, una mujer tiene un sentido del yo más fuerte, una mejor identificación con su cuerpo que el hombre. Y como el cuerpo de una mujer es su órgano genital, sus sensaciones sexuales están más íntima y directamente conectadas con su organismo que las del hombre. Se interesa más por su cuerpo y emplea más tiempo en él que el hombre. Es igual al interés del hombre en su cuerpo y en su pene.

Desde esta perspectiva, se puede decir que un hombre tiene un aspecto dual: su cuerpo y su pene. ¿Se corresponde esto con la dualidad de su personalidad? Un hombre pertenece al mundo y a la mujer. Su cuerpo le pertenece al mundo; está orientado a la acción en el mundo de los hombres. Su pene le pertenece a la mujer. Con esta relación dual, un hombre es el puente de la mujer hacia el mundo. Le lleva al mundo de la mujer amor y entusiasmo. Ninguna mujer puede llevar el amor del mundo a un hombre en su naturaleza de mujer. Solo puede intentar hacerlo si tiene atributos masculinos y participa en actividades masculinas.

¿También hay una dualidad en la naturaleza de la mujer? La naturaleza nunca tiene una sola cara. Toda observación apunta al hecho de que en la naturaleza una cosa se opone y equilibra a otra. Todas las relaciones funcionales son complementarias. Están ensambladas. La biología de la mujer está condicionada por su papel como pareja sexual y como madre; por su órgano genital y por sus pechos, o por las funciones de sexualidad y reproducción. A esta última función se la describe a veces en tercera persona. Así, una mujer describirá sus periodos como «mi amiga ha venido a visitarme». No nos equivocaríamos al atribuir una naturaleza dual a la mujer basándonos en su relación con el hombre y con los hijos. Si un hombre es el puente de la mujer con el mundo, ella es el puente del hombre con el futuro a través de sus hijos. No importa cómo analicemos las funciones del hombre y de la mujer, siempre descubriremos que son complementarias. Para ganar una mejor idea de cómo interaccionan estas funciones complementarias, ampliemos el cuadro.

Un poeta describió al hombre como un remolino de polvo levantado sobre la superficie de la tierra por algún viento cósmico fugaz. En el Génesis aprendemos que Dios creó al hombre tomando un trozo de barro e insuflándole vida. Muchas tribus primitivas solían creer que una mujer se quedaba embarazada cuando el espíritu entraba en su cuerpo, desde el aire o desde el mar. Esto era antes de que los pueblos primitivos comprendieran la conexión entre el acto sexual y la reproducción. Como el niño salía por la vagina, se asumió que el espíritu había entrado por ahí. En las islas Trobiand, según cuenta Malinowski, una mujer que desea quedarse embarazada se agacha en el mar, dejando que el agua fluya por su vagina, esperando que el espíritu entre en su cuerpo y la fertilice.

La vida en la Tierra, tal y como la conocemos, es un fenómeno superficial, es decir, existe solo en el punto de conexión en donde coinciden la Tierra y el cielo, o donde el agua y el cielo se encuentran.

No se halla vida en el interior de la Tierra. Podemos sin temor a equivocarnos asumir que esa vida es el producto de la interacción de estas dos entidades. Esto se puede aplicar a las plantas, que obtienen minerales y líquidos de la tierra y de la energía solar del cielo. Toda la vida animal depende de este proceso de las plantas para sus propias necesidades energéticas. En un sentido simbólico, si no en la realidad, el proceso creativo básico es una unión de la Tierra y del cielo, o de los elementos que los representan.

¿Es mucho asumir que en su propia actividad creativa, la unión sexual, el hombre y la mujer representan estos dos importantes elementos primordiales? En el acto del sexo la mujer encarnaría la Tierra, mientras que el hombre simbolizaría el cielo. Cuando el macho cubre a la hembra o el hombre cubre a la mujer, puede representar el cielo cubriendo a la Tierra. ¿No es el útero un poco de tierra que la mujer lleva dentro de su cuerpo esperando que se plante en ella la semilla? La semilla es además el espíritu que viene a través del aire. Esta perspectiva está apoyada por dos antiquísimas analogías. A menudo se ha pensado que el sol preñaba la tierra con su calor, y consecuentemente traía la vida. Y el pene con frecuencia se representa como un arado. Las diosas femeninas han sido siempre representadas como deidades terrenas, mientras que los dioses masculinos se han establecido en conexión con la adoración al sol.

La importancia de esta analogía para nuestra comprensión de la sexualidad masculina y femenina radica en las distintas funciones que pertenecen a cada sexo. El hombre es primariamente un elemento en movimiento que viene a descansar en una mujer. La mujer es el elemento más inmóvil, que está ahí para recibir al hombre. Dije anteriormente que un hombre pertenece al mundo y a la mujer. Pero no puede estar en ninguno de los dos si no está en ambos. Si un hombre no está en el mundo o parte de él, no puede pertenecer a la mujer, ni relacionarse propiamente con ella. Y si no puede funcionar como hombre con una mujer, no es realmente un hombre en el mundo de los hombres. Las mujeres también tienen esta relación dual con la vida. Solo pueden funcionar como mujeres para un hombre si también funcionan como su hogar y como la madre de sus hijos.

Me apresuro a explicar que no estoy proclamando que el lugar de una mujer sea el hogar. *Kirche, kuche* y *kinder** es una consigna de la ideología nazi, que coloca a la mujer en una posición inferior, destruyendo por tanto la armonía natural de la relación sexual. La misma falacia se produce cuando el papel de la mujer como encargada del hogar se vuelve la actividad dominante. Una mujer no *se encarga* del hogar, una mujer *es* el hogar. El hogar surge de la personalidad de la mujer. Ella no puede hacerlo. Si no siente en su interior que ella es el hogar, que es a ella a quien el hombre regresa y que los niños proceden de ella, pierde su sentido de sí misma como mujer. Una mujer crea el hogar con su calidez y su presencia, es decir, aceptándose a sí misma como mujer.

He asegurado antes que un hombre no debería perder su identificación con los valores masculinos si quiere ser un hombre. Pero lo mismo se puede aplicar a la mujer. Envidiar al hombre e intentar capturar el papel masculino solo le servirá a la mujer para perder su verdadero ser, su naturaleza femenina. Cada uno debe estar orgulloso de su propia naturaleza y respetar la naturaleza del otro. El respeto es el otro lado del orgullo. Una persona que no respeta a otra no puede sentir orgullo de sí misma. El hombre que logre ganarse el respeto de la mujer por su actividad en el mundo se ganará sus sentimientos sexuales. La mujer que es respetada como el espíritu que alimenta al hogar y a los hijos será también el objeto del deseo y la pasión del hombre.

Una relación sexual saludable se funda sobre un respeto mutuo por las diferencias entre un hombre y una mujer. Un matrimonio satisfactorio se basa en el respeto mutuo por los papeles complementarios de la vida. Dije anteriormente en esta conferencia que la cualidad que garantiza una buena educación para los hijos es el respeto: primero, el respeto por la individualidad del niño pequeño; segundo, por la personalidad del niño en desarrollo, y tercero, por la sexualidad del joven. El respeto crea el orgullo en su forma natural de autoestima. Sin orgullo de uno mismo y de su sexualidad, no se podría tener la fuerza del ego suficiente para mantener la excitación hasta que explota en orgasmo y éxtasis.

---

*. N. del T.: Iglesia, cocina y niños.

Una última idea. La función biológica de la mujer como hogar y madre alcanza su mejor representación en el acto específico de dar el pecho. El grado en el que las mujeres de nuestra cultura han abandonado esta función básica del mamífero, la única función distintiva del orden animal al que pertenecen, se corresponde con el grado en el que han abandonado su feminidad y han perdido su sexualidad. Si hay una función que favorece el desarrollo de la individualidad del bebé es la lactancia. Nada interfiere en la «genitalidad» tanto como la persistencia de un anhelo oral insatisfecho. Si nuestros hombres son inadecuados como hombres, es fundamentalmente porque no han sido satisfechos cuando eran bebés. Y si es verdad que el problema de las mujeres son los hombres, también es verdad que el problema de los hombres son las mujeres.

7

LA VOLUNTAD DE VIVIR Y EL DESEO DE MORIR

He dicho muchas veces que la estructura del carácter es un mecanismo de supervivencia. Esto significa que el carácter neurótico de una persona particular se desarrolla en la niñez como un medio de supervivencia. No podemos saber hasta qué punto es cierto que sin desarrollar su carácter neurótico el individuo no podría sobrevivir. Lo que sí sabemos es que la resistencia a renunciar a este carácter, aunque sea inconsciente, es enorme. La persona se comporta como si salirse de su carácter fuera adentrarse en la incertidumbre de la vida o la muerte. Entiendo que nadie aceptaría las limitaciones de la neurosis a menos que creyera que era la única manera de salvaguardar su vida o su cordura.

Pero las amenazas a la integridad del individuo que provocan la formación de la estructura neurótica del carácter ocurrieron en la niñez. ¿Por qué, entonces, se mantiene con tal tenacidad esa estructura en la vida adulta? El paciente reconoce que las amenazas ya no están presentes. ¿Qué fuerzas están operativas en su personalidad para mantenerle neurótico, para mantener la estructura del carácter, para resistir la tendencia natural del cuerpo y de la mente a curarse a sí mismos? Dada la magnitud de esta resistencia, deben de ser fuerzas muy poderosas.

Todo terapeuta experimentado sabe que la resistencia se produce en muchos niveles de la personalidad neurótica, desde el más superficial al más profundo. Todos estamos familiarizados con el hecho de que los neuróticos obtienen determinadas ventajas secundarias de su neurosis. Sabemos que hay un resentimiento básico en ellos que surge del hecho de que siempre les han hecho sentir que estaban equivocados. Un neurótico podría muy bien decirle a su terapeuta: «¿Por qué soy yo siempre el que tiene que cambiar? ¿Por qué soy siempre el que está equivocado?». No obstante, hay también resistencias muy profundas, una de las cuales me gustaría explorar aquí. Me refiero a la voluntad de vivir.

Puede parecer extraño considerar la voluntad de vivir como una resistencia a la terapia. Ciertamente, la voluntad de morir es una resistencia. Es casi imposible lograr ninguna terapia efectiva con un paciente que tiene la intención de cometer suicidio. La práctica habitual en esos casos es confinar al paciente en un entorno controlado hasta que desaparece el impulso o la intención de suicidarse. Sería también útil hacer que la persona viera que este impulso en realidad es el resultado de volver su ira o su rabia contra sí misma. Si puede dirigirla hacia fuera otra vez, el impulso de autodestrucción se reducirá. Pero ¿cómo puede considerarse la voluntad de vivir una resistencia a la terapia?

La respuesta depende de la comprensión de la expresión «voluntad de vivir». La voluntad es un instrumento del ego, ya que representa la capacidad de este de controlar la motilidad del cuerpo, es decir, controlar la acción de los músculos voluntarios. Todo acto de voluntad es una declaración de determinación. Por ejemplo, la declaración: «Lo haré» podría también expresarse como: «Estoy decidido a hacerlo». Ambas declaraciones implican un obstáculo contra el que opera la voluntad. Donde no hay un obstáculo a un impulso, la voluntad es innecesaria. No necesito mi voluntad para hacer algo que quiero hacer. No es preciso ningún poder de voluntad para comer cuando uno tiene hambre o dormir cuando uno tiene sueño. Es más bien que uno necesita usar la voluntad si quiere resistir el impulso de comer cuando está hambriento o de dormir cuando tiene sueño. Hacer lo que se hace espontáneamente no requiere esfuerzo o voluntad. ¿No es vivir algo que hacen instintivamente todos los seres vivos? ¿Por qué entonces necesita uno usar su voluntad o tomar una decisión para vivir? No lo hace, a menos que haya un deseo de morir. En ese caso, la supervivencia podría requerir el uso de la voluntad.

Tomé conciencia de este problema cuando una paciente comentó: «Si respiro, moriré». Sentí que estaba expresando una profunda autopercepción. Pero ¿cómo es eso posible? ¿Qué sentido tiene? La respiración hace que la persona se sienta más viva. ¿Cómo puede esto provocar la muerte?

La respuesta a esta pregunta es muy importante para una comprensión de la resistencia. Cuanto más viva está una persona, más sentirá. Y si los sentimientos que tiene son de profunda desesperación, intolerables o le causan un dolor intenso que es insoportable, hará todo lo posible por evitar entrar en contacto con ellos; en concreto, no respirar profundamente para no sentir mucho. En el caso de esta paciente, estuvo a punto de morir de niña. Me lo contó así:

—Yo era hija única. Parece que por eso mi madre estaba decidida a no mimarme. Cuando yo tenía unos dos meses, mi madre y mi abuela decidieron que dejarían de mecerme hasta que me durmiera. Era una indulgencia que me echaría a perder. De manera que me pusieron en la cuna en una habitación y cerraron la puerta. Lloré pero mi madre no iba a ceder conmigo. Me harté de llorar, lloré durante horas, mi abuela se iba a volver loca, pero mi madre se negó a dejarla entrar en mi habitación. Finalmente dejé de llorar y mi madre dijo: "¿Lo ves?". Abrieron la puerta y me vieron. Estaba morada. Había vomitado y me estaba ahogando en mis vómitos.

Lo sorprendente de este relato es que mi paciente lo supo por su madre, que se lo contó con orgullo. No había cedido ante su hija. No fue la madre la que aprendió una lección de este incidente, sino la niña. Si quieres vivir, no quieras mucho, no sientas mucho, no respires mucho.

Normalmente los niños no mueren si se les deja «hartarse de llorar». Pero el punto en el que finalmente dejan de llorar y se quedan dormidos es un estado de completo agotamiento. En este punto el niño está cerca de la muerte porque tiene la sensación de haber alcanzado el límite de su energía. Afortunadamente, lo que les sobreviene no es la muerte sino el sueño. Sin embargo, la lección no se aprende siempre inmediatamente. El niño puede llorar hasta que le vence el sueño en las noches sucesivas, cada vez llegando al estado de agotamiento más rápidamente. Por último irá a dormir solo, sin llorar, pero ha sentido una cercanía a la muerte que no puede olvidar. Y con el fin de sobrevivir, suprimirá su anhelo de contacto y de amor, para no llorar por algo que no puede obtener.

La siguiente reflexión sobre este problema vino como resultado de una observación durante un ejercicio de respiración. En ese ejercicio, el paciente está recostado sobre el taburete y exhala lo más profundamente posible. Al final de la exhalación, aguanta la respiración para no inspirar. Al hacerlo, tiene que usar su voluntad, ya que la tendencia natural sería inspirar tras una breve pausa. La duración de la contención de la respiración facilita alguna evidencia sobre la estructura del paciente. Si inspira inmediatamente después de terminar la exhalación, indica que le da miedo aflojar y que dejarse ir le produce inseguridad. Mucha gente siente pánico, y lo explican diciendo: «Necesito aire» o «Siento que si no inspiro me voy a morir». Por supuesto, uno no muere tan rápidamente por no respirar. El cuerpo tiene una reserva de dos a tres minutos de aire. Además, cuando la necesidad de aire es imperiosa, el cuerpo se hace con el control y respira en contra de los esfuerzos conscientes de inhibirlo. Si se lleva al extremo, la persona se desmayará y empezará otra vez a respirar.

Sabemos que se puede contener la respiración por periodos de tiempo bastante largos. Creo que el récord está en diez minutos. Cualquiera que haya practicado la natación submarina sabe que se puede aguantar la respiración. Pero eso no es lo mismo que nuestro ejercicio. Los buceadores aguantan el aire tras una profunda inspiración. En el ejercicio antes explicado, se aguanta sin inspirar tras una exhalación profunda.

Al hacer este ejercicio, algunos permanecen sin respirar durante lo que parece una periodo de tiempo desmesurado. En un par de ocasiones me puse nervioso. Una persona se desmayó, se resbaló del taburete y comenzó a convulsionar. Esto duró solo unos pocos segundos. Su respiración se volvió muy completa y más tarde dijo que se sentía estupendamente. Muchas personas se encuentran en un grupo intermedio entre estos dos extremos.

Cuando la gente aguanta la respiración durante mucho tiempo, uno tiene la impresión de que el deseo de vivir del cuerpo es débil. Lo que comprendí fue que, en algún nivel de la personalidad, el individuo tiene un deseo de morir. Cuando la voluntad de vivir está inmovilizada por el ejercicio, el deseo de morir se vuelve evidente. En la mayoría de los casos el paciente confirma mi impresión. Ahora la razón de la incapacidad del primer grupo para aguantar la respiración se hace evidente. También ellos tienen un deseo de morir que les da mucho miedo. Esto está contrarrestado por un fuerte deseo de vivir, mientras que en el segundo grupo la voluntad es débil. Una voluntad fuerte de vivir implica un fuerte deseo de morir; de lo contrario, ¿para qué se necesita esa fuerte voluntad? También resulta evidente por qué una voluntad fuerte de vivir es una resistencia. Uno siente miedo de soltar su voluntad porque contrarresta un deseo de morir.

Como he dicho, hay alguna gente en el grupo medio, aquellos cuya voluntad no se manifiesta fuertemente porque no hay un gran deseo de morir. Este grupo puede aguantar la respiración durante el tiempo suficiente como para provocar un poderoso jadeo destinado a tragar aire. Este jadeo representa el deseo de vivir expresado en la intensidad con la que el aire se absorbe en el cuerpo. La garganta se abre ampliamente para tragar todo el aire que sea posible. Tras este jadeo la respiración del paciente es muy profunda y completa, y con mucha frecuencia va seguida de profundos sollozos. Llorar es una sensación de liberación del *miedo a la muerte* asociado con el *deseo de morir*.

En el nivel más profundo de la personalidad, en todos los organismos hay un deseo de vivir que es una expresión de la fuerza vital positiva de un individuo. El deseo de vivir es el fenómeno biológico que motiva el instinto de autoconservación. Es el núcleo del propio ser. Se manifiesta en todas las funciones de mantenimiento vital del cuerpo: el latir del corazón, las ondas peristálticas de los intestinos o la expansión y contracción de la respiración, más todas las miles de actividades de los distintos órganos, tejidos y células. Respirar es la más visible de estas funciones y puede servir, por tanto, como una indicación de la potencia de esta fuerza vital. Lo fuerte que una persona inspira refleja el impulso de su deseo de vivir. Como respirar es un proceso de tragar aire, lo que medimos es la intensidad de ese impulso de tragar. Cualquier experiencia de la niñez que debilite el impulso reduce la fuerza del deseo de vivir. Cualquier ejercicio, como los mencionados, que movilicen y fortalezcan este impulso aumentan la energía de una persona y su deseo de vivir.

El objetivo de la terapia es ayudar a la persona a contactar directamente con esta fuerza vital a fin de poder disponer de ella para su plenitud personal. Pero para establecer este contacto, el paciente tiene que pasar por las dos capas más superficiales de su personalidad; en concreto, la voluntad de vivir y el deseo de morir. La siguiente figura muestra estas capas. Pero debemos reconocer que la voluntad de vivir extrae su energía de la fuerza vital y del deseo de vivir. Y como la voluntad de vivir ofrece supervivencia pero no plenitud, debilita el deseo subyacente de vivir.

Aquellos en quienes el deseo de vivir es fuerte pueden llamarse supervivientes. Se caracterizan por rigideces significativas o por una mandíbula fija, determinada, con frecuencia severa, o por ambas cosas. Pueden sobrevivir pero no pueden encontrar la plenitud porque la energía está totalmente dedicada a la supervivencia. De hecho, permanecen en el nivel del dolor y de la desesperación que caracterizaban al trauma original y que los llevó al deseo de morir. En otras palabras, el deseo de morir está constantemente reforzado por la falta de plenitud personal (amor) debida a la preocupación por la supervivencia. Esto significa que un paciente debe rendir su voluntad de vivir para poder experimentar su deseo de morir, pasar por él y contactar con su fuerza vital en su mismo núcleo: el impulso de respirar.

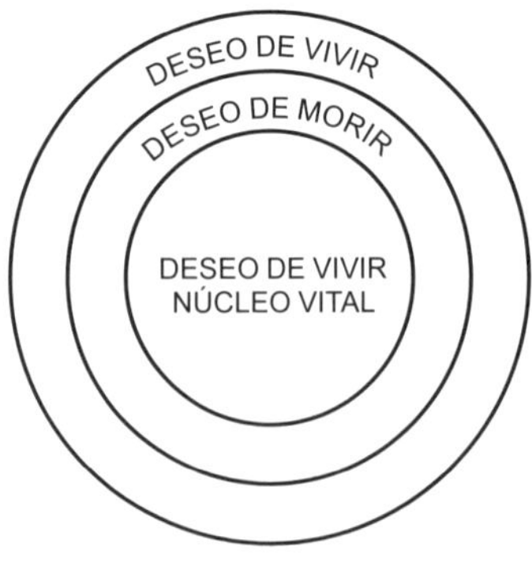

FIGURA 1

Un buen ejemplo de este proceso puede verse en el siguiente reportaje de una sesión terapéutica en un taller. Me sorprendió una expresión de muerte en el rostro de un joven que estaba tumbado sobre el taburete.

Solo estaba haciendo algunos ejercicios respiratorios. Al pasar a su lado le comenté:

—Tienes una expresión de muerte.

Más tarde vino a trabajar conmigo. Enfrente del grupo comentó mi observación y dijo:

—He estado preocupado por la muerte últimamente. Mi esposa se suicidó hace unos tres meses.

Sin embargo, la expresión de su rostro contaba una historia diferente, una historia de un encuentro con la muerte en una etapa más temprana de su vida. Su mandíbula fija indicaba un fuerte deseo de vivir.

Le sugerí que probara el ejercicio descrito anteriormente de retener la respiración tras expulsar el aire. Por regla general, hacen falta varios intentos para que el paciente reúna el valor necesario para aguantar sin respirar lo suficiente como para provocar una boqueada fuerte. Así fue con este paciente. Cuando se abrió su garganta e irrumpió la boqueada, empezó a sollozar profundamente y a exclamar:

—¡Quiero vivir, quiero vivir!

Después del ejercicio le pregunté si había estado cerca de la muerte alguna vez.

—Sí —me contó—. Cuando era un bebé estuve a punto de morirme. De hecho, los médicos no creían que fuera a vivir. No comía y no paraba de perder peso.

Quise saber qué sucedía en su vida en ese momento. Me dijo:

—Mi madre dejó de darme el pecho.

La mandíbula fija del paciente expresaba dos aspectos de la misma actitud de determinación: uno, no iba a acercarse a su madre con la boca; la frustración que había sentido de niño fue muy dolorosa. Y dos, estaba decidido a sobrevivir, y la forma de hacerlo era no acercarse a una mujer, para evitar así el dolor del rechazo. Pero al vivir al nivel de la supervivencia no estaba muy alejado de la muerte, y eso se reflejaba en su semblante.

Le sugerí que intentara descargar el dolor del pasado y del presente que alimentaba su deseo de morir. Podía hacer esto acercándose a su madre. Se acostó en el colchón y extendió los brazos y los labios, llamando a su madre al mismo tiempo. Le apliqué una presión firme a los músculos tensos de su mandíbula. Rompió en un llanto tan desgarrador que todos los presentes pudimos sentir la agonía del hombre (y del bebé) por la pérdida de su mundo, el pecho de su madre, que para él representaba alegría y plenitud. Cuando terminó dijo que se sentía mucho mejor, mucho más libre que antes. Conocía la historia de su enfermedad, pero nunca la había conectado con la pérdida del pecho. Además, los profundos sollozos borraron de su rostro la expresión de muerte y dolor.

No todos los casos son tan espectaculares como este. En muchas ocasiones no es fácil para el paciente superar la voluntad de vivir y experimentar el deseo de morir. El miedo a la muerte es tan fuerte que impide este enfrentamiento. Hay que trabajar durante mucho tiempo con un paciente para ayudarle a reunir el valor para atravesar el valle de la muerte y llegar hasta la luz del sol que brilla al otro lado. Les garantizo a mis pacientes que no morirán en este enfrentamiento. Sobrevivieron a la experiencia verdadera cuando eran jóvenes y más desvalidos. Con mucho tiempo y aliento, puedo hacer que la mayoría de ellos pruebe este ejercicio. Cuando funciona, su efecto es positivo y poderoso.

Probablemente haya otras maneras de enfocar el problema del deseo de morir que debe de ser parecido a lo que Freud describió como el instinto de muerte. Lo importante no es la técnica que uno usa, sino la comprensión del problema.

¿Se da con frecuencia el deseo de morir? En una cultura como la nuestra en la que sobrevivir es una de las mayores preocupaciones de la gente, se puede sospechar que es bastante frecuente.

Estos son algunos ejemplos de mi consulta.

El primero es una paciente con la que he trabajado durante muchos años. Se quejaba de falta de sensibilidad. Se sentía entumecida. Desde un punto de vista emocional, su cuerpo estaba muerto. Lentamente el trabajo intensivo con el cuerpo en las sesiones de terapia, y en las clases de ejercicios y en casa, le devolvieron la vida. Tenía una voluntad fuerte de sobrevivir, e incluso de ponerse bien, pero era consciente, al igual que yo, de su deseo subyacente de morir. Lo expresaba con estas palabras:

—Me temo que voy a morirme. Que mi corazón se va a parar y se acabará todo.

Le pedí que realizara el ejercicio de aguantar sin inspirar. Lo había intentado antes sin éxito. Esta vez fue capaz de aguantar un poco más, aunque no dio la bocanada al inspirar. Sin embargo, tuvo una sensación muy fuerte de no poder respirar.

—¡No puedo respirar, me ahogo! ¡No puedo respirar! –gritó.

Pude ver que tenía dificultad para respirar. Su pecho y su garganta se veían tan tensos que podía entender por qué.

Cuando le comenté mi observación, me dijo:

—He sentido esta tirantez en la garganta y en el pecho desde hace años. Sentía que no podía respirar. No podía respirar de forma sencilla y profunda por el dolor tan intenso que sentía en el diafragma. No sé cómo sobreviví. Pero sé que morí hace mucho tiempo.

La muerte que se produjo fue la muerte emocional, el entumecimiento, el cortar de raíz su sensibilidad. Se llega hasta este punto porque el dolor es insoportable. Es un dolor que le hace a uno desear morir. Cortar la sensibilidad es llegar a un acuerdo entre el deseo de morir y la voluntad de vivir.

Otro paciente, Roger, que también es un sobreviviente, dijo:

—Hay tal sensación de frustración y de impotencia que siento que casi podría darme la vuelta y morir. Bueno, no exactamente. La muerte es muy violenta, muy definitiva, muy destructiva. Me gustaría desconectar la vida por un tiempo para descansar. Hace siete u ocho años estaba tan deprimido que no tenía apetito, ni deseo. Ahora no me siento deprimido, pero, Dios, siento que solo estoy perdiendo el tiempo.

Roger tiene un cuerpo extremadamente rígido, y sin sensibilidad. A pesar de su desesperación y frustración, no puede llorar. No puede venirse abajo, figurativamente, en términos de llorar, y literalmente, en términos de su rigidez. Venirse abajo es rendirse a una desesperación que es estar cercano a la muerte.

Jane es otra paciente a la que considero una sobreviviente. Tiene una mandíbula fuerte y extremadamente tensa. En su vida ha habido mucho dolor y relativamente poco placer. Su declaración es: «Si tengo que vivir así, no quiero vivir». Sin embargo, se resiste con todas sus fuerzas, como si soltarse significara su muerte. Las veces que consiguió soltarse, en varias sesiones terapéuticas, le sobrevino un dolor intenso en el cuadrante inferior derecho del abdomen. Asocio ese dolor con una resistencia a su desesperación y a su sexualidad. Su sexualidad está conectada con una sensación de haber sido traicionada por su padre, que fue tan dolorosa que necesitó de una gran fuerza de voluntad para seguir viviendo.

Hace muchos años traté a un hombre cuya actitud era: «Puedes vivir tanto como quieras». Pensé que se estaba engañando a sí mismo, ya que no parecía una persona muy sana. Sufría de una artritis que, de hecho, lo había dejado lisiado. Además era un fumador compulsivo, a pesar de reconocer que cada cigarrillo le quitaba un día de vida. Uno de los problemas de este paciente era un cierto grado de impotencia sexual. A pesar de tener mucho éxito en los negocios, en realidad era un hombre castrado. Durante su juventud estuvo dominado por un padre autoritario a quien temía mucho.

No hice muchos progresos con este paciente. Un día le dije que debía enfrentarse a su padre, en su interior, ya que había fallecido. Sin embargo, nunca pudo mostrar el menor asomo de ira contra su padre. Mis palabras parecieron sobrecogerle.

Nunca volví a ver a este paciente. No acudió a ninguna de las dos citas siguientes y tuve la sospecha de que había ocurrido algo. Cuando lo llamé a su casa me contaron que el fin de semana después de su última visita se había descubierto un bulto en el cuello. Fue a un médico y este le mandó hacer una biopsia que demostró que era maligno. Murió a los tres meses. Ahora entiendo el significado de su comentario. Cuando una persona muere, indica el deseo de morir a un nivel biológico. Puede decirse, por tanto, que vivió todo el tiempo que deseaba. Pero, entonces, ¿por qué sucedió? ¿Qué fue lo que quebrantó su voluntad de vivir? La respuesta tiene que ser que su sistema energético se vino abajo hasta un punto en el que la fuerza vital era insuficiente para mantener las funciones básicas de la vida. Este derrumbamiento es característico del cáncer, con la resignación emocional que muestra su predisposición a sufrirlo. (Ver el capítulo 1, «El estrés y la enfermedad» para una formulación más completa de este concepto.) Imagino que mi paciente se rindió al pensar en enfrentarse con lo que debió de haberle parecido un reto imposible. Algo después una paciente de cáncer con la que estaba trabajando me dijo:

—Si lucho contra mi madre, moriré. Si no lucho contra ella, moriré.

Su destino parecía inevitable, y en verdad murió.

Si hoy día trabajara con este paciente, tendría más en cuenta su deseo de morir, ya que lo manifestó implícitamente en la frase «Puedes vivir tanto como quieras», y en otros aspectos de su personalidad. En lugar de hacerle enfrentarse a su padre, le hubiera hecho enfrentarse a su deseo de morir. Creo que esta es la única manera de tratar con esos problemas. No me parece que sea posible ayudar a un paciente de cáncer a superar su enfermedad a menos que pueda aceptar que esta expresa su deseo de morir. De esa manera, en lugar de intentar superar su desesperación, el paciente puede trabajar en ella y buscarle una solución.

He descubierto que estadísticamente el cáncer se desarrolla a menudo en una persona mayor tras la pérdida de un ser amado. Se da por hecho, y con razón, que el estrés de la pérdida produce la enfermedad. Muchos investigadores reconocen el hecho de que esta pérdida reproduce, en años posteriores de la vida, un trauma parecido que sucedió en la niñez, en concreto la pérdida de la madre o de su amor, simbolizados por la pérdida del pecho o del contacto físico con el cuerpo de la madre. Esta pérdida posterior activa el deseo de morir, que ha sido suprimido por la voluntad de vivir.

Ser consciente de esto me ha hecho comprender que muchas enfermedades graves están relacionadas con un deseo inconsciente de morir. Sin embargo, no es una relación directa. La gente no enferma porque desee morir. Como hemos visto, tenemos un deseo de vivir que es todavía más fuerte, un deseo de sentir la alegría de vivir. Lamentablemente, a ese deseo lo debilita la voluntad de vivir, que coloca al individuo bajo una carga adicional de estrés y lo mantiene en un estado de dolor y desesperación. Si uno recibe esa carga adicional de estrés o siente un nuevo dolor de naturaleza emocional, su resistencia se debilita y la enfermedad se desarrolla. He visto cómo esto le sucede a una joven tras la ruptura de una relación amorosa. Durante el curso de su enfermedad fue bastante consciente de su deseo de morir. Sin embargo, no conectó ese deseo con una experiencia vital anterior, que podría haber puesto su situación actual en perspectiva. Como consecuencia, su recuperación se retrasó indebidamente.

El individuo en el que la voluntad de vivir es fuerte se halla en un estado de lucha. Su voluntad lucha contra su deseo de morir. Esa pugna debe de agotar su energía, y así sucede, socavando finalmente su voluntad. Debido a esto, mucha gente se encuentra en un estado de agotamiento. Nunca olvidaré a un hombre que, mientras estaba recostado sobre el taburete respirando, rompió súbitamente a llorar, exclamando:

—Me muero de cansancio.

Este paciente admitió su cansancio, pero he visto a muchos otros que negaban su agotamiento, que tensaban la mandíbula y seguían esforzándose, que sentían que detenerse sería la muerte. Tengo otro paciente que ha vivido durante mucho tiempo en un estado de extenuación, pero es incapaz de rendirse y llorar. Hicieron falta años de trabajo para que pudiera ser consciente de la batalla que estaba librando. Pero finalmente lo comprendió. Me dijo:

—La vida es una tremenda lucha. Abandonar la lucha es abandonar la vida. No sé cómo vivir para mí. Estoy ocupado en sacar adelante a mi familia, casar a mis hijos, trabajar... Toda mi vida ha sido un esfuerzo continuo por justificar mi existencia, porque se suponía que yo no debía estar aquí. Mi madre no quería otro hijo, pero si había otro, quería una niña. Cuando nació, dijo: «Lleváoslo. No es mío».

No sé por qué su madre le contó eso. Para él era una carga muy pesada.

En otra ocasión, dijo:

—Si dejo de pelear, no podría sobrevivir. Tengo que ganármelo. Tengo que ser un niño bueno y hacer lo que quieren que haga o me abandonarán. Sin pelear, se derrumbaría todo.

¿Cuánto tiempo más podrá seguir luchando antes de que su salud se resienta? Ya se encuentra en un estado de extenuación y la verdad es que no se siente muy bien. Sin embargo, los exámenes médicos no muestran que nada vaya mal porque los médicos no ven su estado de agotamiento. Me preocupa.

Estoy convencido de que muchas enfermedades se producen porque la gente no es capaz de aceptar su agotamiento y por eso sigue luchando. Muchos conoceréis la historia de la enfermedad de Norman Cousins, que contó en un libro titulado *Anatomía de una enfermedad*. Le sobrevino de repente, y estuvo a punto de costarle la vida. Se curó siguiendo un régimen insólito consistente en reír y tomar unas dosis extremadamente altas de vitamina C. Su relato de los incidentes anteriores al inicio de la enfermedad revela el estrés que padecía, el cansancio extremo que sentía. Este agotamiento extremo raramente se debe a situaciones actuales. Los soldados en la batalla pueden llegar a estar tan cansados que sean incapaces de moverse. Pero ese cansancio rara vez provoca una enfermedad. Su deseo inconsciente de morir puede manifestarse en una exposición imprudente al enemigo. El agotamiento que produce la enfermedad es un padecimiento crónico que surge de una voluntad fuerte de vivir. Esta voluntad, con el fin de asegurar la supervivencia, participa inconscientemente en la supresión del sentimiento.

He afirmado que todos los pacientes pasan por una fase de agotamiento en su camino hacia la recuperación. En realidad, se vuelven conscientes de su agotamiento cuando abandonan su lucha neurótica. El agotamiento también ayuda a la recuperación. Al sentirse exhaustos, no pueden seguir con la lucha neurótica. Sienten la necesidad de recuperar su ánimo, de renovar su energía, en otras palabras, de convalecer. Esto nos señala cuál es la manera de lidiar con la resistencia que representa la voluntad de vivir.

Tratamiento

En vista de lo anterior, se puede esperar que todos los pacientes opongan alguna resistencia al proceso terapéutico en aras de la supervivencia. Nuestro papel como terapeutas es entender esta resistencia, su naturaleza, su origen y su función en el momento presente. La comprensión es la clave del proceso terapéutico. El papel del paciente es alcanzar esta comprensión y enfrentarse, con nuestra ayuda, a su deseo de morir. A través de esta confrontación puede contactar con la fuerza vital conectada al deseo de vivir. El ejercicio de respiración descrito anteriormente es una buena técnica para esta confrontación. Tuve la ocasión de comprobarlo recientemente con resultados muy positivos con un paciente con quien llevo varios años trabajando.

Uno de los problemas de dicho paciente era un sentimiento de no poder tener lo que quería. No era un sentimiento consciente, sino que se manifestaba en su conducta y se centraba principalmente en una mujer. Cuando examinamos el sentimiento, resultó que no se le permitía necesitar una mujer. Por supuesto, este sentimiento surgía de su experiencia con su madre. En aras de la supervivencia negó esta necesidad y si encontraba alguna mujer que le gustaba, se veía obligado a rechazarla. Este asunto fue tocado de forma periférica en los años de terapia, pero nunca se enfrentó a él porque en su vida había otros conflictos mucho más apremiantes que exigían atención. Cuando estos conflictos se solucionaron, empezó a sentirse bien, pero esto no duró. Seguía atormentado por una necesidad que no podía aceptar.

El tormento, o la tortura, de este paciente era físico además de psicológico. Tenía la pelvis muy tensa, el pecho muy henchido y la garganta muy contraída. Pese a todo el trabajo físico que habíamos realizado (y él trabajaba también en casa, con un taburete), estas tensiones no se habían reducido de manera significativa. Le pedí que practicara el ejercicio de aguantar sin inspirar. Fue capaz de aguantar sin respirar durante bastante tiempo, pero su inspiración era débil. Un segundo intento fue un poco mejor, pero no lo suficientemente fuerte. Estaba tendido sobre el taburete respirando y le sugerí que dijera: «Quiero vivir». Para mi sorpresa y la suya, le costaba trabajo pronunciar esas palabras. Cuando confesó: «No puedo decirlo», empezó a llorar. Con el llanto su garganta se abrió y su respiración se volvió más profunda y fuerte. El llanto era una expresión de su deseo de vivir. Pero para él tampoco era fácil llorar. Al haberse negado el derecho a necesitar, perdió su derecho a llorar. Su necesidad de llorar era ahora tan fuerte que apenas podía respirar.

Solo hay un tratamiento para el conflicto entre el deseo de morir y la voluntad de vivir, y es llorar profundamente. Al decir llorar profundamente me refiero a llorar a pleno pulmón, desde el vientre. Cuando alguien llora así, podemos observar que cada sollozo es un latido de vida que fluye a través del cuerpo y llega a la pelvis. Esa forma de llorar descarga el dolor que subyace bajo el deseo de morir y que se presenta en la mandíbula rígida, en la garganta contraída, en el pecho henchido y el vientre contraído. Estas tensiones bloquean la expresión del anhelo de amor y de vida. En aras de la supervivencia, cierran a la persona. Sin embargo, al hacerlo estructuran el dolor en el cuerpo. Mientras la persona está cerrada no siente el dolor. Lo único que siente es una profunda sensación de frustración y de desesperación que mantiene el deseo inconsciente de morir. Pero abrirse, acercarse y expresar lo que uno quiere, con todo su deseo, hace que el dolor cobre vida. En la muerte no hay dolor, y esto ejerce una gran atracción para mucha gente. No hay dolor en la vida si uno está completamente vivo, porque entonces el flujo de energía y de sensación es libre y sin restricciones. El dolor surge al cobrar vida, cuando el flujo de energía y de sensación, en un esfuerzo por romper las cadenas que nos atenazan, alcanza las zonas rígidas o entumecidas del cuerpo. En última instancia es el miedo al dolor lo que provoca la resistencia en la terapia.

El dolor está asociado con el deseo de morir, como lo indica el siguiente caso. Se trata de una secretaria de treinta y dos años llamada Mary, en la cual la manifestación de la carencia oral está bastante marcada. La cabeza y la cara parecen insuficientemente cargadas. La cabeza es pequeña con relación al cuerpo y la cara tiene una apariencia débil. El esternón está hundido y el diafragma, extremadamente tenso, lo que dificulta el respirar hondo. Su debilidad respiratoria se refleja en una voz atiplada. Sus piernas presentan un aspecto normal, pero no son muy fuertes.

En su primera sesión relató un sueño recurrente:

—Estoy tendida en mi lado de la cama y un hombre me está haciendo una incisión en la espalda con una cuchilla. A veces es mi médico, a veces mi gurú. El dolor siempre es insoportable. Quiero gritar, pero no consigo emitir ningún sonido. Me siento indefensa; entonces me despierto.

La interpretación de Mary era «quiero que alguien me opere y me extirpe el dolor». Había trabajado con terapeutas y con gurús durante muchos años en un esfuerzo desesperado de sacarse de encima el dolor. Pero seguía ahí. Yo era otro intento desesperado de librarse de él. Lamentablemente, solo hay una manera de escapar de ese dolor y es mediante la muerte. Abrirla para sacarle el dolor es en sí un proceso espantosamente doloroso. Esto no significa que su situación no tenga remedio. Hay algo que puede hacer que podría llevarla a la resolución del conflicto que hay bajo ese dolor, y es entender que el dolor es producto del conflicto y saber en qué consiste este. Sin embargo, para hacer eso debe aceptar el dolor y verlo como una manifestación de su fuerza vital. Muchos esfuerzos para desprenderse del dolor comportaban siempre procedimientos que disminuían su fuerza vital. Pero esto era solo una medida temporal, porque en cuanto su anhelo se reafirmaba volvía el dolor.

Mary conocía la conexión entre su dolor y su anhelo. En la época en que acudió a mi consulta su dolor y su anhelo se centraban en un hombre que estaba a punto de cortar su relación con ella. Era consciente de que si podía alejarse de él y bloquear sus sentimientos, el dolor desaparecería. Sin embargo, no era capaz de hacerlo. El abandono del hombre le resultaba tan amenazador que decía:

—Prefiero el dolor a que me dejen.

El miedo al abandono era aterrador. La razón era, probablemente, que en su interior lo asociaba con la muerte. Siendo apenas un bebé le faltó poco para morir:

—Cuando yo nací mi madre estuvo a punto de morir. Al parecer su leche se volvió tóxica. Me quedé casi en los huesos. Luego, a los nueve meses, sufrí una intoxicación alimentaria.

El conflicto básico en la personalidad de Mary se produce entre el deseo de vivir con su consiguiente dolor y el deseo de morir. Como su deseo de morir es fuerte, su voluntad de vivir es igualmente fuerte. Esta se expresa en una mandíbula muy tensa. Aunque esta mandíbula tensa representa su voluntad de vivir, también encierra en su cuerpo el dolor de vivir y de amar. No puede gritar porque es muy doloroso y, por la misma razón, no es capaz de respirar profundamente. En mi opinión es necesario trabajar con esta mandíbula rígida para abrir su respiración y descargar su grito. Esto significa que hay que aplicar presión a los músculos tensos de la mandíbula para que se suelten. Este procedimiento siempre resulta doloroso, pero si al paciente lo animamos a centrarse en la respiración, el dolor es tolerable porque los músculos se sueltan. Además, les pido a mis pacientes que intenten gritar, y en ocasiones lo hacen. Gritar también disminuye el dolor.

Gritar es fundamental para la salud. Es la expresión más fuerte del deseo de vivir. Los bebés sanos gritan siempre que sus deseos se ven frustrados, y mientras griten la frustración no se quedará encerrada en el cuerpo. Gritar expresa dolor y, por tanto, lo libera. Se ha venido usando en el análisis bioenergético desde mucho antes de que Arthur Janov descubriera que es una herramienta terapéutica eficaz. Tengo que decir que a los hombres les cuesta más gritar que a las mujeres, pero por naturaleza son igualmente capaces de hacerlo.

Para trabajar con el grito bioenergéticamente se tiene que entender la dinámica muscular y energética. El grito se produce por una súbita expulsión de aire. Eso sucede cuando la garganta, cerrada a la espiración, se suelta y se abre por completo. Los músculos que participan en esta acción son los escalenos anteriores, el estiloides y el digástrico. En realidad todos los músculos de la zona juegan algún papel en las diferentes funciones de la boca y de la garganta: gritar, llorar, respirar, chupar... El jadeo es el lado inverso del grito y está producido por una apertura repentina de la garganta al principio de la inspiración del aire. Y tanto los gritos como el jadeo están relacionados con la función de chupar. Así, al soltar el grito, uno puede activar la súbita absorción de aire que describimos como un jadeo y que yo llamo expresión del deseo de vivir.

En muchos casos, puedo provocar un grito aplicando presión a los músculos escalenos anteriores mientras el paciente está emitiendo un sonido. La presión produce una liberación repentina de la contención, y esto permite que brote el grito. Si uno es capaz de conseguir que el paciente suelte varios gritos largos y prolongados, normalmente esto provocará un sollozo profundo con fuertes acciones de absorción en la garganta. Mientras el paciente está gritando no siente el dolor de la presión. A menudo seguirá gritando mucho tiempo después de que la presión haya cesado. Creo que el área crítica en la que se bloquea la absorción del aire se sitúa detrás de la boca, donde esta se une a la garganta.

Los gritos y los sollozos descargan el dolor del anhelo reprimido porque permiten que fluya libremente el impulso de querer y de conectar. La frustración se debe a una incapacidad de expresar plenamente los propios impulsos y no a una falta de respuesta a ellos. Cuando logré que Mary gritara, usando esta técnica, siempre se sentía más fuerte. También declaró sentir dolor en la cabeza cuando la energía del grito cargaba esa parte. Pero el dolor desaparecía rápidamente. Una vez que un paciente logra soltar el grito, puede empezar a luchar por sus derechos y patear la cama gritando «por qué», «no» o «déjame en paz». Luego puede pasar a expresiones más agresivas como «dámelo» o «lo quiero». Esto era algo que Mary no podía hacer. No sentía que pudiera exigir nada para sí misma. Quería amar y ser amada, pero como no podía exigirlo esperaba conseguir el amor por «estar ahí» para la otra persona; esto, de hecho, es una rendición del yo. Pero uno no puede realmente amar a alguien que se ha negado a sí mismo y por eso ella siempre reproducía ese dolor primordial. Mary podría estar ahí para los demás, pero nunca para ella. Este es un problema bastante corriente.

Para mí quedó claro que a la interpretación que hacía Mary de su sueño le faltaba algo. Si estamos hablando de dolor asociado con la supresión del anhelo, se sentiría a lo largo de la parte anterior del cuerpo. Ese dolor no disminuiría con una incisión en la espalda. El dolor en la espalda está relacionado con la ira bloqueada. Esa es una emoción que Mary no se permite sentir porque podría llevarla a perder el contacto con el objeto de amor. Su papel, tal y como lo ve ella, es ser comprensiva, e intenta serlo incluso cuando se aprovechan de ella, como hicieron en la relación anterior.

Sin embargo, Mary está enojada. Esa es la reacción normal ante el maltrato, y su padre la maltrató cuando era niña, lo mismo que hicieron otros hombres cuando se hizo mayor. Pero a sus ojos la ira es una amenaza para la situación que está viviendo, más que una ayuda.

Su objetivo era disminuir su ira, esperando que esto eliminara el dolor. La incisión de la espalda tenía esta función. Los gurús que había consultado y las prácticas sufís que siguió tenían como meta reducir la ira y, temporalmente, lo lograron. No obstante, mientras su anhelo de amor esté frustrado sentirá dolor. Forzosamente el dolor suscitará ira, y volverá a la misma situación de antes. Parece que el conflicto entre la voluntad de vivir y el deseo de morir no puede solucionarse satisfactoriamente a menos que se movilice la ira del paciente.

En la primera parte de esta exposición remarqué la importancia de abrir la garganta a base de respirar, gritar y llorar para permitir que se exprese plenamente el deseo de vivir. Como vimos, esa expresión se manifestaba en el jadeo al inhalar el aire. Surge la pregunta: ¿qué mantiene el deseo de vivir? Durante los primeros años de vida fue debilitado por la falta de respuesta parental a las necesidades de amor y de cuidados. El dolor de la carencia dio lugar a un deseo de morir, que entonces fue contrarrestado por una voluntad de vivir. El objetivo de la terapia es retroceder, revertir el proceso que provocó el desarrollo del carácter neurótico. En teoría eso haría regresar a la persona al estado de dependencia y a las necesidades infantiles de nutrición y de apoyo. Por supuesto, estas necesidades ya no pueden satisfacerse. Digo «por supuesto» pero puede que para otros no sea tan evidente. A un bebé se le satisface a nivel oral; a un adulto, solo a nivel genital. Chupar un pecho es un acto nutritivo para un niño, pero para un hombre es un acto sexual.

Para ayudar a la gente a encontrar satisfacción en la vida hay que reconocer las diferencias entre el niño y el adulto. Un niño se siente merecedor de amor cuando lo aman, pero un adulto se siente merecedor de amor cuando es capaz de amar. La satisfacción como adulto representa la capacidad de funcionar plenamente al nivel adulto. De hecho, la satisfacción es el ejercicio del propio potencial de ser. La frustración surge cuando hay un bloqueo o una inhibición que le impide a uno ser completamente quien es, es decir, expresar completamente sus sentimientos o funcionar por completo en todos los niveles de la personalidad. De esto se desprende que negar la propia ira o refrenar la agresividad limita la posibilidad de satisfacción y produce frustración.

Como señalé en *El lenguaje del cuerpo*, amar es un acto agresivo. No es solo querer o conectar, también es absorber. Amar a alguien es llevarlo en el corazón. Uno tiene que estar abierto para que el otro pueda entrar, pero estar abierto no es suficiente. Amar no es un proceso pasivo. El componente agresivo de esta función está localizado en gran parte en los músculos de la parte posterior del cuerpo, los mismos músculos que están implicados en la ira. Negar la propia ira lleva a una reducción de la agresividad que se requiere para satisfacer la función del amor. Y lo mismo que la agresividad es un componente del amor, también el amor es un aspecto de la agresividad, incluso de la ira. Nos enfadamos solo con aquellos por quienes sentimos sentimientos positivos. Si somos indiferentes o negativos hacia alguien, tendemos a evitarlo. En la ira nos acercamos a él. A menudo señalo a los pacientes que nuestros sentimientos afectuosos están representados por el brazo y la mano izquierdos; nuestros sentimientos agresivos, entre ellos la ira, por nuestro brazo y mano derechos. Cortarnos el brazo derecho negando nuestra ira no produciría ninguna satisfacción.

¿Por qué iba a negar alguien la validez de la ira? Si a un niño se le enseña que su ira hará que le rechacen, inevitablemente tratará de suprimir esa reacción. Como los niños necesitan ser amados, harán ciertos sacrificios para asegurarse ese amor. Sabemos que los padres desaconsejan o no toleran las expresiones de ira por parte de sus hijos, especialmente si se dirige contra ellos. Pero me pregunto si no hay otra explicación posible. Si un niño sufre una carencia importante de amor y cuidados durante los primeros años, ¿cuánta ira puede sentir? ¿En ese estado inicial de indefensión, la única reacción que puede tener no es llorar? También puede gritar. Recuerdo un incidente de la vida de mi hijo. Cuando tenía unos cinco meses, mi esposa y yo lo dejamos con un amigo para realizar un trámite urgente, después de asegurarnos de que nos habíamos ocupado de sus necesidades, y parecía contento. Sin embargo, no hacía más que unos minutos que nos habíamos marchado y estábamos a dos manzanas del apartamento donde vivíamos cuando oímos un fuerte grito. Inmediatamente supimos que era Fred y volvimos a casa. Tenía un grito poderoso. Pero si se deja a un niño gritar sin hacerle caso, su grito se irá debilitando. Su deseo de vivir se convertirá lentamente en un deseo de morir. Podría movilizar la voluntad de vivir. Eso es todo lo que su ego rudimentario puede hacer. Sentirse enojado y expresarlo o contenerlo va más allá de la capacidad de un bebé. Eso requiere un grado más alto de coordinación muscular del que dispone.

Creo que es necesario que todos los pacientes sean capaces de sentir y de expresar la ira por el abuso y la carencia que padecieron. No voy a describir las distintas técnicas que utilizo para ayudar a los pacientes a alcanzar este objetivo. Con Mary, la vida misma me ayudó. Llegó un día y me contó que la habían asaltado. Opuso resistencia de forma mecánica. Pero incluso mientras comentábamos el incidente y su reacción, no sentía ninguna ira hacia ellos. Trató de explicarme el comportamiento de sus asaltantes para justificar sus acciones. Sin embargo, podía ayudarla a movilizar contra mí algo de esa ira, por escasa que fuera. Y le hice ver que, en cierto sentido, se había castrado. Experimentar un poco de ira le hizo sentir mucho mejor. Disminuyó su dolor.

Los problemas de todos los pacientes son complicados. No hay una respuesta sencilla a sus dificultades. Pero no estamos buscando respuestas. Lo que buscamos es entender. He llegado a entender que la voluntad de sobrevivir puede prolongar la vida, pero no puede darle plenitud. Para lograr la plenitud quizá haga falta arriesgarse. La voluntad de vivir puede ser un obstáculo para asumir riesgos o para el crecimiento. Pero si alguien abandona la voluntad de vivir, ¿qué protección le queda? ¿Cómo puede garantizar su supervivencia hasta el grado en el que sea posible garantizarla? Mi respuesta a esa pregunta es: volviéndose un luchador. Un luchador arriesga su vida y puede perderla, pero también he visto a sobrevivientes perder la suya. Sin embargo, un luchador tiene la oportunidad de realizarse totalmente como ser humano.

Un luchador no es alguien que busca problemas. Es un individuo que sabe que tiene el derecho a ser, el derecho a amar y el derecho a realizarse. Luchará si alguien le niega sus derechos. En términos bioenergéticos, se puede definir a un luchador como la persona que puede emplear su agresividad para defender y cumplir su deseo de vivir y de amar.

8

EL HORROR: EL ROSTRO DE LA IRREALIDAD. AUTOEXPRESIÓN Y SUPERVIVENCIA

CONFERENCIA I:
EL HORROR: EL ROSTRO DE LA IRREALIDAD

Introducción

El tema del horror surgió por primera vez hace varios años, en conexión con un paciente que Miki Kronold y yo estábamos tratando. Era un joven con una gran formación, asistente de un profesor de universidad; su padecimiento principal era la depresión. A nivel físico tenía un cuerpo bien formado, algo más bajo que la media, con pocos signos de un trastorno de la personalidad con la excepción de que, de algún modo, la cabeza no parecía encajar con el tronco. La cabeza no tenía nada de raro, sus características eran bastante normales, pero percibía que no estaba conectada con el tronco.

Teníamos una dificultad considerable con este paciente porque éramos incapaces de suscitar en él alguna reacción emocional. Los sonidos que emitía me recordaban a los de los viejos judíos ante el muro de las lamentaciones; sin embargo, al comentárselo, no sintió nada ni estableció ninguna asociación. Para quitarle al rostro su apariencia de máscara, le aplicamos presión a las mejillas, a lo largo de la nariz, mientras abría al máximo los ojos. Esto hizo surgir una intensa expresión de miedo, aunque él no lo sabía. Su reacción a todas mis maniobras era comentar una y otra vez: «No siento nada».

Describió su niñez de esta manera: era el menor de tres hermanos; los otros dos eran niñas. Por lo que recuerda, su padre y su madre no se llevaban bien. La madre le gritaba al padre, a menudo volviéndose bastante histérica. El padre estallaba en ataques violentos de rabia, a veces rompía objetos o le pegaba a alguna de las niñas. Mi paciente fue testigo de estas acciones pero se sentía impotente para intervenir. No recordaba que su padre le hubiese pegado nunca. Al relatar sus experiencias, hablaba de forma lógica y clara, pero sin ninguna reacción emocional ante los incidentes que comentaba.

Podríamos explicar esta falta de sentimiento con la presunción de que había cortado de raíz la percepción de lo que ocurrió en su cuerpo. La manera de hacerlo fue disociar lo que ocurría en su cabeza, es decir, la función de la percepción, de la experiencia corporal. Esto tenía relación con la aparente falta de conexión entre su tronco y su cabeza. Por más que su cuerpo se cargara mediante la respiración y el movimiento, esto no afectaba a su cabeza. Al comentar este caso, Miki y yo llegamos a la conclusión de que esa situación solo podía producirse por una experiencia de horror.

El horror es un término nuevo en la bioenergética. No aparece en la escala de las emociones que presenté en mi libro *Pleasure* (El placer). Por otro lado, el terror, que se usa con frecuencia como sinónimo de horror, aparece a menudo en mis obras como el extremo del miedo. Si uno lee *La traición del cuerpo*, verá que la personalidad esquizoide se desarrolla como una reacción al terror, no al horror. ¿Cuál es la diferencia entre ambos?

El diccionario nos ofrece alguna ayuda. Dice que el terror implica un miedo intenso que de alguna manera es prolongado y puede referirse a peligros futuros o imaginarios. Hay dos diferencias importantes. En primer lugar, el terror está relacionado con el miedo, que es una reacción emocional; el horror carece de esa conexión. En segundo lugar, en el terror el peligro se dirige al yo; en el horror el peligro se dirige a los demás.

Estas diferencias pueden ilustrarse con unos cuantos ejemplos sencillos. Si somos testigos de un accidente de tráfico en el que una o más personas resultan gravemente heridas, describiríamos la experiencia como horrible. Sin embargo, si uno también está implicado en dicho accidente, la sensación inmediata antes de la colisión sería de terror. Uno está horrorizado por el ataque brutal hacia otros, pero aterrorizado si el ataque viene dirigido hacia sí mismo. Así, los combatientes de la guerra hablarán del terror de esta mientras que los no combatientes hablarán del horror.

Si el terror es un miedo intenso, el horror carece de ese elemento. El testigo de un horror no tiene por qué estar asustado. Puede que lo esté porque tema algún ataque personal, en cuyo caso estaría asimismo experimentando cierto terror, pero esto es un elemento añadido. La esencia del horror es el «estado de conmoción», aunque no creo que este sea realmente el término adecuado. El terror termina en un verdadero estado de conmoción. El organismo está paralizado, como congelado, por el terror. El cuerpo se vuelve insensible para librarse del dolor del ataque. Esto sucede cuando un depredador ataca y mata su presa. La mente, sin embargo, permanece alerta hasta que se produce la inconsciencia. En un estado de horror el cuerpo prácticamente no se ve afectado porque el ataque no se dirige a uno. El efecto del horror es principalmente sobre la mente, que no está conmocionada sino aturdida.

El horror aturde la mente. Paraliza las funciones mentales lo mismo que el terror paraliza las físicas. Uno puede alejarse del lugar en el que se produce el horror sin, en apariencia, verse afectado físicamente, pero incapaz de pensar en nada más que en lo que ha presenciado y dándole vueltas y más vueltas.

Esto plantea un interrogante: ¿por qué el horror aturde la mente?, ¿qué hay en el horror que cause este efecto? Creo que el elemento esencial es que el horror es increíble. No todas las circunstancias increíbles producen horror pero todos los horrores son increíbles. La mente no puede comprender la lógica o el significado del incidente. No le encuentra sentido. No debería estar sucediendo algo así.

Voy a ofrecer otro ejemplo de horror para ilustrar este aspecto. Una madre que iba con su hijo de seis años fue asaltada y golpeada brutalmente en Nueva York. El niño lo vio todo horrorizado. No le hicieron daño. En su mente, me imagino, solo podía pensar: «No. Es imposible. Esto no debería estar pasando. ¿Por qué? No lo entiendo».

El horror no es la única reacción ante un hecho incomprensible. Otra reacción es el asombro. Un incidente o situación que la mente no puede asimilar (comprender) será contemplada con horror o con asombro dependiendo de si tiene un efecto negativo o positivo para el testigo. Ver unos aviones que vuelan por encima de tu cabeza para bombardear al enemigo puede ser asombroso. Para los habitantes de esa ciudad, sin embargo, la destrucción será horrible.

El efecto del horror en la personalidad

Volvamos ahora al paciente del que hablé antes. Vivir constantemente con una madre histérica y un padre violento era una pesadilla. Sobre todo porque mi paciente sentía que sus padres se querían. Como todas las pesadillas, lo único que puede hacer uno es olvidar, aunque realmente uno no olvida una pesadilla, sino que la etiqueta como algo perteneciente a otro mundo. Se disocia de ella. Esto es lo que hizo mi paciente. Se disoció de su pasado y de todos los sentimientos y emociones que formaban parte de él. Bloqueó cualquier sentimiento de anhelo de estar cerca de sus padres, de tristeza, de ira y de miedo. Este bloqueo fue tan poderoso que era casi imposible suscitar esos sentimientos. Debo añadir que finalmente emergieron cuando su padre estaba muriendo de cáncer. Al afrontar esta tragedia la familia recapacitó.

Cuando nos enfrentamos con el horror hay una tendencia a dudar de nuestros propios sentidos. Si esta tendencia se vuelve estructurada en la personalidad, surge la división entre lo que uno piensa y lo que siente. La persona no cree en sus sentidos. Actúa tan solo basándose en la lógica de su mente. Se comporta como si tuviera sentimientos, y los tiene a un nivel profundo del cuerpo, pero no hay una conexión inmediata entre el comportamiento y el sentimiento.

Los lamentos que profería eran, como los de los judíos ante el muro de las lamentaciones, una expresión de los horrores que había experimentado. Pero mientras que esos judíos sentían al lamentarse el horror que padeció su gente, mi paciente estaba separado de esa sensación.

La personalidad de quienes han pasado por esas experiencias tiene un componente de irrealidad. Uno lo siente cuando hablan acerca de un pasado que cstrcmccc al oycntc pcro quc describen en un tono tranquilo y carente de emoción. La única distorsión importante del cuerpo es, frecuentemente, una discrepancia entre la expresión de la cabeza y la del resto del cuerpo. La cabeza y el tronco no encajan. Hay otro rasgo importante en ellos que no es fácil de apreciar. Sus ojos no mantienen el contacto con los tuyos. Tampoco tienen el aspecto vacío o distante de los de un esquizoide o un esquizofrénico. Están separados del sentimiento, más que alejados. Volveré a este aspecto del problema más adelante.

Al llegar aquí es importante averiguar hasta qué punto es frecuente este problema. Qué tipo de horrores han vivido de niños los pacientes.

Tengo que decir que es mucho más normal de lo que solemos pensar. A continuación muestro algunos ejemplos.

Otro joven a cuyos sentimientos no se podía acceder me contó que su madre era miembro de la Ciencia Cristiana. Llegó a ser líder de este movimiento. Ella era una creyente devota cuando él era un niño pequeño y, como tal, reaccionaba a todos los sentimientos de su hijo, y a sus angustias y enfermedades, con la actitud de que uno solo tiene que creer en Cristo para que todo se arregle. Pero había cierta dureza e insensibilidad en ella. No solo alejaba al niño de su padre sino que no le daba calor. Para el niño el horror de la situación consistía en esta falta de sensibilidad y de calidez, en la carencia casi absoluta de sentimientos de humanidad en su madre. A sus ojos era inhumana y, por tanto, monstruosa. Vivir bajo su control, su dominación y su voluntad debió de haber sido una pesadilla para este paciente.

Escuché un relato parecido de otro hombre que precisamente era psicólogo. Su padre lo había abandonado cuando tenía tres años. Su madre se volvió una fanática religiosa e ignoraba completamente al niño. Había hermanos mayores pero él se sentía un extraño. Tenía miedo de su madre y pasó muchos años presa de una desesperación solitaria. Aquí, de nuevo, el horror era la ausencia de calor y de sentimientos de humanidad hacia el niño, que necesitaba y esperaba este tipo de respuesta. Cuando vi a este hombre, tenía una expresión beatífica en el rostro, pero no sentimientos. En los dos casos había una marcada discrepancia entre la cabeza y el tronco.

Recientemente escuché a una muchacha describir su infancia como un horror. Su padre era un ejecutivo ambicioso de una gran empresa y vivía completamente entregado al trabajo. En casa se mostraba frío y distante. Su madre tuvo una crisis nerviosa cuando esta muchacha era una niña. Estuvo hospitalizada. Al regresar a casa la trataron como a una inválida y la niña tuvo que cuidarla. La madre tuvo varios episodios psicóticos que ella presenció. Una vez más el horror consistía en la ausencia de contacto humano entre los miembros de la familia. Me sorprendió que esta muchacha reconociera la naturaleza de su situación, pero tenía una personalidad esquizoide, uno una personalidad *como si*. No había bloqueado el horror para poder sobrevivir.

En otro caso la madre del paciente era una alcohólica a quien su padre trataba con un desprecio y una hostilidad que no se molestaba en disimular. Al mismo tiempo no hacía ningún esfuerzo para ayudarla a dejar de beber. A veces el sexo estaba presente también en esta situación. Sospecho que las borracheras de la madre eran la ocasión para que se produjeran las relaciones sexuales. Esto se convirtió en el patrón del comportamiento de mi paciente que lo identificaba con su madre. Pero el paciente no era consciente del horror en una casa en la que el respeto por uno mismo y el respeto por el otro brillaban por su ausencia.

He escuchado muchos más relatos de horror de mis pacientes. Una joven me contó que vio cómo su abuela se ponía una pistola en la sien y amenazaba con volarse la cabeza si su marido no dejaba de beber. Cualquier amenaza seria de suicidio de un padre es siempre una experiencia horrible para un niño. Quizá todavía más horrible es la experiencia de vivir con alguien que agoniza. La muerte es un horror para todos los niños pequeños.

Esos casos específicos de horror son menos dañinos para la personalidad que una situación de horror persistente caracterizada por una falta de calor y sentimiento humanos en las relaciones en las que esos buenos sentimientos son naturales y normales. La cualidad inhumana de esas relaciones va más allá de la comprensión del niño. Esta cualidad crea una atmósfera de irrealidad, en la que el niño funciona como si estuviera en un sueño del que espera despertar algún día. Cuando crece y sale de la situación la mente trata la totalidad de la experiencia como un sueño, como si en realidad no hubiera sucedido.

Es difícil agitarse ante algo que «en realidad no sucedió», lo que explica por qué es igualmente difícil suscitar cualquier reacción emocional de estos pacientes en la terapia. Pero los efectos de este tipo de experiencia son más engañosos.

Cuando la realidad se tiñe de un aire de irrealidad, la mente se protege a sí misma contra la confusión dejando de creer en los sentidos y en los sentimientos. Niega su validez y opera solo sobre la base de la lógica y la racionalidad. Es verdad que la lógica y la realidad presuponen la existencia del sentimiento, pero el comportamiento no surge directamente de este. La persona actúa como si tuviera sentimientos pero los sentimientos en sí no se ven en las acciones. Hay una cualidad inhumana o irreal en ella, que a su vez, se transforma en un «monstruo» para quienes necesitan —y tienen derecho a ello— esperar una respuesta emocional de ella. La inhumanidad que le horroriza en la niñez produce en ella una inhumanidad que se vuelve un horror para la próxima generación.

El tratamiento de este problema

Por lo general, la depresión es el síntoma por el que acuden a la consulta quienes han pasado por este tipo de experiencias descritas. Se deprimen cuando la ilusión de que pueden estar por encima del horror de sus propias vidas se desvanece. Desgraciadamente, no son conscientes del engaño o del horror de sus vidas. Esto hace que el tratamiento sea bastante difícil. Hemos visto además que cualquier intento de llegar hasta sus sentimientos se encuentra con una fuerte resistencia.

Por otro lado, son conscientes de que les falta algo y de que están deprimidos. Necesitan nuestra ayuda y la piden. Pero ?cómo podemos llegar a ellos? Si el enfoque terapéutico es psicológico, usan la lógica y la racionalidad para bloquear el reconocimiento de su problema. Si el enfoque es físico, por ejemplo trabajo corporal, realizan los movimientos como si tuvieran sentimientos y luego niegan cualquier sentimiento o significado a la experiencia corporal. Sin embargo, al no disponer de otros enfoques, el terapeuta debe usar lo mejor posible estos dos, teniendo en mente las resistencias que se encontrará.

En realidad ninguna terapia depende del enfoque del problema. Lo que cuenta en toda terapia es el terapeuta, la comprensión que brinda al problema, su sensibilidad y su calor como ser humano. Estos factores son cruciales en el tratamiento de este problema. La irrealidad del paciente se ve confrontada con la realidad del sentimiento humano del terapeuta, y esta confrontación puede poner en movimiento las fuerzas para recuperar su salud.

Tengo la impresión de que el terapeuta debe responder a la disyuntiva del paciente con dos conjuntos de emociones. Uno está formado de comprensión hacia el dilema del paciente y un deseo sincero de ayudar. El otro está compuesto de ira hacia el paciente por su negación del sentimiento y por su falta de calor humano. La ira no puede forzarse, tiene que surgir espontáneamente. No debería usarse como una herramienta terapéutica, sino representar una respuesta genuina a la monstruosidad de una conducta insensible en una situación que está cargada de potencial para la emoción. En este caso la ira es la verdadera expresión del terapeuta como un ser humano *real*, por ejemplo alguien que tiene un sentimiento de amor a la vida.

El bloqueo físico específico de este tipo de personalidad está en los ojos. Tenemos una expresión que dice: «Ver para creer». Lo contrario también es verdad. Si uno no lo ve, no lo cree. Ver se puede evitar no dejando que los ojos adquieran expresión ni significado. Los ojos se usan mecánicamente como lentes de una cámara. Permiten que la imagen se registre pero la despojan de cualquier trascendencia emocional. Esto se hizo en los primeros tiempos de la vida del niño para protegerlo de ver el horror de su situación. Sin embargo, una vez instituido, el bloqueo se generaliza. Si alguien no puede ver el horror, tampoco puede ver la belleza, ni la tristeza, ni la ira, ni el miedo, ni el amor. Y, por supuesto, no puede permitir que estos sentimientos se muestren en sus ojos.

Por tanto, es indispensable que el terapeuta mire al paciente a los ojos. Este no es el lugar para describir los diversos procedimientos y técnicas para hacerlo. Lo importante es saber que al abrir la visión del paciente al exterior, se abre su visión interior. Esta personalidad es, quizá, la manera más importante de que el paciente gane comprensión. Añadiría que para abrir la visión exterior de un paciente le hago mirarme a los ojos e intento captar su expresión.

El bloqueo de los ojos está relacionado con la disociación entre la cabeza y el tronco. Las tensiones en la base del cráneo y en la parte posterior de la cabeza sirven ambas para disociar la cabeza y bloquear el flujo energético a los ojos. Hay que realizar un trabajo considerable sobre estas tensiones para restaurar el flujo de energía del cuerpo a los ojos y los centros perceptivos del cerebro anterior. Al mismo tiempo hay que hacer un trabajo consistente sobre todos los otros aspectos de la terapia tanto analítica como físicamente.

El horror cultural

El horror que encontramos en los hogares es un reflejo de un horror parecido a gran escala en la sociedad. Para entender esta afirmación, debemos tener en cuenta que el horror es directamente proporcional a la falta de sentimiento humano en las relaciones. Este aspecto del horror es más importante que la violencia desbocada de nuestras ciudades. Es más importante porque afecta a todo el mundo y da lugar a la violencia, que al menos es real para el que la perpetra. Puede que sea su única manera de romper el hechizo de irrealidad que cuelga sobre una ciudad como Nueva York.

Nací y crecí en Nueva York, por eso esta ciudad era mi hogar. Pero en aquellos días no tenía el carácter impersonal que tiene ahora. Vivía en una barriada en la que todos se conocían entre sí. A través de nuestros pequeños intercambios intimábamos con los dueños de las pequeñas tiendas de toda la vida. Un cobrador recogía las monedas en los tranvías. Uno podía decirle «buenos días». Un vendedor de hielo repartía el hielo a diario. No teníamos muchas comodidades pero sí muchos contactos humanos. Y teníamos tiempo. Recuerdo una tormenta de nieve que interrumpió toda la actividad de la ciudad durante cuatro días. Nadie se quejó. Disfrutamos la nieve. Hoy, **si ocurriese** durante un solo día, sería una calamidad. La máquina del **negocio tiene** que seguir moviéndose y el sentimiento humano no **cuenta**.

Al caminar por la misma ciudad ahora no la reconozco. **Para mí** los rascacielos de aluminio y de cristal tienen una naturaleza **irreal. La** basura y la suciedad le dan a uno la sensación de que la **ciudad está de**cayendo, como realmente sucede. La prisa, el ajetreo, el **tráfico tienen** un aire de pesadilla. La gente se siente aislada. Viven en **cubículos, ra**ramente hablan unos con otros. Nadie se fía de nadie. **Cada uno vive** en un mundo privado igual que la gente que está encer**rada en una** institución psiquiátrica.

Pero no es solo el aspecto impersonal lo que es hor**rendo; es la** pérdida de valores humanos. El único valor que cuenta en **Nueva York** es el dinero. ¿Cuánto dinero tienes y cuánto gastas? No es **la pobreza la** que deshumaniza; es la inmundicia y la indiferencia. Es la **destrucción** de la dignidad personal. Es la vulgaridad, la pornografía y **la inmundi**cia. A nadie le preocupa porque preocuparse es inútil.

¿Tiene algo de raro que el horror que existe fuera **penetre en** los hogares? No hay manera de mantenerlo alejado. La **radio y la te**levisión introducen su fealdad en nuestros santuarios. Y **no vemos su** horror, porque si lo viéramos, nos volveríamos locos. **Pero estamos** aturdidos y eso se muestra en las caras inexpresivas, en la **falta de risas** y cantos, en el deambular de un lado para otro como rob**ots, como si** no tuviéramos sentimientos.

Las cosas no son mejores en otros lugares, como sab**en quienes** viven en las afueras de la ciudad: el tráfico no cesa, los **almacenes per**manecen abiertos veinticuatro horas al día y hay un núm**ero infinito** de utensilios que prometen mejorar nuestras vidas pero **nos obligan** a vivir pendientes de detalles insignificantes. No creo que **nadie que** tenga coche pueda negar que conducir en la autopista y **en la ciudad** es una pesadilla.

Y sin embargo muchos actúan como si esto fuera **real, como si** todo esto fuera el significado de la vida. Oh, sí, es re**al, lo mismo** que cualquier horror es real, pero se trata de una **realidad que es** incongruente con la naturaleza humana. Si aceptamos es**ta realidad,** debemos negar la realidad del cuerpo y de sus sentimientos. Esto es lo que mis pacientes habían hecho y por eso tenían problemas. Si negamos la realidad de este tipo de vida, tenemos que dudar de nuestra cordura. Estamos atrapados en una trampa, y también eso es un tipo de horror para el espíritu humano.

Por si esto no fuera suficiente, está el horror de las drogas. Por alguna razón la gente consume drogas, y algunos lo hacen para escapar del horror de sus vidas, pero las drogas crean un horror peor que aquel del que están tratando de escapar. Quien consume drogas se vuelve un ser inhumano. Pierde los sentimientos que identificamos como humanos. Parece irreal. Estoy seguro de que no siente el horror de su estado, porque las drogas lo ciegan, pero aumenta el horror que le rodea.

En realidad el horror empieza en el momento en que nacemos en un hospital moderno. Si habéis visto una sala de partos, podréis comprender lo mucho que se asemeja a la cámara del horror del científico loco que tantas veces hemos visto en las películas. No hay una ventana en ella por miedo a que si se queda abierta el bebé recién nacido pueda contaminarse con un soplo de aire fresco. La cama de partos, las luces y los instrumentos podrían usarse en una cámara de torturas. Como médico, he pasado bastante tiempo en una sala de partos y sé de lo que estoy hablando.

El efecto que tiene el horror es que deshumaniza a la persona cuando ha estado expuesta a él durante mucho tiempo. Y una vez que ha perdido su humanidad ya no puede ver el horror. Aprende a vivir en él como si fuera real y tuviera sentido. No puede hacer esto con el sentimiento sino solo con su intelecto. Y por eso aprende a vivir en su cabeza. No se retira como un esquizofrénico que vive en un mundo de fantasía. Se convierte en un ordenador que trata con números, como si los números fueran la esencia real mientras que la sangre, la carne y los sentimientos son objetos sin sentido para ser manipulados en el juego de monopolio que todos jugamos.

La mente tiene una fascinación por el horror porque representa lo incomprensible y, como tal, burla la lógica y el orden de nuestro pensamiento. Desafía la arrogancia de la mente, que debe explicar y reducir todas las fuerzas a proporciones humanas. Cuando eliminamos los misterios, no queda nada de lo que asombrarse. Hacemos lo mismo con el horror. Aplicamos una ley de causa y efecto que priva al horror de su impacto en nuestros sentidos y así, al final, no alcanzamos a ver ningún horror.

Con frecuencia me he preguntado por qué a los niños les fascinan las películas de terror. Supongo que a los adultos también. He llegado a la conclusión de que representa su necesidad de superar la sensación del horror lo suficiente como para funcionar en un mundo en el que abunda el horror. Y creo que esto es cierto. Pero conocer el horror por medio de las películas no nos ayuda a lidiar con él. Más bien nos ciega al horror haciéndonos suponer que es una parte natural de la vida. Aprendemos a aceptar el horror, no a rechazarlo. Y nos convertimos en sus víctimas.

CONFERENCIA 2:
AUTOEXPRESIÓN Y SUPERVIVENCIA

Introducción

Aunque el título de esta conferencia es «Autoexpresión y supervivencia», su tema es la muerte. Este tema está implícito en el título. El concepto de supervivencia implica una lucha contra la muerte o, al menos, contra el miedo a la muerte. Si las energías están comprometidas en exceso con la lucha por la supervivencia, forzosamente la autoexpresión debe verse afectada. En esta conferencia estudiaré el miedo irracional a la muerte en la personalidad. Para explicar lo que quiero decir por «miedo irracional a la muerte», voy a poner un ejemplo. Hace algún tiempo uno de mis pacientes comentó:

—Se me ocurrió una idea muy extraña. Pensé que si respiraba me moriría.

Creo que todo el mundo estará de acuerdo en que una idea así es irracional; uno no se muere por respirar. Pero no podemos descartarla. Queremos saber de dónde vino y cómo afecta al funcionamiento de una persona.

Esta conferencia complementa la que impartí el año pasado, cuyo tema fue el horror. La muerte y el horror, o el terror y el horror (la muerte puede ser terrorífica), han llegado a adquirir un lugar importante en el análisis bioenergético a medida que nos esforzamos por entender la compleja dinámica que subyace bajo los problemas de personalidad.

La muerte no es un tema nuevo en el pensamiento analítico. Quienes conozcan el psicoanálisis sabrán que Freud introdujo un concepto llamado el *instinto de muerte* en un ensayo de 1920 titulado *Más allá del principio del placer*. El principio del placer ha sido la piedra angular del psicoanálisis. Afirma que todo organismo se esfuerza por el placer y por evitar el dolor. Freud lo llamó el principio primario del funcionamiento psíquico. Hay uno secundario denominado el principio de realidad, que modifica, pero no contradice, al primero. Según el principio de la realidad, un organismo pospondrá o sacrificará un placer o tolerará y aceptará el dolor en aras de un placer mayor o para evitar un dolor mayor en el futuro. Durante un tiempo a Freud le pareció que estos dos principios podían explicar todo el comportamiento humano.

En *Más allá del principio del placer*, sin embargo, cambió de idea. Postuló la existencia de una compulsión de repetir experiencias no placenteras que es «más primitiva, más elemental, más instintiva que ese principio del placer que anula». La prueba principal que apoyaba esta hipótesis era la resistencia inquebrantable de los pacientes a abandonar su comportamiento neurótico, que la experiencia repetida demostraba no ser placentero ni satisfactorio. Señaló que la gente que no se psicoanalizaba se veía a menudo afligida por una compulsión a repetir experiencias dolorosas. Algunos parecían sufrir de una suerte maligna que hacía que todos los esfuerzos siguieran un viejo patrón. Esta gente no tenía el beneficio del psicoanálisis pero cuando el tratamiento psicoanalítico resultaba inútil, Freud solo podía reflexionar sobre las «misteriosas tendencias masoquistas del ego».

Estas reflexiones lo llevaron a la conclusión de que el objetivo último de la vida era la muerte. Esta conclusión se deriva de una perspectiva que ve a los instintos como conservadores, adquiridos históricamente y con tendencia a la «restauración de un estado anterior de las cosas». Como «lo inanimado existía antes de lo que está vivo», la «meta de toda la vida es la muerte».

Pero si la meta del viaje de la vida es la muerte, la vida **también se** encuentra bajo la compulsión de no limitar el viaje, es decir, **vivir la** vida plenamente. Freud defendió la hipótesis de la existencia de dos instintos, un instinto de muerte que está relacionado con los «instintos del ego» y un instinto de vida que se equipara con Eros o con los instintos sexuales. Por supuesto, es Eros el que mantiene la vida moviéndose en su viaje, pero, según Freud, está esforzándose constantemente contra una tendencia instintiva del organismo por abandonar el viaje y volver a la estabilidad y la paz del estado inorgánico.

Va más allá del alcance de esta conferencia examinar críticamente el pensamiento de Freud. En su ensayo hay mucho que se merece una profunda consideración y, como todo su trabajo, está concebido brillantemente. Mis objeciones básicas son de dos tipos. En primer lugar, la palabra «instinto», en sí misma, connota una fuerza vital. Como adjetivo significa «imbuido con un principio vital». Es, por tanto, una contradicción combinarla con la palabra «muerte». En segundo lugar, no se puede utilizar la compulsión repetitiva para explicar el fracaso terapéutico ya que el propósito del análisis o de la terapia es liberar al individuo de su dominio. Esto significa que debemos estudiar continuamente nuestros fracasos terapéuticos con una nueva mirada.

Esto es lo que hacía Reich. Su análisis del carácter masoquista constituye una de las grandes contribuciones a la teoría psicoanalítica. Demostró clínicamente que el comportamiento masoquista no era una tendencia primaria del ego, que no representaba un deseo de sufrir sino que más bien surgía de un miedo al placer. Esta demostración rechazaba claramente la teoría del instinto de muerte y fue un factor importante para provocar la ruptura entre Freud y Reich. A lo largo de su vida Reich rechazó la teoría del instinto de muerte. Sin embargo, es significativo que hacia el final de su vida desarrollase el concepto de una fuerza vital positiva y negativa: OR para la energía vital positiva del orgón y DOR para la energía mortal. Subrayó el paralelismo entre estas dos formas de energía y las perspectivas de Freud.

En la bioenergética hemos seguido coherentemente a Reich en el rechazo de la teoría del instinto de muerte y de la idea de que hay «misteriosas tendencias masoquistas en el ego». Esas tendencias estaban

ahí pero no tenían nada de misteriosas. Eran el resultado de tensiones **musculares** que limitaban la autoexpresión individual. En mi entusiasmo **juve**nil estaba seguro de que trabajar con el cuerpo y el análisis **del carácter** podía solucionar cualquier caso de compulsión repetitiva. **Por supuesto,** no fue así. Muchos de mis pacientes no se curaron aun**que la mayoría** experimentó algunas mejoras significativas. Sin em**bargo, no** culpé de estos fracasos a una «compulsión repetitiva» que **estaba estru**cturada de forma innata en la personalidad. Mi esfuerzo, y **el de la mayo**ría de mis compañeros en nuestro instituto, estaba y está **dirigido a au**mentar nuestra comprensión de la dinámica de la energía **en la perso**nalidad y mejorar nuestras habilidades como terapeutas. **Siguiendo** esta dirección me encontré cara a cara con la muerte.

La mirada y la expresión de muerte

La primera vez que vi la muerte en la cara de un paciente fue hace **muchos años.** En 1948, mientras era estudiante en la Universidad de **Ginebra, tr**abajé un tiempo con un joven psicólogo suizo que estaba **muy interes**ado en las ideas de Reich. Una de las maniobras que yo **usaba y que** tomé de Reich fue la evocación del miedo haciendo que el **paciente ab**riera ampliamente los ojos y la boca. Esto simula la expre**sión de mie**do y en muchas personas sirve para hacer surgir ese senti**miento. Pero** con otras no funciona. El paciente trata de sonreír, como **si dijera:** «No hay nada de lo que tener miedo». El intento de sonrisa **enmascara** cualquier sentimiento de miedo. Para evitar la sonrisa pre**siono con** los pulgares a lo largo de la nariz mientras el paciente me **mira a los** ojos. Cuando hice esto con mi paciente suizo, vi algo que **me conmo**cionó. Era la cara vacía de una calavera. Le había quitado la **máscara y** ahora estaba mirando la cara de la muerte. Nunca olvidaré **esa cara. En** ese momento no sabía qué hacer con esa expresión. Mi **tratamiento** de este paciente logró muy pocos avances. Me lo encon**tré unos cu**antos años más tarde. Se había vuelto alcohólico y se estaba **deteriorando** gravemente.

Sin embargo, con los años he visto esta expresión en numerosos **pacientes.** Cuando les quito la máscara presionando con los pulgares, la cara adquiere una expresión cadavérica. La muerte me mira fijamente aunque pocas veces con tanta intensidad como en mi primer caso.

Otro aspecto de la cara de la muerte es una oscuridad en los ojos y alrededor de ellos. En algunos está siempre presente. En otros aparece momentáneamente como si una cortina negra descendiera sobre los ojos. Homero la llamaba «la sombra púrpura de la muerte». Cuando veo esta expresión, tengo la impresión de que una «sensación de muerte» acecha en el fondo de esa personalidad. En algunos la expresión de la muerte está en una impresión que uno recibe, y como me he vuelto más consciente de estas expresiones, soy capaz de notarlas más fácilmente. Lo sorprendente es que estas expresiones de muerte no son poco frecuentes. Otros terapeutas bioenergéticos han empezado a verlas en un gran número de pacientes.

La idea de la muerte con frecuencia aparece en los sueños, como un miedo a ser asesinado o a morir de otro modo. Uno de mis pacientes declaró que tenía sueños recurrentes en los que le perseguían como a un forajido. En ocasiones soñaba que le disparaban y sentía realmente la sensación de morir. Una paciente me contó otro sueño de ese tipo:

> Soñé que dormía y la ventana estaba abierta unos quince centímetros por la parte de abajo. Tenía la sensación de que había alguien en la ventana. Me desperté en el sueño y vi cómo un brazo entraba por la ventana para acariciar a mi perro y calmarlo. Estaba muy asustada. Luego se abrió la parte superior de la ventana, y la figura grande y oscura de un hombre se lanzó a mi cama. Sabía que iba a violarme y atacarme, y morí. Luego me desperté en un estado de terror absoluto, sintiéndome paralizada, incapaz de moverme. Al final me levanté, todavía aterrorizada, y cerré la ventana.

Cuando miré a esta paciente mientras me contaba su sueño, vi que estaba pálida como un fantasma. Estaba muerta de miedo, y la verdad es que en mi consulta parecía más muerta que viva.

Al llegar a este punto debería añadir que había trabajado con esta paciente más de tres años. Durante ese tiempo había logrado un progreso considerable como persona y en su vida. En ciertos aspectos muy importantes era una mujer distinta de la que empezó la terapia. Era más vital, más abierta y más capaz de relacionarse con otros. Al principio de la terapia era distante, desconectada y fría. Le había diagnosticado un problema esquizoide.

Teniendo en cuenta este historial, surgen dos preguntas que requieren una atención especial. Una, ¿estaba tan asustada de la muerte al principio de su terapia? Y si la respuesta es sí, ¿cómo lo escondía de ella misma? Dos, ¿por qué surgió en ese momento el miedo a la muerte?

Creo que puedo estar de acuerdo en que el conflicto básico bajo la estructura de carácter esquizoide gira en torno al derecho de ser. Nuestro trabajo y el de R. D. Laing muestran que en el individuo esquizoide hay un miedo a la aniquilación si afirma su derecho a ser. Este miedo en realidad llega al grado de un terror paralizante que lo inmoviliza. La otra cara del terror es una rabia o furia asesinas que no se atreve a expresar. De esta manera el conflicto se convierte en matar o en ser matado. Para el individuo esquizoide esto último significa la destrucción de su madre y su propia muerte. Así, parece que no hay salida del conflicto excepto a través de la muerte.

En esta situación la supervivencia solo puede darse al nivel del no ser. En cierto sentido el individuo esquizoide sobrevive a base de no existir realmente. Se desconecta de la vida, se aísla en su cabeza y se disocia de cualquier sentimiento profundo. Bloquear los sentimientos le permite sobrevivir. Como este bloqueo del sentimiento equivale a la suspensión de la vida, la condición para la supervivencia esquizoide es no vivir. En el estado de no vivir, no hay miedo a la muerte ya que uno está ya muerto emocionalmente.

Este análisis nos proporciona una respuesta para la segunda pregunta. La muerte o el miedo a la muerte surgen cuando la vida regresa emocionalmente, cuando ahora el paciente tiene algo que perder. Veremos que esta formulación se puede aplicar a otros problemas de carácter.

La conexión entre la muerte y el sexo, la violación y el ataque, refleja la transferencia del conflicto al padre. A veces entre las edades de tres y siete años, hablando en un sentido muy general, una niña esquizoide intentará asegurar su *derecho a ser* mediante una relación positiva con su padre. Este intento se producirá en un nivel sexual, ya que el contacto original a nivel oral fue rechazado. Un niño esquizoide tratará de establecer una relación sexual con su madre. Estos intentos fracasarán invariablemente pero el resultado es que el sexo se conecta con la muerte en el inconsciente profundo del individuo.

He declarado como principio general que todo patrón neurótico es un mecanismo de supervivencia. Todo análisis profundo ha demostrado que el niño no tenía elección, que no disponía de alternativas viables. Para mí es inconcebible pensar que cualquier organismo viviente entregaría cualquier derecho natural, libertad o autoexpresión, excepto en aras de la supervivencia. Si tomamos literalmente la declaración de que todo patrón neurótico es un mecanismo de supervivencia, ¿no estamos implicando que todo problema caracterológico se mantenga por un miedo a la muerte?

La comprensión de que esto era verdad solo me llegó gradualmente en el curso del año en que trabajé con mis pacientes. Caso tras caso, aunque no en todos, escuché decir a los pacientes: «Si me dejo ir, moriré». Voy a ilustrar esto con varios ejemplos.

El primero es un hombre en la mitad de la treintena cuyo padecimiento actual era que no podía hablar con facilidad. Era incapaz de proyectar su voz sin forzar los músculos. Este síntoma le asustaba porque tenía una profesión en la que necesitaba la voz. Sentía que el problema se debía a tensiones de garganta graves que, reconoció, estaban literalmente sofocando su voz. Su cuerpo estaba extremadamente tenso y las piernas tan rígidas que apenas podía doblarlas.

Al principio de esta terapia, mientras realizaba uno de los ejercicios de caída, comentó:

—Lo que sentí cuando caía fue que dejarme ir era morir. —Y me contó esta historia—: Cuando tenía trece años, me diagnosticaron una enfermedad cardiaca. Durante un año estuve asustado, pensando que iba a morir. Me sentía muy enfermo. Tenía un dolor intenso justo bajo el corazón. Superé la enfermedad haciendo un esfuerzo supremo por sobrevivir. Tuve que usar todo mi poder de voluntad. Después el mismo médico me dijo que el dolor era debido a los nervios. —A continuación comentó–: De la cintura para arriba siento el cuerpo como una pieza sólida de mármol.

Como los trece años son una edad crítica para la mayoría de los jóvenes, le pregunté qué le sucedió en esa época. Me dijo:

—Empecé a masturbarme a los doce años. Debí de haber sentido mucha culpabilidad por mi educación religiosa. Se ponía mucho énfasis contra la autocomplacencia: el fuego del infierno y la condenación eterna. Empecé el instituto en esa época. Mi hermano mayor era un gran atleta, pero todos le odiaban. Toda esta hostilidad se volvió contra mí. El primer médico que me vio me recetó varios medicamentos y todo se derrumbó. Me dijo que si no me cuidaba me convertiría en un tullido y no llegaría a los veintiún años. No podía hacer una inspiración completa. Si respiraba hondo, sentía como si se me fuera a romper el pecho y a morirme. Tenía que retener la respiración. Al mismo tiempo luchaba contra los prejuicios que los chicos tenían hacia mí. No dejaba que nadie supiera el dolor que sentía. Lo aguanté y lo disimulé. Era muy religioso. En mi mente me identificaba con David. Recé todas las noches por ponerme bien y prometí ser bueno. En la escuela primaria era un líder entre los niños. La enfermedad me destruyó. Cuando estaba haciendo el ejercicio de la caída, no podía decir la palabra «morir». No podía dejarla salir.

En este caso, en contraste con el precedente, el miedo a la muerte estaba cerca de la conciencia. Toda la personalidad tenía una estructura diferente. El paciente no estaba desconectado, ni distante, ni frío; más bien estaba comprometido en una lucha contra la muerte. Durante la pubertad era una lucha consciente en la que, como dice él, usó todo su poder de voluntad para sobrevivir. Ahora la lucha continúa, aunque menos consciente, y el paciente sigue usando su fuerza de voluntad para sobrevivir. Este esfuerzo requiere tanta energía que, por fuerza, la autoexpresión queda limitada. La otra cara de la moneda, la autoexpresión, especialmente en la esfera del sexo, plantea una amenaza a la supervivencia.

La estructura del carácter de este paciente puede calificarse como psicopática porque el ego a través de la voluntad domina la vida del individuo. De nuevo, en contraste, llamamos al paciente esquizoide porque la posición defensiva era de disociación y retiro. A este respecto me gustaría aclarar que usamos la designación psicopático no en el sentido de comportamiento antisocial sino para indicar que el aparato psíquico se emplea para controlar el cuerpo y negar los sentimientos, lo cual es un uso patológico de este sistema. En el estado esquizoide el aparato psíquico se separa del cuerpo y de sus sensaciones.

La pregunta que seguimos sin responder es si el miedo a la muerte subyace en los otros trastornos del carácter. Para responderla expondré el caso de un carácter rígido en el que ni la tendencia esquizoide ni la psicopática eran evidentes. Para los propósitos de mi exposición, me centraré en el área principal de tensión del cuerpo de esta paciente, que era el pecho: lo tenía excesivamente hinchado y contenido con una rigidez que impedía descargar la espiración y ceder a los sentimientos tiernos del corazón.

Varios años de trabajo intensivo habían clarificado muchos de los problemas de la paciente y habían dado lugar a cambios importantes en su personalidad. Pese a esto, la rigidez del pecho no había cedido apreciablemente. En este punto usé una técnica que acababa de desarrollar. Era un procedimiento sencillo pero podía ser muy poderoso. Mientras el paciente está sobre el taburete, le pido que respire tan profundamente como pueda sin forzarse y que permanezca sin inspirar el mayor tiempo posible. Las instrucciones son sencillas: «Espera hasta que no puedas más. Intenta permanecer con el pánico que surge. El cuerpo afirmará su necesidad de aire contra tu voluntad». Si la persona espera lo bastante, el cuerpo tragará aire con un jadeo audible. Durante el siguiente minuto la respiración será libre y plena ya que la «contención» ha sido desmantelada.

La paciente pasó por la experiencia del pánico y la pared torácica se relajó conforme su respiración se volvía más profunda. Luego le pedí que extendiera los labios y alargara ambas manos. Cuando lo hizo empezó a llorar y se apretó el pecho en el área del corazón.

—El dolor de mi corazón es insoportable –dijo–. Siento que se va a romper.

Inmediatamente nos resultó obvio a los dos que la rigidez de su pecho era una defensa contra este dolor y también contra el miedo a que su corazón se rompiera y muriera si continuaba el dolor. Mi paciente sabía que no moriría, pero contra un sentimiento tan fuerte la mente consciente no tiene ningún poder. ¿De dónde surgió ese miedo tan profundo?

Todos los niños nacen con un corazón abierto, con un deseo de amor y con la necesidad de ser amados. Para un niño pequeño no hay distinción entre los dos: amar y ser amado significa un contacto físico y una intimidad más cercanos a la madre. Si, después de que se haya establecido ese contacto e intimidad, hay una ruptura en la relación, el niño se siente traicionado. Esta traición la siente en el corazón porque se le impide expresar su amor. Su corazón está lleno de sentimiento que no puede expresar y el dolor crece hasta un nivel insoportable. El niño llora y grita pero no sirve de nada, y al final, para sobrevivir, debe guardar el dolor en el corazón y encerrarlo. Si no hay más niños que mueran de tristeza* al sentir esta traición es porque el rechazo no es total. Hay algo de esperanza.

Cuando el niño crece, hace otra apuesta fuerte para establecer una relación de amor con el otro progenitor. Abrirá su corazón al amor una vez más. Desgraciadamente, con mucha frecuencia se produce otra traición, es decir, una aceptación inicial seguida de un rechazo. De nuevo hay dolor en el corazón como si lo atravesara un cuchillo. Y de nuevo hay miedo a que el corazón se rompa y a la muerte. Si el rechazo del padre no es total, el niño sobrevivirá, pero para hacerlo tiene que encontrar alguna manera de amortiguar el dolor. Esto se consigue poniéndole una coraza al corazón con la estructura rígida de carácter.

Parece que en el partido de la vida si fallas tres veces te quedas fuera de juego. Tras haberlo intentado dos veces en el amor y haber fallado en ambas ocasiones, muy poca gente está preparada para arriesgarse a un tercer intento. Pueden enamorarse pero van con mucha precaución y sus corazones no permanecen abiertos durante mucho tiempo. La defensa solo puede abandonarse momentáneamente y, teniendo en cuenta su historial, respeto su precaución.

---

*. N. del T.: la expresión en inglés es *broken heart* (corazón roto).

Implicaciones y conclusiones

Tengo que aclarar aquí que no he investigado extensamente todas las implicaciones teóricas o terapéuticas de este concepto. Para esto hará falta tiempo y experiencia. Sin embargo, algunas ideas se presentan con claridad:

1. La fuerte resistencia al cambio que muestran muchos pacientes tiene una explicación lógica. Si el cambio de carácter implica una cuestión de supervivencia y significa, a algún nivel profundo, una confrontación con la muerte, se entiende por qué se resiste fuertemente de manera inconsciente un cambio de ese calibre. No deberíamos decir que un paciente no quiere ponerse bien. Ningún organismo desea permanecer en un estado de enfermedad o de malestar. Debemos reconocer que no todos los pacientes están preparados para asumir el riesgo que supone dicho cambio. Si somos conscientes de este miedo cuando trabajamos con ellos, esto nos ayudará a establecer una relación terapéutica más positiva. Y si podemos ayudar a un paciente a tomar conciencia de su miedo a la muerte, cuando exista, seremos capaces de ayudarle a ver que este miedo surge del pasado y no tiene relevancia en el presente.

2. El concepto de compulsión repetitiva de Freud y del instinto de muerte pueden ser explicados en términos de psicopatología. ¿Por qué la gente sigue repitiendo las mismas conductas autodestructivas? ¿Por qué es tan difícil aprender de la experiencia? Para responder a estas preguntas compararía el carácter, tanto psicológica como físicamente, con una concha. Salirse del carácter es como nacer, o más acertadamente, renacer. Para un individuo consciente dar este paso es algo aterrador y, aparentemente, muy peligroso. La rotura de la concha es equivalente a una confrontación con la muerte. Vivir en la concha parece una garantía de supervivencia, incluso si representa una importante limitación de la propia vida. Permanecer en ella y sufrir parece más seguro que arriesgarse a la muerte por la libertad y la alegría. Esta no es una posición elegida conscientemente. Es una actitud que surge de una lección que una vez aprendida con dolor no se olvida.

La lección fue una experiencia inicial en la que la persona realmente sentía que su vida estaba en peligro. Porque acababa de nacer y, como todas las criaturas jóvenes, había salido al mundo, se encontraba abierta, expuesta y vulnerable. En las crías del mamífero la supervivencia no se garantiza de forma automática como sucede con las crías de los órdenes inferiores. Necesitan el cuidado y la protección de una madre o de unos padres. Cuando este cuidado y protección se les retira, incluso temporalmente, representa una amenaza a la vida. ¡Qué insensibles son algunos padres a la delicada sensibilidad de los niños pequeños! Algunos mueren aparentemente sin ningún motivo. Lo llamamos muerte súbita. Otros enferman, lo que supone una verdadera amenaza para la vida de un niño.

Replegarse en la concha es una retirada del mundo y hay que considerarlo, por tanto, una manera de morir. La supervivencia está asegurada en la concha mediante un ejercicio de voluntad. Toda la energía disponible del niño se moviliza para formar esta concha que permitirá un acceso limitado a la vida y al mundo y sin embargo le protege contra posibles rechazos o traumas similares. La concha es la estructura del carácter, desarrollada por el ego y a partir de él. Es el modo que tiene la persona de decir: «Es la única manera en la que puedo estar en el mundo sin arriesgarme a morir».

No obstante, es una prisión. Es una forma de custodia protectora. El ego esconde y confina al niño pequeño y desvalido para protegerlo del mundo cruel. Este niño indefenso es también el corazón. Esto se ve con gran claridad en nuestro trabajo terapéutico. Si llegamos al corazón de alguien, sacamos a la luz el niño pequeño que hay en él. Igualmente, si llegamos al niño que hay en su interior y hacemos contacto con él, tocamos su corazón. Cuando exponemos al niño, abre su corazón.

Esta historia tiene otra vertiente. La concha, que podemos imaginar como un útero (regresar al útero-replegarse bajo la concha) con el tiempo termina volviéndose una tumba. La situación es verdaderamente trágica. Salir de la concha es arriesgarse a la muerte, pero quedarse en ella, que es una muerte en vida, le amenaza a uno con una muerte real, más inevitable pero más lenta. Una de mis pacientes, que fue operada de un carcinoma en el corazón, describió su situación de esta manera: «Siempre he tenido el pensamiento de que si tenía éxito, moriría y si fracasaba, también moriría». Sentía muy dentro de sí que la muerte era su única salida.

Es concebible que en tal situación el individuo desarrolle un deseo de morir que es una resignación y una rendición a la creencia de que la muerte es la única salida. En todos los suicidios subyace este sentimiento. El escritor ruso Ivan Bunin describió esta situación muy claramente en su bella historia *The Elaghin Affair* (El asunto de Elaghin). Pero esto no es lo mismo que un instinto de muerte.

3. Es lógico que el asunto de la supervivencia tenga la mayor prioridad en la vida de un individuo, porque todas las demás funciones dependen de ella. Pero el comportamiento de mucha gente contradice esta lógica. No todo el mundo elige sobrevivir a toda costa. Nuestra historia contiene muchos ejemplos de pueblos y de individuos que sacrificaron sus vidas por la libertad, por una creencia religiosa o por su derecho a la autoexpresión. La famosa declaración de Patrick Henry, «Dadme libertad o dadme muerte», muestra que la supervivencia no era el asunto más importante para él. Tal actitud nos parece heroica, y lo es. Pero sería un error si la atribuyéramos solo a unos pocos individuos especiales. Si los seres humanos no hubieran estado dispuestos a luchar por su libertad con sus vidas, si fuera necesario, hoy en día todos nosotros seríamos esclavos. Es verdad que este sentimiento es más fuerte en algunas personas que en otras. Quienes lo sienten con más intensidad llegan a ser verdaderos héroes.

Lo contrario del héroe es el cobarde. Definiría a un cobarde como la persona que pone su supervivencia individual por encima de cualquier otra consideración. No es una cuestión de miedo, porque todos tenemos miedo cuando algo amenaza nuestra vida. Tampoco llamaría cobarde a una persona si su miedo es tan grande que la inmoviliza. Mucha gente está tan aterrorizada que es incapaz de moverse. El acto cobarde es justificar o racionalizar el miedo, para negarlo y luego ante el peligro traicionar la confianza que ha alentado. Esta cuestión es importante porque es relevante para el tema de la muerte. Un héroe puede tener una muerte gloriosa pero la del cobarde siempre es infame.

Cuando una persona sacrifica su derecho a la autoexpresión en aras de la supervivencia, su propia supervivencia se pone en peligro, no desde fuera sino desde dentro. Con la rendición del derecho de autoexpresión, la vida deja de tener sentido. No es solo un fenómeno psicológico. La autoexpresión es la manifestación directa e inmediata de la fuerza vital de un individuo. Equivale a la expresión de la vida, y una vida no expresada no es una vida vivida. Eso provoca una muerte lenta.

La autoexpresión abarca todas las maneras que tiene un organismo individual de hacer que su presencia sea conocida en el mundo. Es una función corporal, porque estamos en el mundo debido a que tenemos un cuerpo vivo. Las fantasías y los pensamientos no son, por tanto, formas adecuadas de autoexpresión hasta que se manifiestan en alguna acción corporal, una palabra, un movimiento o incluso una mirada. Y cuanto más espontáneas son estas acciones, más autoexpresivas. Por eso es a través del canto, el baile o el tacto como más nos expresamos, y es en estos actos donde encontramos mayor placer y gozo.

4. Hay algunas cuestiones filosóficas generales que surgen en relación con el miedo a la muerte. Me centraré brevemente en una que es nuestra tendencia a hacer de la supervivencia el objetivo primordial de todas nuestras actividades. Este énfasis en la supervivencia convierte la autoexpresión en un lujo que pocos se pueden permitir. El sistema educativo actual está encaminado principalmente a preparar a los jóvenes para sobrevivir en este mundo un tanto desquiciado. Apenas se presta atención a la autoexpresión tal como la he definido, por sí misma, y a menudo se desaconseja. Uno no puede realmente enseñar autoexpresión ya que, básicamente, es una actividad libre y espontánea. Pero la verdad es que uno no puede enseñar a la gente a vivir. Todo lo que se puede enseñar es cómo sobrevivir. Y sin embargo es cuestionable si esta enseñanza realmente ayuda a su supervivencia. En la mayoría de los casos parece terminar en un proceso de entumecimiento.

Llevamos este asunto de la supervivencia hasta límites absurdos con un elevado coste para la sociedad. Estoy pensando en el principio médico de no dejar al paciente morir aunque haya desaparecido toda posibilidad de una vida agradable y de autoexpresión. Al quitarle al ser humano el derecho a morir, lo privamos de su última oportunidad de expresarse a sí mismo. En aras de una supervivencia sin sentido, le impedimos morir con dignidad y al hacerlo le robamos la dignidad a la propia vida.

En mi opinión este énfasis excesivo en la supervivencia ha distorsionado gran parte del progreso biológico. Tendemos a ver el progreso de la evolución puramente en términos de supervivencia. También puede verse en términos del incremento del ámbito de la autoexpresión que han producido los cambios de la evolución. Cuanto más amplia y más fuerte nuestra autoexpresión, mayor la probabilidad que tendremos de sobrevivir. No solo se aumenta la propia adaptabilidad sino que también se fortalece la capacidad de luchar. Este tema, en concreto la interrelación entre la autoexpresión y la supervivencia, lo trata A. E. Portmann en *New Paths in Biology*. Argumenta que toda forma de autoexpresión favorece la supervivencia, y esto sirve a un propósito dual. Es innecesario añadir que la supervivencia debería favorecer la autoexpresión.

5. Hay una consideración terapéutica importante que debería exponer. La voluntad es un mecanismo de supervivencia. Por su propia naturaleza sustituye a las reacciones espontáneas e involuntarias. Se pone en marcha para suspender estas reacciones en aras de la supervivencia. De esta manera la voluntad es antitética con la autoexpresión. Normalmente la voluntad solo se usa en situaciones de emergencia y durante periodos cortos de tiempo. He usado la palabra «normalmente» para indicar un estado natural. Por tanto, siempre que la voluntad está en funcionamiento, uno se encuentra en una situación de emergencia y luchando por la supervivencia, lo sepa o no, y sea realista o no esa emergencia.

Cuando en la terapia hablamos de soltarnos, lo que queremos decir es soltar el control de la voluntad por parte del ego. A menos que uno haga esto, no puede volverse completamente autoexpresivo. Pero soltar la voluntad es abandonar la lucha por la supervivencia. Por tanto, si uno tiene miedo de morir, no puede vivir. Y si uno no puede vivir, tiene miedo de morir. El individuo está atrapado en un círculo vicioso del que no hay escape excepto con la muerte.

Está escrito en la Biblia: «Solo si perdéis la vida la encontraréis». El significado es claro. Solo quienes no tienen miedo a enfrentarse a la muerte poseen el valor de enfrentarse a la vida.

9

LA AGRESIÓN Y LA VIOLENCIA EN EL INDIVIDUO

CONFERENCIA 1: LA DINÁMICA BIOENERGÉTICA DE LA AGRESIÓN Y LA VIOLENCIA

La distinción entre agresión, violencia y crueldad

Cualquier exposición sobre la agresión y la violencia del hombre se ve entorpecida por la confusión que rodea a la palabra «agresión». En psiquiatría esta palabra tiene una connotación diferente a la que presenta en el lenguaje normal. Por regla general, agresión se refiere a un ataque no provocado u hostil hacia otra persona. Al individuo que acomete el asalto inicial se le considera agresivo y nuestra moralidad actual le culpa de violar la paz. Uno puede usar cualquier grado de violencia en autodefensa sin que le llamen agresivo. De esta manera *agresión* describe una actitud de moverse hacia delante o de presionar para avanzar mientras que *defensiva* denota la actitud de mantener la propia posición o el propio terreno en contra de un asalto.

Desde el punto de vista de la personalidad, la agresión contrasta con la pasividad. Decimos de un hombre que es agresivo cuando sale en busca de la satisfacción de sus necesidades. El individuo pasivo, por el contrario, espera que le den algo. En un sentido más amplio la agresión está relacionada con la autoafirmación. Por ejemplo, un hombre enamorado que se acerca a una mujer está dando un paso agresivo. El hombre pasivo espera a que la mujer vaya hasta él. Se puede ser agresivo al buscar trabajo, al promover una idea o incluso al conocer gente.

Este uso psicológico del término «agresión» se deriva de su etimología. La raíz, *gress*, denota movimiento; el prefijo, *ag*, describe la dirección. *Aggress*, como lo define el *Webster´s International Dictionary*, es avanzar o moverse hacia. El propósito del movimiento es irrelevante. Puede hacerse con una intención afectuosa u hostil. Este significado se ve claramente si lo comparamos con regresión o digresión. Regresar es moverse hacia atrás; hacer una digresión es «salirse de». «Ingresar» o «egresar» son otras palabras que tienen la misma raíz, indicando movimiento. El prefijo solo nos indica la dirección del movimiento.

En realidad los dos significados de agresión no están tan alejados. El significado popular limita el término a movimientos o acciones hostiles; el psicológico ignora la motivación. No sé cómo la palabra llegó a tener una implicación siniestra. Uno puede conjeturar que cualquier sistema social que intenta mantener el statu quo juzgará negativamente las acciones que se dirigen a cambiar el sistema. Aquellos en el poder defenderán su posición contra cualquier agresor que desde dentro o desde fuera intente derrocar su poder.

Cuando ni el poder ni el dominio de la propiedad juegan papeles significativos en la relación de los individuos, la agresión cumple una función natural. Llevad a un niño pequeño a una juguetería y observad su comportamiento. Tomará cualquier juguete que le guste y se apropiará de él. Puede que incluso trate de quitarle a otro niño el juguete que quiere. El niño es agresivo por naturaleza. No duda en expresar sus necesidades y deseos ni en buscar su satisfacción.

Ningún animal salvaje sobreviviría sin agresión. A esto apenas se le da importancia. Un cachorro de perro recién nacido que no se moviera para alcanzar el pezón de su madre moriría de hambre. La perra no mete el pezón en la boca del cachorro. Tan solo se acuesta junto a su camada y los cachorros hacen el resto, de una manera agresiva, empujándose y apartándose unos a otros para conseguir el mejor pezón. Los niños a quienes se les da el pecho son igualmente agresivos. Buscan el pezón con movimientos rotatorios y alargan la boca para meterlo dentro. Los bebés alimentados con biberones suelen ser más pasivos. Tienen que esperar hasta que se les da el biberón y les colocan la tetina en la boca.

Los individuos se vuelven pasivos porque sus patrones de comportamiento agresivo son bloqueados a través del miedo y la educación. En la mayoría de los hogares a los niños se los obliga a refrenar sus impulsos agresivos con «no toques», «no corras», «espera hasta que te pregunten», etc. Hay que enseñarles que no pueden tomar lo que quieran. Esto es especialmente cierto en una sociedad organizada siguiendo la línea de la propiedad privada. Pero no es menos cierto en los países comunistas. ¿Creéis que una madre permitiría a su hijo apropiarse de un juguete en unos grandes almacenes de Moscú sin pagarlo? Solo en las comunidades auténticas en las que la propiedad es común puede un niño expresar libremente su agresión natural.

Para el propio bien del niño, es necesario darle rienda suelta a su agresividad en la medida de lo posible. Él la usará para apoyar su búsqueda del placer y no con la intención de dañar a otros. Tendrá más placer y, como resultado, llegará a ser un adulto más independiente y creativo. Sin embargo, si bloqueamos su agresividad, se volverá violento. Luchará para restaurar su libertad de acción. Como la violencia está todavía más prohibida que la agresividad, al niño no le queda otra alternativa que volverse pasivo y sumiso.

Violencia: normal y patológica

Los impulsos agresivos naturales de una persona pueden ser suprimidos pero no eliminados. La vida, en sí, es agresiva en el sentido de que es un progreso hacia delante continuo que busca superar todos los obstáculos. Una semilla al brotar se abre camino muy agresivamente hacia arriba a través de la tierra para alcanzar la luz. En tanto en cuanto las actividades metabólicas de la vida continúen, se producirá energía para servir de combustible a los impulsos agresivos. Cuando se bloquea la expresión de estos impulsos, se corta el flujo normal de la energía, creando una situación explosiva.

Estoy seguro de que todo el mundo ha visto cómo un niño al que se le sujete en contra de su voluntad lucha por liberarse. Peleará, dará patadas y gritará para ser libre de hacer lo que desee. ¿Por qué no? Nació libre, está tratando de vivir en libertad. Lo mismo sucede cuando tratáis de quitarle a un niño el juguete que quiere. En la medida en que vuestro hijo tenga vitalidad, será un niño violento. Esto no significa que los padres no deban interferir en las actividades de sus hijos. A veces tienen que hacerlo. Lo que significa es que la violencia de un niño es generalmente una reacción natural a una situación de frustración.

El comportamiento violento es una reacción natural cuando la libertad de uno se ve amenazada. Esto se puede decir tanto de los adultos como de los niños. Puede que no siempre nos asegure la libertad. La violencia tiende a ser recibida con violencia y en la lucha que surge a partir de ahí suele ganar quien más fuerza tiene. Por tanto quizá sea mejor refrenar nuestra violencia, pero esta decisión debería basarse en las circunstancias de una situación más que en principios éticos. Un hombre puede rendirse en lugar de luchar si con eso salva su vida, pero tiene el derecho a luchar si su libertad está en peligro. Lo que uno no entrega es el derecho a luchar.

La violencia también puede ser una expresión patológica. Es patológica, es decir, neurótica o psíquica, cuando no tiene relación con ninguna limitación real de la libertad. Si, por ejemplo, la limitación se produjo en el pasado, sería patológico manifestar en el presente la violencia que provocó. Igualmente si la limitación fue impuesta por uno de los progenitores, es patológico descargar la violencia sobre un hermano pequeño. Los problemas surgen porque pocos padres le permiten a un niño responder violentamente a la frustración. Por tanto, la violencia debe encontrar un objeto sustituto o contenerse hasta que transcurra un tiempo.

Por el bien de la supervivencia a la mayoría de los niños se los obliga a suprimir la ira y la violencia que sienten hacia sus padres. Han aprendido que cualquier intento de rebelarse provoca una mayor pérdida de libertad. La violencia suprimida permanece en la personalidad como una bomba sin explotar que debe guardarse bajo un control estricto. El control se consigue mediante tensiones musculares (un músculo contraído no tiene libertad para moverse). Pero mientras la violencia está bajo vigilancia, la agresividad del individuo está igualmente bloqueada, lo que le proporciona un motivo continuo de ira y violencia y una necesidad permanente de mantener el control. Esto crea un círculo vicioso que solo se puede romper mediante procedimientos terapéuticos. De hecho, la persona tiene una fijación.[*]

Manifestar la violencia suprimida, es decir, descargarla de forma inapropiada, no sirve para liberar a la persona de una fijación. Pensad en el caso del padre que golpea a su hijo porque este le desafía o no obedece sus órdenes. La violencia del padre no tiene una conexión directa con el comportamiento del niño. Ni la rebeldía de este ni su desobediencia restringen la libertad personal del padre. Su violencia indica que su libertad fue restringida probablemente por su propio padre, que exigía obediencia y no toleraba la rebeldía. Al pegarle a su hijo está «ejecutando» la violencia que pertenece a un tiempo y situación diferentes. El único efecto de esas acciones es restringir la libertad del niño mientras que la fijación del padre se afianza, a pesar de la sensación momentánea de liberación y de tranquilidad.

La mayoría de los casos de violencia que se producen en situaciones familiares se debe a la «ejecución» de los impulsos violentos suprimidos que surgen de conflictos de la niñez. Me inclino a pensar que la violencia que aflora en las situaciones sociales tiene un origen similar. ¿Hasta qué punto la violencia estudiantil o racial es la manifestación de un comportamiento neurótico? ¿Y cómo se puede distinguir si la violencia es una reacción a una restricción real de la libertad o una «ejecución» de sentimientos suprimidos?

No son preguntas que puedan responderse de una forma abstracta. Todo aquel que actúa violentamente cree que tiene buenas razones para hacerlo. Como estas razones tienen una motivación emocional, es difícil rebatirlas. Para esto puede resultar útil el análisis de la personalidad tal y como se refleja en la estructura del cuerpo. Si el cuerpo de una persona muestra que tiene una fijación,[**] puede esperarse que esta personalidad contenga una porción de violencia latente.

---

*. N. del T.: en términos bioenergéticos tener una fijación equivale «estar colgado» de alguna obsesión. Esta expresión es relevante porque refleja la postura que adopta el cuerpo ante esa fijación.

**. N. del T.: en otras palabras, su cuerpo parece estar «colgado».

Las fijaciones

Una fijación se desarrolla cuando se corta o disminuye significativamente el contacto de un individuo con el suelo. Las fijaciones de la personalidad se originan en la niñez y se deben a las restricciones emplazadas en la agresividad natural de un niño. Para entender cómo la restricción de la agresividad provoca una fijación, uno debe recordar que la agresividad se dirige hacia la satisfacción de las necesidades y del placer. Un organismo encuentra placer en alcanzar e ingerir la fuente de su energía, concretamente el alimento, el oxígeno y la estimulación sensorial. También obtiene placer al descargar su energía a través del movimiento de eliminación y de la actividad sexual. En términos generales las actividades de ingestión se localizan en la parte superior del cuerpo y las relacionadas con la descarga en la parte inferior. Se puede apreciar el placer de ingerir viendo a un niño chupar un pezón, un chupete o una piruleta. También es obvio el placer que experimenta cuando corre.

Como la agresión es una función del movimiento, implica a los músculos del cuerpo. La masa principal de músculo está localizada, aparte de en los miembros, a lo largo de la columna. El flujo ascendente de energía o de sentimientos por la espalda y en la cabeza y los brazos lleva a la parte superior del cuerpo a actividades agresivas; mirar, succionar, morder, alcanzar, vocalizar, etc. Cuando la energía o el sentimiento fluyen en sentido descendente hacia la pelvis y las piernas, conduce a actividades agresivas en la parte inferior del cuerpo. Si el flujo se bloquea, la energía se acumula entre los omoplatos. La persona echa la espalda hacia atrás, preparada, por así decirlo, para luchar por su libertad de acción. Esta zona es el centro de la ira, como podemos observar al ver cómo se le eriza el pelo a un perro a lo largo de la columna cuando está furioso. Si esta ira se bloquea de manera crónica, forma la base para la fijación. Como la energía no puede fluir libremente hacia arriba ni hacia abajo, la persona queda suspendida, no está totalmente en contacto con la tierra que tiene debajo ni con el entorno que la rodea. Es literalmente incapaz de moverse con libertad.

Describiré cuatro tipos básicos de fijaciones que pueden observarse en los cuerpos de la mayoría de la gente. El primero es la fijación en forma de percha para la ropa. Parece como si el cuerpo estuviera suspendido de una percha. Los hombros están alzados en una expresión de miedo: se teme perder el control porque se podría estallar en un arranque de violencia.

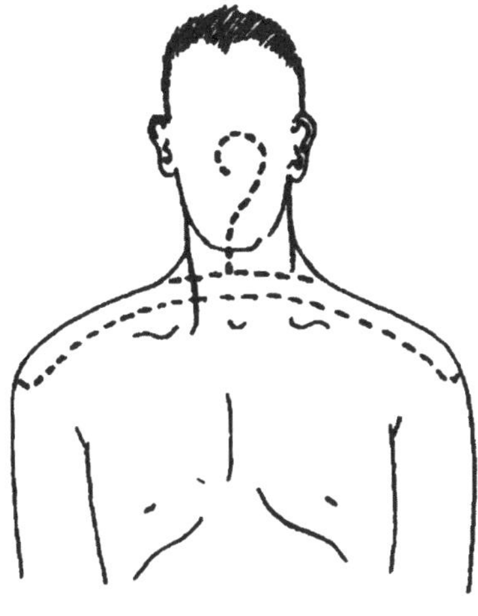

Figura 1

Hablando desde una perspectiva energética, los hombros alzados tiran del cuerpo hacia arriba y lo despegan del suelo. Así, la libertad de movimiento de la persona es limitada. Este es el tipo común de fijación en los hombros que tienen miedo de fallar.

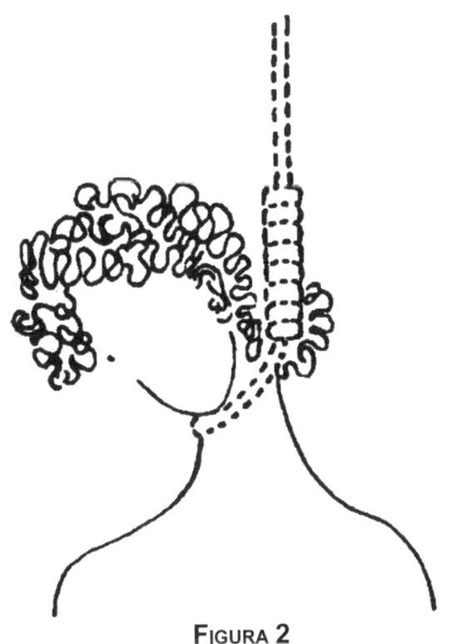

Figura 2

El segundo tipo de fijación es el lazo corredizo. En esta fijación la persona está suspendida del cuello como si llevara una soga a su alrededor. A la gente la colgaban, literalmente, por delitos violentos. Ahora están colgados psicológicamente por su miedo a la violencia. En un cuerpo que muestra este tipo de fijación la cabeza cuelga como si estuviera separada del cuerpo, lo que le da un aire laxo, descargado de energía. En el análisis gran parte de quienes tienen esta fijación sienten que han sido estranguladas. Sus acciones están dominadas por la cabeza y controladas por la razón o la lógica. Su vida emocional ha sido sofocada.

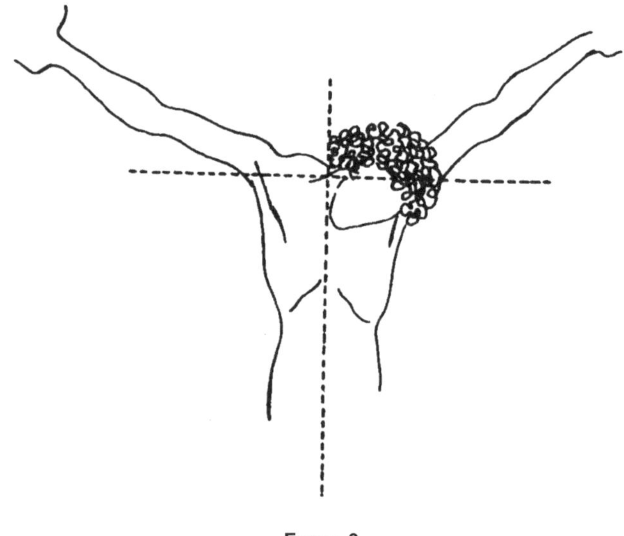

FIGURA 3

Una tercera fijación es la cruz, como también puede verse en un espantapájaros. Ser colgado de una cruz es ser crucificado. Jesús fue crucificado porque proclamó que el amor era más grande que la autoridad. E incluso hoy en día podemos ser crucificados por rebelarnos contra la autoridad o las leyes y reglas sociales que esta impone.

El crucificado lleva una cruz a la espalda que está formada por dos sistemas de tensiones musculares. Uno corre en sentido descendente a lo largo de la columna, convirtiéndola en una vara vertical rígida. El otro se extiende de un omoplato al otro como una barra rígida.

Cuando hay tensiones en el cuerpo de una persona, esta se queda tan inmovilizada como si hubiera sido clavada a la cruz. Es culpable de haber suprimido su propia violencia.

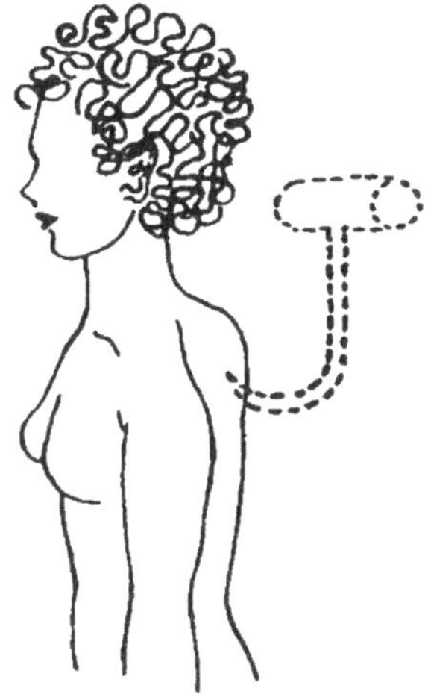

FIGURA 4

A la cuarta fijación la llamo el gancho de la carne. Parece como si el cuerpo de la persona estuviera suspendido de un gancho como los que se ven en una carnicería. Lo que le da a uno esta impresión es la protuberancia que sobresale por la parte superior de la espalda, justo bajo el cogote. Esta protuberancia es una masa dura de carne superpuesta a un área de tensión muscular seria. No es infrecuente verlo en mujeres mayores, en lo que se suele llamar la «joroba de la viuda». La joroba representa una tremenda acumulación de ira debido a la supresión de los sentimientos sexuales que viene de la niñez. Indica que el cuerpo ha perdido su alma y se ha transformado en carne. También puede verse en los hombres aunque en menor grado.

En todas las fijaciones hay una violencia latente que tiene que ser descargada para que la persona salga de su fijación. Esta descarga puede llevarse a cabo en el entorno controlado de una situación terapéutica o «manifestarse» en situaciones familiares o sociales usando alguna provocación como excusa. Por lo que he dicho antes debería estar claro que fuera de la situación terapéutica no es posible una descarga eficaz. No es suficiente con hablar de nuestra ira, lo que se necesita es una descarga física de las tensiones musculares que crean y mantienen la fijación. La terapia bioenergética proporciona un entorno adecuado en el que un paciente puede descargar sus impulsos violentos sin hacerse daño a sí mismo ni a otros. En las siguientes conferencias describiré algunos de los procedimientos empleados para realizar esta descarga.

El gran problema terapéutico es que la gente no siente su ira y violencia reprimidas hasta que la provocan. Cuando esto sucede, dirigen la ira contra la fuente de la provocación sin darse cuenta de que la provocación es solo la chispa que enciende la dinamita. Por tanto, es necesario que el paciente sienta su fijación antes de que pueda movilizar la ira contra sus responsables. Cuando el paciente obtiene un mayor contacto con su cuerpo, los conflictos iniciales que producía la fijación se vuelven conscientes. Sus elementos pueden ser analizados y los problemas resueltos.

El análisis de los conflictos reprimidos y la descarga de la violencia suprimida restauran la agresividad natural de la persona. Asumiremos que ahora está arraigada en su cuerpo y en la tierra. Su agresividad se dirigirá al placer: el placer del buen funcionamiento corporal, el placer sexual y el placer del trabajo. Sin embargo, si alguien se opone a su derecho al placer o le impide perseguir el objetivo de su felicidad, es de esperar que su agresividad se vuelva hostil y que use toda la violencia necesaria para conservar su libertad.

CONFERENCIA 2: LAS FUNCIONES AGRESIVAS DE LA MITAD INFERIOR DEL CUERPO

Los movimientos de las piernas

La agresión, en un adulto, está directamente conectada con la función de las piernas, ya que nuestras piernas se mueven hacia aquello que queremos. Si disminuye la motilidad de las piernas, la agresividad se reduce. Se puede compensar esta pérdida con una exagerada agresividad en la parte superior del cuerpo. Si uno es incapaz de moverse eficazmente, puede usar su voz (chillando o gritando) para conseguir lo que quiere. Este es un comportamiento regresivo hasta el nivel de un niño pequeño. Puede engañar a algunos que son incapaces de distinguir entre pseudoagresión, que es compensatoria, y agresión verdadera. La diferencia es que la agresión natural fluye de una manera suave y cómodo mientras que las acciones pseudoagresivas son duras y forzadas.

Cuando una persona sufre una parálisis orgánica de las piernas, se ve forzada a compensar su inmovilidad usando muletas para desplazarse. Emplea los hombros y los brazos para el apoyo y la locomoción que normalmente proporcionan las piernas. Al sostenerse con los hombros está, de hecho, colgada de ellos, lo cual es bastante evidente en su postura corporal. Nuestro trabajo no trata de la parálisis orgánica, sino de la parálisis funcional de las piernas. Sin embargo, el principio es el mismo en ambas.

A menudo la parálisis funcional de las piernas se revela en un sueño. La persona sueña que la están persiguiendo y amenazando, y descubre que es incapaz de mover las piernas y escapar. Normalmente se despierta al llegar a este punto. Estos sueños son bastante habituales. Y esa parálisis funcional puede ocurrir en la vida. Yo interpretaría esos sueños como un recuerdo de las experiencias de la infancia. Muchas madres cuando van a pegarle a su hijo, también le amenazan: «Si corres, te pegaré todavía más fuerte». Para paralizar al niño no es necesario expresar esta amenaza con palabras. Aunque quiere escapar, tiene miedo de huir y por eso se queda paralizado, incapaz de huir de su suerte. Si su terror es grande, puede tener la sensación de que las piernas se le vuelven agua. Cuando ese niño crezca no podrá confiar en sus piernas y compensará su debilidad desarrollando exageradamente los hombros.

Vemos otro aspecto distinto de este problema en pacientes con las piernas delgadas y tensas que recuerdan a las patas de las aves. Mantienen continuamente una posición de listos para emprender el vuelo y todos sus movimientos están marcados por la brevedad. Caracterológicamente, esas personas están siempre huyendo o escapando. Esta actitud inconsciente surge probablemente de una sensación de amenaza o inseguridad en las relaciones madre-hijo y del deseo de volar hacia el padre. Sea cual sea la causa, el efecto es una pérdida de agresividad natural.

Hay otra conexión entre la función de la agresión y el sentimiento de estar arraigado a través de las propias piernas, además del papel que juegan estas en el desplazamiento. En el reino animal la agresión entre los miembros de la misma especie está ligada al concepto de territorio. Muchos animales atacan para defender su territorio. La intensidad del impulso agresivo es proporcional a la profundidad que alcance la invasión. Es débil en la periferia pero se vuelve muy fuerte cerca del centro, o cerca del hogar. Que los seres humanos sean o no animales territoriales es una cuestión discutible. Sin embargo, más allá del debate, está el hecho de que uno no puede ser agresivo a menos que tenga un terreno firme que pisar.

Tener un terreno en el que pisar posee un significado psicológico y otro literal. Psicológicamente significa que una persona tiene una buena razón o causa para esta acción agresiva. Sin la convicción interior, acertada o equivocada, de que esa agresión está justificada, sería difícil moverse hacia delante eficazmente. Por ejemplo, a alguien que no se siente digno de amor le resulta muy difícil mostrar su afecto hacia los demás. En otro sentido, la expresión «tener un terreno en el que pisar» significa que una persona siente que tiene el derecho a estar en esta Tierra y a compartir la vida en ella. Siente que tiene el derecho de ser (de querer, de moverse hacia algo y de tomarlo). Para evaluar con qué fuerza siente alguien este derecho, podemos medir con qué intensidad puede mantener su posición. En un sentido amplio podemos decir que cuanto más arraigada está una persona en sus piernas, más fuertemente puede pisar su terreno. Sentirá que tiene un terreno en el que pisar y, por tanto, una posición como persona.

Alguien a quien se le despoja de su posición y de su derecho a ser agresivo tiene una buena razón para protestar. Tiene, en otras palabras, mucho por lo que patalear. En la terapia bioenergética usamos distintas formas de pataleo para ayudar al paciente a ganar más sensibilidad en las piernas. Acostado sobre un colchón, pateará con las piernas extendidas. Estas patadas se dan rítmica y violentamente. Por regla general, se recomienda a los pacientes que den cien patadas al día en casa para soltar las piernas. En la terapia se los anima a patear tan violentamente como puedan. A menudo estas patadas van acompañadas por la exclamación de frases como «no», «no lo haré», «déjame en paz», etc. Otra forma de patear es descargar las piernas sobre el colchón con las rodillas flexionadas. Una de las maneras más eficaces de patear es arqueándose sobre un taburete (del tipo que usamos para nuestros ejercicios de respiración). Con las nalgas sobre el taburete y la cabeza descansando en el colchón, el paciente patalea con los talones alternativamente como si quisiera alejar a alguien.

A algunos les he hecho golpear los pies en el suelo con todas sus fuerzas. Poner los pies en el suelo es una de las maneras de afirmarse a uno mismo. Hay muchos otros ejercicios bioenergéticos que ayudan a un paciente a ganar más sensibilidad en las piernas y un mejor contacto con el suelo. Ninguno de ellos reemplaza la necesidad de dar patadas.

El suelo y la tierra están relacionados simbólicamente con la figura maternal. En los primeros años nuestra madre nos apoya y nos mantiene, cumpliendo las funciones que la tierra desempeña para sus hijos. Cuanto más apoyo y sustento recibe un niño de su madre (tomarlo en brazos, ofrecerle cuidados y afecto), más seguro se sentirá con relación a ella y, después, con respecto al suelo o la tierra. La validez de esta observación puede demostrarse en todos los pacientes. Se confirma mediante el estudio de todas las culturas. En sociedades menos civilizadas, donde los niños pequeños se llevan en brazos y se les da el pecho, la sensación de seguridad con relación al suelo es muy fuerte. Los llamados nativos generalmente tienen pies anchos, planos y fuertes. Esta gente posee también un sentido del alma, de pertenecer a la vida, de estar arraigados en su tierra.

En nuestra cultura las tres áreas de la relación madre-hijo que sufren trastornos durante el proceso de crianza son:

- ▸ El abrazo (el contacto corporal entre la madre y el hijo).
- ▸ El entrenamiento de esfínteres (intestinos y vejiga).
- ▸ La gratificación erótica.

He comentado brevemente el primero. Vamos a analizar ahora el segundo.

Movimientos intestinales

El entrenamiento de esfínteres a una edad excesivamente temprana fuerza al niño a tensar la musculatura del suelo pélvico para lograr el control. Normalmente el nervio del esfínter anal no funciona hasta los dos años y medio de edad. Por tanto, un niño más pequeño usa otros músculos para lograr el control de su descarga anal. Los músculos implicados son el elevador del ano —que forma el suelo de la pelvis—, el iliopsoas y los glúteos profundos. Una vez que estos músculos se contraen, el niño desarrolla el miedo de que, si se deja ir, su vientre podría soltarse. Aunque esto en un principio significa ensuciarse después asume la importancia de una catástrofe.

Existe, además, el fenómeno de resentimiento anal que surge cuando se fuerza el entrenamiento de esfínteres. Poner a un niño pequeño en el orinal con la advertencia: «Quédate ahí hasta que hagas caca» suscita una resistencia natural en él que toma la forma de un «no lo haré». No es raro que se ensucie los calzoncillos tan pronto como lo dejamos salir. Esa conducta frecuentemente recibe un severo castigo, como dar unos azotes, que crea un patrón de miedo, ira y resentimiento. El resultado será siempre una sumisión exterior por parte del niño que enmascarará la negatividad subyacente que se ha suprimido. La supresión inconsciente de la negatividad crea un resentimiento generalizado que dice: «No me moveré». Desde el «no moveré las tripas» del principio el resentimiento se ha extendido a un «no me moveré en general».

Esta es una explicación extremadamente simplificada de lo que sucede. Las ansiedades anales surgen de los sentimientos de la madre en el tiempo en que le ponía los pañales a su hijo. Si su actitud era de asco y de distancia, la personalidad sensible del niño se dará cuenta y, más adelante, tendrá dificultades. La palabra «mierda» se usa mucho en nuestra cultura, y esto, en mi opinión, indica lo obsesionados que estamos con esa función. Cuando un niño se siente avergonzado de una función que debería recibir poca atención, responderá con el deseo de devolver la humillación defecando en la persona que le avergonzó. No es difícil ver por qué el resentimiento y la hostilidad anales pueden tener efectos significativos en la personalidad.

Dar unos azotes en las nalgas, especialmente si están desnudas, asusta y humilla al niño, forzándolo a tensar los músculos superficiales contra el dolor. De este modo elimina la sensibilidad del trasero para no sentir el dolor. Esto implica tensión no solo en los glúteos, sino en los músculos de los tendones de la pierna y en la espalda ya que el flujo descendente está bloqueado y fomenta la sensación de estar colgado.

Para recuperar la sensibilidad en el trasero es necesario que se movilicen y liberen los sentimientos negativos y hostiles asociados con la tensión muscular. Esta no es una tarea fácil. El área está tan alejada de la conciencia normal que la mayoría de la gente no es consciente de la perturbación. Demos por hecho que adquirimos esa conciencia a través de la terapia bioenergética. ¿Qué técnicas pueden usarse para soltar la tensión?

La violencia anal toma la forma específica del aplastamiento sentándose sobre alguien. Usamos un ejercicio sencillo para descargar el impulso. El paciente se tiende sobre una cama con las rodillas dobladas y luego eleva bastante la pelvis y la deja caer con fuerza sobre el colchón. La elasticidad obtenida le permite repetir rítmicamente el movimiento con toda su fuerza. Los pies no deberían alzarse de la cama y la cabeza debería poder inclinarse hacia atrás cuando se eleva la pelvis. La mayoría de los pacientes disfrutan haciendo este ejercicio. Es fácil y produce buenas sensaciones.

Ningún paciente puede descargar la hostilidad defecando realmente en el colchón del terapeuta. Sin embargo, puede verbalizar este sentimiento. Con los puños cerrados levantados por encima de su cabeza, golpea el colchón y dice: «Me cago en ti». También se le puede pedir que nombre a la persona con la que le gustaría resarcirse de esta manera. Lo sorprendente es que es prácticamente todo el mundo. Otras expresiones apropiadas son «vete a la mierda» y «eres un mierda». Cuando un paciente se siente verdaderamente libre de expresarse a sí mismo, la sensación es equivalente a la expresión «me importa una mierda». Esto, por supuesto, significa que no le importa lo que los otros dicen o piensan, ya que tiene el valor de ser él mismo.

Patear también es importante en este problema, ya que alarga y suelta los músculos tensos de los tendones. Para ser efectivo este pataleo debería hacerse con una pierna extendida levantada en una posición vertical. Sobre todo es importante para un paciente mantener una sensación de contacto con su suelo pélvico. Muchos toman conciencia de que tienen el ano tenso, de que sienten miedo a relajarlo. Sacar el ano, como puede verse en los gatos y en los perros, abre la parte profunda de la pelvis a sensaciones placenteras si uno está libre de ansiedad sobre su actitud.

Movimientos sexuales

La gratificación erótica se experimenta por primera vez en la boca en un bebé de pecho. Este placer se expande gradualmente por todo el cuerpo y se concentra en el área genital, poco después de los tres años de edad. En todas las personas una corriente de sentimiento fluye normalmente de la boca a los genitales. Cualquier trastorno de este sentimiento en el extremo oral producirá una perturbación similar en el extremo genital. No es difícil ver por qué en una cultura como la nuestra, donde se da tan poco el pecho o la gratificación oral, las dificultades sexuales son habituales.

Pero nuestra cultura también tiene una actitud negativa hacia la gratificación sexual. Se disuade a los niños pequeños para que renuncien a su curiosidad sexual y al juego sexual tan naturales en la infancia. Se desaprueba la masturbación infantil y el exhibicionismo inocente de los niños. Como resultado de todas estas influencias, los movimientos pélvicos naturales, que es una delicia observar en los pueblos primitivos, se inhiben en nuestra cultura. Caminamos con el trasero apretado y las piernas tensas.

La agresión sexual o el acto sexual normales producen movimientos rítmicos suaves. No hay deseo de atacar o de herir en esos movimientos. La pelvis se balancea suelta y libremente, empujada por impulsos que ascienden de los pies. En una persona que está arraigada, el impulso para el movimiento surge del suelo. Sin embargo, cuando se perturba el flujo natural de la sensación, los movimientos sexuales tienen que practicarse empujando hacia delante el trasero. Estos movimientos sexuales duros y compulsivos presentan una naturaleza sádica. Son hostiles y lo que dicen es «te joderé» en lugar de «te amo».

Prácticamente todos tenemos un grado de hostilidad y violencia sexuales. Esta es la consecuencia directa de la pérdida de nuestra agresión sexual natural. Asimismo es la causa de la pérdida del placer sexual total.

Aunque es cierto que hay que liberar esta hostilidad sexual, es igualmente cierto que manifestarla en una relación amorosa o con otra persona no sirve para lograr este objetivo. Una de las técnicas que usamos en la terapia bioenergética ayuda a alcanzar este resultado. El paciente se acuesta arqueado sobre un taburete y se agarra al respaldo de una silla que está detrás de él. El taburete que usamos está descrito en mis libros y en el capítulo «La respiración, el movimiento y la sensación». Con la espalda descansando sobre el taburete a la altura de los omoplatos y los pies planos sobre el suelo, balancea la pelvis hacia arriba y abajo rítmicamente. Al principio puede resultarle difícil, ya que sus movimientos están restringidos por fuertes tensiones en la cintura pélvica.

Mientras este balanceo pélvico se haga de forma consciente, su significado será hostil. Es «jódete». El paciente puede sentir esta actitud espontáneamente. Sin embargo, con el tiempo empezará a identificarse con él. El trabajo continuado con este movimiento y los otros descritos soltarán gradualmente las tensiones de la parte inferior de su cuerpo. Cuando esto sucede y cuando su respiración se vuelve total y profunda, los movimientos pélvicos adquieren un carácter involuntario. La pelvis se balancea espontáneamente al ritmo de la respiración, moviéndose hacia atrás con la inspiración y hacia delante con la espiración. Reich describió este movimiento pélvico involuntario como el *reflejo del orgasmo*. Es la base de la respuesta orgásmica total en el acto sexual.

No quiero terminar estas conferencias con la impresión de que basta con practicar unos sencillos ejercicios para resolver las profundas ansiedades y conflictos que afectan a la mayoría de la gente. La mayor parte de los pacientes no soluciona muchos de ellos. El trabajo físico no solo es útil sino, a mi entender, indispensable. Por encima de todo es importante saber que nuestros sentimientos positivos están bloqueados por sentimientos negativos suprimidos, nuestro afecto por la hostilidad suprimida y nuestra ternura por la violencia suprimida. Hay que encontrar alguna manera de ayudar a la gente a descargar estos sentimientos sin «ejecutarlos» en otros. Descargarlos sobre un colchón, pateando, golpeando, etc., dentro del contexto de la terapia o solos, puede ayudarnos enormemente a liberarnos de nuestras fijaciones.

10

EL COMPORTAMIENTO PSICOPÁTICO
Y LA PERSONALIDAD PSICOPÁTICA

La personalidad

Durante mucho tiempo la dinámica subyacente, tanto psicológica como física, de la personalidad psicopática ha supuesto un desafío para mi comprensión. En *The Physical Dynamics of Character Structure*, publicado en 1958, hice referencia a este carácter y afirmé que algún día lo examinaría de un modo más extenso. Me ha llevado todos estos años llegar a entender ligeramente este problema. En mi libro *La bioenergética* se reconoce la personalidad psicopática como uno de los principales tipos de carácter y se esbozan la dinámica de la energía y la etiología básicas. Pero eso no es suficiente. Hay una gran necesidad de entender la psicopatía en profundidad y de poner de manifiesto el conocimiento a nuestro alcance sobre ella. Nos enfrentamos a un número creciente de pacientes con personalidades psicopáticas o que manifiestan un comportamiento psicopático y suponen una dificultad inusual para el terapeuta.

Lamentablemente, el término «psicopático» conlleva una nota de oprobio que hace que nos resulte difícil tratar el problema con franqueza. Lleva mucho tiempo asociándose en la mente colectiva con un comportamiento antisocial, y este aspecto ha llegado a dominar el contexto clínico. Así, la Asociación Psiquiátrica Norteamericana ha abandonado la designación psicópata a favor de sociópata para describir a una persona que actúa irracionalmente contra la sociedad. Pero esto deja muchos aspectos del comportamiento psicopático fuera del concepto de enfermedad emocional. Ese comportamiento, como veremos enseguida, es una perturbación evidente del funcionamiento mental, que es lo que la palabra «psicopático» denota. Por tanto, mantendré el término «psicopático» para ese comportamiento y usaré «sociópata» solo para describir el comportamiento que es claramente antisocial.

¿Qué es comportamiento psicopático? Hay algunos aspectos bien conocidos de ese comportamiento, como por ejemplo cuando una persona miente continuamente, sin mostrar ningún respeto por la diferencia entre verdad y falsedad. Podemos llamarla mentirosa psicópata, en el sentido de que se cree sus propias mentiras y no puede distinguir la diferencia entre una verdad y una mentira. Para ella la verdad y la mentira son lo mismo, lo que, de hecho, significa que todo es mentira. No hay verdad y por tanto no es consciente de estar contando una mentira. Otra manera de decir esto es que el mentiroso psicopático cree en lo que dice sin cuestionárselo.

Otro aspecto del comportamiento psicopático es la casi total indiferencia hacia los sentimientos o sensibilidades de otra persona. Puede hacer o decir cosas que hieran a otro y sin embargo no ser consciente del efecto de sus acciones o de sus palabras. La hostilidad no es deliberada y es probable que por eso la persona psicopática no vea ninguna hostilidad en su modo de comportarse. Podría, con razón, negar esa intención, pero va más lejos y niega su significado obvio.

También estamos familiarizados con la idea de que un psicópata no tiene conciencia. No establece distinciones entre correcto e incorrecto, entre bueno y malo. Obviamente, por tanto, no tiene sentimientos de culpa. Así, en casos extremos, el psicópata puede robar o defraudar con la actitud de que es lo más natural del mundo. Por supuesto, sabe que robar está mal pero no ve su propio comportamiento desde esa perspectiva.

Por estas características de su personalidad los psicópatas son notoriamente hábiles para timar a la gente. Pueden hacerte creer que lo que dicen es verdad, quizá porque se lo creen ellos mismos o porque no creen nada. Pueden convencerte de su inocencia incluso cuando has sido testigo personalmente de su mala acción. Y pueden conquistarte con su increíble franqueza.

De manera que te engañan. Un día te das cuenta de que te han tomado el pelo y comprendes que ese tipo es un fraude, un ladrón o un psicópata. Estás furioso, tanto contigo como con él, porque nunca pensaste que podías ser tan tonto.

¿Es frecuente este comportamiento? En su forma extrema es bastante normal. Hemos sido testigos del espectáculo de un presidente que mintió en público, y de una forma tan convincente que mucha gente lo creyó. Es incuestionable que Nixon mostró todas las características descritas anteriormente. Pero no era el único. Muchos de sus cómplices se comportaron exactamente como él.

Cuando analizamos la dinámica que hace posible este comportamiento, descubrimos que está bastante extendida en nuestra cultura. No todo el mundo es un psicópata pero la tendencia a comportarse así existe en mucha gente. La mentira se produce continuamente con tan poco respeto por la verdad que uno se pregunta si la gente es consciente de estar mintiendo. La indiferencia y la insensibilidad hacia la ética son habituales en muchos miembros de nuestra sociedad. ¿Os molesta vuestra conciencia? ¡Ja! ¡Ja! El lema es que si puedes salirte con la tuya, eso es todo lo que cuenta. Y hacer teatro para influenciar a la gente es la estrategia aceptada para tener éxito.

Comportamiento

Si queremos entender el comportamiento psicopático, debemos mirar a sus manifestaciones extremas, sencillamente porque es ahí donde el problema se presenta con mayor claridad. Volvamos al asunto de la mentira. ¿No parece extraño que una persona pueda creer su propia mentira incluso cuando obviamente es falsa? He escuchado a este tipo de gente contar un rumor sin ninguna prueba que lo demostrara. ¿No eran conscientes de esto? ¿Dónde estaba su sentido común? La respuesta podría ser que lo perdieron. Sin embargo, por mi experiencia con este tipo de personas, sé que no es así. Alguien que pierde el sentido común es un esquizofrénico, no un psicópata. Solo podemos llegar a la conclusión de que el psicópata no cree en su sentido común o en lo que este le dice.

La única explicación que tiene «sentido» es que el individuo psicópata implícitamente cree en sus ideas pero niega la validez del sentido común. Vamos a ponerlo de esta manera: lo que piensa es realidad, lo que sucede fuera de su cabeza es irreal. Esto es justo lo contrario de la manera en que funciona la gente normal. La realidad externa es lo que corrobora nuestras ideas, no al revés.

Si les damos a las ideas la validez de la realidad, eso significa que no existen las mentiras porque no hay una verdad objetiva. Uno no tiene forma de saber qué es una mentira y qué es la verdad.

Decimos que no tiene escrúpulos ni conciencia. Pero estos términos no tienen significado en su manera de actuar. Si tu conciencia te molesta, esto indica que una voz más profunda desde tu interior te está haciendo rendir cuentas. En el psicópata no hay una voz más profunda. Ha sido rechazada y negada; ahora está callada. No tiene escrúpulos porque no hay nada en él que se rebele contra sus ideas; ningún sentimiento le molesta, ninguna opinión le perturba.

Si es indiferente o insensible contigo, es porque en su realidad tú no existes. Es consciente de ti como una imagen en su mente y reacciona ante esa imagen, no ante una persona sintiente, encarnada en un cuerpo. Puede destruirte impunemente porque lo único que está haciendo es borrar una imagen de su mente. Un psicópata es inhumano de la manera en que concebimos la humanidad, y por esa razón es un personaje que da bastante miedo.

Por supuesto, él tampoco existe para sí mismo, excepto como una imagen de su mente. Esta imagen es muy importante para él, porque toda su energía vital se centra en ella y todos sus esfuerzos se dirigen a realzarla. Está plenamente identificado con su imagen y cuando la imagen se derrumba, como sucedió con Nixon, todo lo que queda son las ruinas de una persona.

Hay muchas imágenes en el repertorio del psicópata. La más habitual es la imagen del poder. Tiene que verse a sí mismo como poderoso y si no se engaña a sí mismo, luchará con todo su ser y con todos los medios disponibles para amasar poder. A menudo tendrá éxito en su empeño, como podemos ver en los ejemplos de Nixon y Hitler. O su imagen puede ser de juventud, de belleza o de sexualidad. Sea lo que sea esta imagen, el instinto que impulsa la vida del psicópata será darle toda la apariencia de realidad.

Todo esto parece una locura, y, en mi opinión, hay una tendencia a la locura en la personalidad psicopática. Pero de esto hablaré más adelante. Ahora estamos intentando comprender las dinámicas de este comportamiento. La realidad que rechaza el psicópata no desaparece por más que la rechace. Puede vivir completamente en su cabeza, pero tiene un cuerpo.

¿Qué sucede con su cuerpo? Conociendo la imagen a la que se aferra, podemos describir su cuerpo. Si es una imagen de poder, tendrá un cuerpo de aspecto poderoso. Si es una imagen de juventud, tendrá un cuerpo de aspecto juvenil. O si es una imagen de sexo, su cuerpo parecerá el epítome de la sexualidad. Es consciente de su cuerpo; sabe que está ahí, pero tiene validez solo como un instrumento de su mente o como una manifestación de su imagen.

Hay además imágenes secretas que no están manifestadas directamente en la forma expresiva del cuerpo. No todo individuo con una fijación en una imagen de poder tiene un cuerpo de aspecto poderoso. Puede ser justo lo contrario. La figura de Napoleón viene enseguida a la mente. Era también llamado «El pequeño cabo» por su baja estatura, y sin embargo hubo una época en la que fue el hombre más poderoso de Europa. Recuerdo a un joven de solo un metro cincuenta de altura que conducía el coche más grande de Europa en un momento en el que la gasolina estaba racionada. Y era solo un estudiante. En su mente se veía a sí mismo como grande. Cuando la mayoría de nosotros decía «seis de uno, media docena de otro» para indicar igualdad de elección, él siempre decía «doce de uno, una docena de otro». Si su apariencia física va contra su imagen, el psicópata simplemente niega la realidad del cuerpo. En realidad solo cuenta la imagen.

Lo que le falta a la personalidad psicopática son sentimientos. No siente los sentimientos normales que dan significado y dirección a las vidas de la mayoría de la gente. No siente ningún anhelo ni necesidad de otros y, por tanto, no se siente rechazado ni traicionado. No se siente triste, y por eso no puede sentir ninguna ira auténtica. Y no admitirá que tiene miedo. Como el psicópata niega que tenga miedo, con frecuencia emprende aventuras imprudentes o peligrosas, quizá para probarse a sí mismo que no tiene miedo. Lo que lo hace inhumano es la ausencia de sentimiento. En la medida en que hay una falta de sentimientos, hay una correspondiente falta de «humanidad».

No obstante, el psicópata puede mostrar un sentimiento que pasa por ser auténtico. Puede enfadarse cuando atacan su imagen o cuando se frustra su intento de proyectarla. Puede parecer triste cuando rechazan su imagen, pero trata de hacerle llorar y descubrirás que su tristeza es solo superficial. Las emociones más profundas que vienen del corazón de un ser humano, como esa voz interna en la que reconocemos a la conciencia, están separadas de su conocimiento.

No es incapaz de sentir pero es incapaz de reconocer o de expresar el sentimiento. La diferencia es sutil pero importante. En la terapia se observa que su cuerpo responde con movimientos que se pueden identificar como sentimientos en potencia. A veces parece que va a llorar o a enfadarse, y luego niega que haya sentido nada. El bloqueo debe de estar en la conexión entre la cabeza y el resto del cuerpo. La cabeza se niega a admitir que el cuerpo tenga una vida propia. Solo reconocerá un cuerpo que se corresponda con su imagen. Rehúsa, rechaza y suprime todo lo demás.

¿Qué le lleva a la terapia?

Terapia

Un individuo cien por cien psicópata nunca acude a terapia. No confía en nadie lo suficientemente como para pedirle ayuda. No siente afinidad con otros y esto le hace asocial. El psicópata puro es en realidad un sociópata. Se ha separado de cualquier relación significativa con los demás y se sitúa en contra de la gente y de la sociedad. Incluso cuando le ofrecen ayuda subvierte esta ayuda para que encaje en sus propósitos psicopáticos. Un buen estudio de esta personalidad aparece en *The Mask of Sanity* (La máscara de cordura), de Cleckley. Para él esta gente está realmente trastornada pero su fachada, o máscara, es tan convincente que no se puede demostrar su locura.

En terapia no vemos a los psicópatas puros. Vemos a pacientes en cuyo carácter la dinámica psicopática es el elemento dominante, pero no el cuadro general. Y vemos a muchos pacientes en cuyo carácter hay tendencias psicopáticas fuertes. Como no son psicópatas puros, son vulnerables a la ansiedad y a la depresión. Su ansiedad surge del conflicto entre imagen y sentimiento. Deben de tener algunos sentimientos, de lo contrario no habría ansiedad. La depresión es la consecuencia directa del derrumbamiento de la imagen o la ilusión, pero esto solo puede ocurrir cuando la imagen no domina la personalidad total. Otra queja habitual es la falta de sentimiento. Sin embargo, con frecuencia esta se menciona en lugar de presentarla como el problema serio que realmente es. Después de todo, el deseo de sentir en sí mismo es un sentimiento y por eso en quienes carecen por completo de sentimiento no hay ningún deseo de sentir.

La gente viene a la terapia con distintos grados de psicopatía en su personalidad. Hay un amplio espectro. Aquí muestro un ejemplo de un psicópata bastante puro que atendí hace muchos años. Era vicepresidente de una gran agencia de publicidad y vino a mí por recomendación de un socio suyo a quien yo había ayudado. Quería escribir una novela pero era incapaz de hacerlo y pensó que podría ayudarle. Lo primero que hizo cuando llegó a mi consulta fue poner los pies sobre mi mesa y reclinarse en la silla como si estuviera en su casa. Le dejé hacerlo mientras hablábamos. Por supuesto, no pude ayudarle. Creo que le hice ver con claridad que por lo general si uno no puede escribir un libro es porque no tiene nada que decir. Creo que estaba fascinado conmigo porque vino a tres sesiones. Como ya me imaginaba, no me pagó los honorarios cuando se los mandé. Pero sabiendo cómo era le envié una carta una semana más tarde diciéndole que si no pagaba en cuatro días, le enviaría la factura a mi abogado para que la cobrara. Me llegó un cheque a vuelta de correo con la nota: «¿Cómo lo hiciste?».

He dicho que la gente viene a terapia no solo a ponerse bien, sino a que la ayudemos a tener éxito con su patrón neurótico de comportamiento. Quieren hacer realidad su imagen secreta, que es una expresión del elemento psicopático de su personalidad. Pero ¿te lo dicen? ¡Por supuesto que no! En la superficie se muestran de acuerdo con tus ideas sobre la salud emocional mientras por dentro se resisten. Si les señalas esa resistencia, lo niegan; sin embargo, la terapia no avanza. ¿Están mintiendo o engañándote? Conscientemente no están mintiendo ni engañando, pero se puede decir lo mismo de los psicópatas. Solo que en este caso no hay un medio objetivo de comprobar la verdad de su declaración de intenciones y solo cuando sacamos a la luz la imagen secreta resulta evidente la manipulación.

La mayoría de la gente cree en la honestidad; no quiere manipular; quiere ser directa. No son psicópatas. Pero cuando tienen tanto estrés que se sienten atrapados, se activa la tendencia psicopática de su personalidad. Entonces mienten para defender su imagen sin ningún escrúpulo porque creen que están diciendo la verdad. Su imagen es más real que la expresión manifiesta de su cuerpo. En ese momento también serán insensibles contigo porque no te ven. La imagen los ciega. Si el estrés es menos amenazador, manipularán la situación para evitar quedar atrapados. Es extraño cómo la voz de la conciencia desaparece cuando uno se siente amenazado, con razón o sin ella.

Un comentario aparentemente crítico puede hacer brotar la tendencia psicopática. El individuo defenderá su conducta antes de evaluar la validez de tu observación. Y si es más psicopático, se declarará inocente y te acusará de hostigarlo.

Psicopatía y demencia

La tendencia de la personalidad psicopática es negar y proyectar, haciéndole a uno sospechar que existe un componente paranoide en su constitución; y yo, personalmente, no tengo la menor duda de que está presente. Este componente, en mi opinión, es su demencia, que acecha bajo la superficie amenazando siempre con traspasar la máscara de la cordura. Lo hace en el caso del asesino psicópata cuya acción es demencial pero cuya conducta tras esa acción es extraordinariamente razonable. Subyace bajo la acción del estafador o del malversador que están profundamente convencidos de haber sido engañados y estafados. Veremos luego lo cierto que es esto. Y es un mecanismo paranoide que motiva las acciones antisociales del psicópata.

Al darse algo de demencia subyacente, el psicópata debe usar su inteligencia todo el tiempo para mantenerla bajo control. Esto significa que su mente está siempre funcionando. Pedirle a una persona así que salga de su cabeza para permitir que surja algún sentimiento equivale a exigirle que se permita a sí mismo volverse loco, convertirse en un demente. Con relación a esto podemos recordar que R. D. Laing cree que una persona puede tener que llegar a permitirse a sí misma volverse loca para que emerja su verdadero yo. Esto es aterrador. El miedo a la demencia subyacente forzará al individuo a adoptar una actitud psicopática como defensa.

No se puede entender este concepto de la actitud psicopática como defensa contra la demencia sin conocer los elementos dinámicos del brote psicótico. Hay dos factores importantes: uno es un ego que es débil o inseguro porque no está identificado con el cuerpo o el cuerpo del ego y no está integrado con los sentimientos. La vulnerabilidad a un ataque semejante se describe en *The Betrayal of the Body*. El otro factor es un flujo de sentimiento que no puede ser integrado por el ego. El sentimiento puede ser miedo, ira, sexualidad o anhelo. Lo importante es que es abrumador, inunda la mente perceptiva y erradica los límites del yo. Cualquier situación que debilita y vuelve inseguro al ego mientras se suscitan fuertes sentimientos puede producir un brote.

El episodio psicótico aparece por un estado de confusión, que lleva a una sensación de enajenamiento. La realidad se vuelve nebulosa, la persona está como en un trance. En esta condición el individuo puede expresar el sentimiento, es decir, manifestarlo. Puede matar a alguien o a sí mismo, encerrarse en un armario, arrancarse los cabellos por la aflicción o quedarse como muerto para detener el sentimiento, en cuyo caso se vuelve catatónico. En todos los casos su mente ya no está conectada con sus acciones; se ha disociado o separado de su cuerpo y de sus sentimientos.

La defensa psicopática es asegurarse de que los sentimientos nunca alcanzan una intensidad que pueda amenazar o apabullar al ego. Una manera de hacerlo es cortar cualquier impulso para que no se desarrolle ninguna carga. Una segunda manera es amortiguar el sentimiento mediante el alcohol o las drogas. Y la tercera manera es negar cualquier significado a las relaciones, impidiendo por tanto la posibilidad de sentir. El psicópata usa todos estos medios y otros para impedirse a sí mismo sentir. Puede abstraer el sentimiento a un nivel cósmico convirtiéndose en un místico. A este nivel puede hablar sobre sentimiento, pero está hablando sobre abstracciones o espíritus, no sobre los sentimientos normales y cotidianos de los seres humanos cuyas vidas son una lucha por los placeres sencillos y la alegría de vivir.

Esto se suma al hecho de que el psicópata carece de un sentido de humanidad. En la medida en que es psicópata, es inhumano. No puede rendirse a su naturaleza de ser humano, y si pudiera, no se atrevería.

¿Qué significa ser humano? Significa básicamente estar indefenso y necesitado. En los aspectos más importantes de la vida un ser humano está indefenso. No pidió nacer y no tiene control sobre cuándo morirá. No puede elegir de quién se va a enamorar. No es el dueño de su propio destino. Su desamparo es tolerable porque todos los seres humanos están en el mismo barco, todos comparten un destino común. Y cada uno necesita del otro para contrarrestar la oscuridad, para alejar el frío, para encontrar un significado a la existencia. Cada uno necesita que los demás le proporcionen la luz, la calidez, el entusiasmo y el desafío de una comunidad humana. Solo dentro de la comunidad humana nos atrevemos a enfrentarnos al miedo de lo desconocido.

El psicópata no es una excepción a esta necesidad humana. También necesita a la gente. Pero no es capaz de reconocer esta necesidad. Es muy peligroso. En un momento nos plantearemos por qué es así. Ahora vamos a examinar cómo afronta el problema.

Casi invariablemente nos encontramos con que el psicópata está rodeado de seguidores. Necesita seguidores y usará todos los trucos a su alcance para conseguirlos. Cautivará, encantará, seducirá, atraerá a los demás para que le necesiten. Conoce sus miedos y sus debilidades, ya que son los suyos, y anunciará, prometerá y proclamará que él va a ser su luz, su calor, su entusiasmo y su desafío. Se tiene a sí mismo por superior, ya que no necesita a nadie. Y da la impresión de ser superior porque las ansiedades humanas no le afectan. La gente desesperada, asustada y perdida acudirá a él como salvador. ¿Acaso no ha manifestado ya que puede elevarse por encima de la lucha existencial?

Se podría preguntar: ¿no hay psicópatas entre los seguidores? La respuesta es «no». Debe tener al menos un seguidor, un devoto, un esclavo: podría ser su mujer, su prostituta, su amante homosexual. Pero debe tener a alguien que le necesite. No puede estar solo. El otro le proporciona el contacto humano que debe tener, pero en sus términos: necesitándole, dependiendo de él, adorándole.

Por supuesto, el juego se acabaría en el momento en que el seguidor confrontara a su «líder» con: «Tú me necesitas tanto como yo te necesito, si no más. Les tienes tanto miedo a la vida y a la muerte como yo, si no más. Estás tan asustado que no te atreves a admitir tu necesidad». No estoy garantizando que el psicópata vaya a entrar en razón al enfrentarse a él. Sin embargo, esto podría hacer mella en su capacidad de hechizar a otra gente indefensa que está asustada de su indefensión.

Etiología

¿Cómo llegó a ser así el psicópata? ¿Por qué tiene tanto miedo de necesitar? ¿Qué circunstancias torcieron su mente?

Todo ser humano empieza la vida en un estado de indefensión y necesidad. La misma existencia de un niño pequeño no es distinta de las crías de las aves y los mamíferos. Sin la protección, la seguridad, el cuidado y el aliento de los padres, las crías no sobrevivirían. Es un camino de un solo sentido: los padres dan, el niño recibe o toma. Así es como debería ser, porque en la siguiente generación el niño hará lo mismo por sus hijos. Y así el río de la vida corre siempre cuesta abajo.

¿No dudarías de tus sentidos si vieras el agua corriendo cuesta arriba? Dirías: «Es una locura, no puede ser». En la vida hay un orden natural. ¿Qué puede pensar un niño si se da cuenta de que los papeles se han invertido, de que la madre está buscando al niño para que le sirva de madre y le llene? Cuántas veces habré oído decir a mis pacientes: «Yo hacía de madre con mi madre».

Invertir el orden natural causa un estrago increíble en la personalidad del niño. La personalidad en desarrollo de un niño pasa por mucho estrés y tensión antes de volverse lo bastante fuerte como para lidiar con la realidad de una manera madura y adulta. Una de las principales causas de estrés es la situación edípica. Todos los niños sienten una atracción sexual hacia el progenitor del sexo contrario. Experimentan un florecimiento precoz de la sexualidad entre las edades de tres y seis años. Esto va en línea con el desarrollo de los primeros dientes, o dientes de leche, otra expresión de madurez precoz. Estos dientes se caen y empiezan a surgir los permanentes. Igualmente, el primer florecimiento sexual retrocede para prepararle el camino a la sexualidad permanente de la pubertad.

Estas experiencias iniciales, sexuales y de otro tipo, son estresantes para un niño, pero este se encuentra equipado biológicamente para lidiar con ellas. Lo que no puede manejar es la sexualidad adulta. Sus sentimientos sexuales hacia uno de sus progenitores son un fenómeno natural, mientras que el sentimiento sexual de los padres hacia un niño son antinaturales como el agua fluyendo corriente arriba. Esto también puede producirse. Podemos bombear el agua cuesta arriba pero sabemos que es el trabajo del hombre, no de la naturaleza. ¿Cómo puede lidiar el niño con los sentimientos sexuales de uno de sus progenitores dirigidos hacia él? ¿Cómo lo hace? Esto es lo que llamamos «comportamiento seductor» por parte de los padres.

No le puede decir a uno de los progenitores: «Un momento. Esta no es la manera en que deberían ser las cosas. Se supone que tus sentimientos sexuales deberían dirigirse hacia tu pareja, no hacia tu hijo». No le puede decir esto porque, en primer lugar, al principio el niño no es consciente de lo que está ocurriendo —normalmente la seducción empieza bastante pronto, con frecuencia antes de los tres años— y, en segundo lugar, el niño responde instintivamente a la seducción con interés y excitación. Después de todo, es una expresión de amor, aunque sea equivocada y destructiva. Y, en la mayoría de los casos, si no en todos, el niño había sufrido con anterioridad alguna privación del cuidado y el aliento que necesitaba, y, hambriento de atención y de afecto, responde a la invitación seductora.

Esta respuesta por parte del niño cambia repentinamente la situación, haciéndola pasar de una experiencia imaginaria a una real. Ya no es una idea en la mente del niño; se ha transformado en una relación sexual real aunque no se lleve a cabo. Esa posibilidad no puede ser negada por el niño, para quien sentimiento y acción están asociados estrechamente. La situación real crea un triángulo real. Ahora existe la amenaza del padre del mismo sexo, que se ve como un competidor.

El niño está atrapado. No puede pedirle ayuda al progenitor de su mismo sexo, porque siente, y tiene razón, que podrían culparle. Ceder a la seducción es demencial. Es biológicamente incapaz de integrar la sexualidad adulta. Y no puede rechazar al padre o la madre seductores, a quienes ahora está unido. La única posibilidad es aceptar la situación y aprender a jugar el juego.

El primer paso es cortar el sentimiento sexual para que no pueda tentarle la locura del incesto a la edad de seis años, por ejemplo, ni atormentarle un deseo que no es posible satisfacer. Esto lo hace tensando el vientre y alejando la energía y las sensaciones de la parte inferior del cuerpo. Esto crea la típica estructura psicópata del cuerpo con su mitad superior extremadamente desarrollada y su mitad inferior relativamente subdesarrollada. Estando aún sujeto a la excitación seductora, debe encontrar una manera de descargar esta excitación. Esto se logra a través de la actividad hipercinética y de tareas compulsivas. El doctor John Bellis señaló la hipermotilidad de la personalidad psicopática.

Estas defensas corporales unidas para responder a la seducción se superan negando cualquier sentimiento sexual por parte del progenitor del sexo opuesto. La negación es amplia; no solo cubre la reacción prohibida sino también los sentimientos naturales, inocentes y dulces del niño. Al negar estos sentimientos, también niega cualquier necesidad del progenitor del sexo opuesto. Fue la necesidad de estar cerca de este progenitor lo que en un principio le hizo vulnerable.

La negación es una defensa física, pero para ser eficaz y segura debe integrarse en el cuerpo. Se estructura alrededor de la base de la cabeza como un anillo de tensión que impide a cualquier excitación corporal llegar hasta ella. De hecho, la cabeza está separada perceptivamente del cuerpo, y así la persona puede decir: «No siento nada». Además, esta tensión interrumpe el flujo de energía a los ojos, por lo que la persona puede decir: «No veo nada». No ver niega la realidad objetiva y le deja al individuo como única realidad sus ideas y sus imágenes.

Quienes estén familiarizados con mis ideas sobre la esquizofrenia y la enfermedad esquizoide como las presenté en *The Betrayal of the Body* recordarán que describí un anillo de tensión en cierto modo semejante en ese estado. Hay semejanzas y diferencias entre ambos trastornos. En la personalidad psicopática el anillo de tensión corta las funciones expresivas pero deja relativamente intacta la función motriz.

La diferencia entre el trastorno esquizoide y el psicopático se explica mejor por la distinción entre terror y horror. Consideramos el trastorno esquizoide como estar paralizado de terror. El terror es el miedo a la aniquilación si el individuo afirma su derecho a ser. Representa una experiencia de rechazo, generalmente a una edad muy temprana. Por otro lado, el psicópata no está amenazado con la aniquilación sino con la castración por su receptividad sexual. Primero se le seduce, luego se le culpa. Está atrapado en una pesadilla de horror. La situación es increíble; no tiene sentido en términos de sus sentimientos originales de amor y del deseo de cercanía. Tiene un aire de irrealidad y el niño intenta sacarla de su mente como a una pesadilla. Recomiendo encarecidamente la lectura del capítulo sobre el horror para la comprensión de estas distinciones.

Hay otros factores que entran en la etiología de la psicopatía. El niño está sujeto a una manipulación considerable, que con frecuencia llega hasta el lavado de cerebro, ya que los padres o uno de ellos intenta instalar en su mente una imagen de cómo quieren que sea. A menudo en el hogar se produce una lucha de poder de la que el niño es consciente y en la que uno de los progenitores lo usa contra el otro. Frecuentemente una madre utilizará a su hijo para denigrar a su marido, por ejemplo con el comentario: «Espero que no termines siendo como tu padre». ¿Como quién se supone que debe ser, como su madre? O un padre que se siente fracasado en casa recabará la compasión de su hija y por tanto sutilmente la volverá contra su madre. En otro contexto expondré los factores sociales que corroen y socavan la armonía y la estabilidad de las relaciones familiares para preparar el caldo de cultivo que genera la psicopatía y la esquizofrenia.

Si queréis observar un retrato claro de la relación perversa entre una madre y un hijo, ved la película *Alicia ya no vive aquí*. Creo que os quedaréis sin palabras ante el comportamiento, evidentemente seductor, de la madre. Curiosamente, a la mayoría de la gente que ve la película le parece tierno, algo que va más allá de mi comprensión.

La maniobra psicópata

El primer paso del proceso defensivo es bloquear los sentimientos sexuales, no necesariamente los genitales, llevarse hacia arriba la propia energía, sobre todo al interior de la cabeza, y negar el sentimiento. Si parara aquí, el niño se encontraría aislado, porque ha perdido la conexión vital que tenía con sus padres. El aislamiento lleva a la retirada, a replegarse en sí mismo y crearse una vida de fantasía que reemplace la realidad insoportable e increíble. El resultado final sería un estado autista que bordea la esquizofrenia. Hay que restablecer alguna relación con una figura parental. Esto se puede conseguir de dos maneras: volviéndose sumiso al progenitor seductor pero sin sentimiento —por ejemplo, dejar que lo usen a uno— o bien volviéndose dominante. El psicópata auténtico sigue este último camino y es el que investigaré aquí.

El psicópata auténtico regresa a su progenitor pero revirtiendo los papeles. Se convierte en el seductor, prometiendo satisfacerlo pero reteniendo la satisfacción. Es una maniobra astuta. Al haber negado y bloqueado el sentimiento de necesidad, el cariño se vuelve objetivo. Ahora puede ver la necesidad de su progenitor, que intenta seducirle y utilizar esto en su propio beneficio. Lo mismo que él estaba atrapado por su necesidad, ahora es su progenitor el que puede estar atrapado por esa necesidad. Lo mismo se aplica a las relaciones entre una niña y su padre. Puedes prometer cualquier cosa porque la satisfacción es imposible. Es importante entender esto. La promesa es un señuelo irresistible en la medida en que su satisfacción es imposible. Esta es la deducción lógica que surge de la naturaleza de la situación. Cuando uno de los progenitores es seductor con su hijo, en realidad no quiere ningún contacto sexual con él. El padre o la madre negarían esa intención, y tendrían razón. En estas personas el tabú contra el incesto es muy fuerte. Si el niño hiciera un avance sexual claro hacia alguno de sus progenitores, sería severamente rechazado. Incluso la cercanía física normal se vuelve sospechosa. Lo que el progenitor quiere es la excitación, desgraciadamente a costa de la integridad, tanto moral como física, de su hijo. Si la satisfacción fuera el resultado natural de la relación, la excitación desaparecería.

El niño se vuelve un psicópata a base de seguir este juego. Promete ser el hijo ideal, el predilecto de su madre o de su padre, y termina decepcionándolos. Por supuesto, tan pronto como el progenitor está decepcionado vuelve a prometer, lo que engancha a este con más fuerza todavía por la decepción previa. Manteniendo la promesa y la amenaza de decepción sobre su progenitor, puede obtener de él todo lo que quiera. Lo tiene en su poder.

Mientras lo tenga en su poder con esta maniobra, estará protegido del doble daño: aislamiento y retirada a la depresión y la locura, por un lado, y rendirse al impulso prohibido que lleva al incesto y a la locura, por el otro. Al mismo tiempo, la necesidad de cercanía y relevancia se satisface en cierto modo aunque de una manera perversa. Los dos individuos de esta relación no están comprometidos entre sí por un sentimiento de uno hacia el otro sino implicados el uno con el otro por su necesidad de jugar el juego.

La promesa que hace el niño raramente se expresa en palabras. Está contenida en la imagen que puede o no manifestarse en la forma del cuerpo. Se expresa en los modales, en el porte de la persona, en su actitud y en su tono de voz. Parte de la personalidad del niño intenta hacer honor a su imagen, parte de la personalidad se rebela. La intensidad de cada una de estas dos fuerzas varía en diferentes individuos. En algunos la rebelión es muy fuerte y la persona seguirá sus sentimientos negativos para negar la imagen. En otros la rebelión es sojuzgada. Los factores cuantitativos de cada caso son únicos y tienen que ser determinados a través de un análisis cuidadoso de la historia de la persona. Y el grado de psicopatía en cada personalidad también varía de acuerdo con los incentivos y presiones a los que ha sido sometido el niño.

Hay psicópatas que alcanzan posiciones de prestigio en el gobierno y la industria mientras que otros se vuelven matones, criminales y asesinos. Algunos tienen éxito, pero la mayoría son fracasados, miserables, estafadores, jugadores, chulos, aventureros, etc. Por supuesto, tenemos tendencia a centrarnos en los ejemplos más notorios porque son los más interesantes para estudiar y leer, pero sería un grave error contemplar el problema de la psicopatía como limitado a sus manifestaciones más evidentes. En todas las esferas de trabajo y actividad humanas pueden encontrarse individuos que son psicópatas o que tienen fuertes tendencias psicópatas. Y nuestra propia profesión de la psiquiatría o de la psicoterapia no es inmune a ellos.

¿Cómo reconocer a un psicópata o un comportamiento psicópata? Esta pregunta se merece algún comentario. Asociada con ella, hay otra dirigida al crédulo, la víctima, el seguidor del psicópata. ¿Quién se deja embaucar por el psicópata? ¿Y por qué la gente es tan vulnerable?

El impostor y el incauto

He caracterizado al psicópata como una persona que hace una promesa que no está dispuesta a cumplir. Eso significa que le falta integridad. Ese es un buen término, pero hace falta definirlo. Solo podemos entender lo que es integridad examinando bioenergéticamente la personalidad psicópata.

Observé que el problema básico no es una incapacidad para sentir o percibir sino una negación del cuerpo, de la sensibilidad y de los sentidos. Por supuesto, la negación por parte del ego en su función perceptiva crea una carencia de sensibilidad al nivel de la percepción, pero no es la misma que la que se da en el estado esquizoide. La negación del ego es un trastorno patológico del aparato psíquico que justifica el término «psicópata». En la esquizofrenia estamos tratando con una división o disociación. No se niega la sensibilidad; sin embargo, no está conectada. El individuo esquizofrénico también carece de integridad, pero podemos disculparle porque no considera esta carencia una virtud como hace el psicópata. Volveré a esa afirmación un poco más adelante.

La falta de integridad en la estructura psicopática está causada por la mente volviéndose contra el cuerpo, o mejor dicho, por el pensamiento que niega el sentir. La falta de integridad se manifiesta físicamente a nivel corporal. La cabeza no está conectada energéticamente al resto del cuerpo. A veces no encaja con él. En ocasiones vemos la cabeza de un niño en un cuerpo maduro o la cabeza de un adulto en un cuerpo de apariencia infantil, una cabeza pequeña en un cuerpo grande o viceversa. La causa de esta perturbación es el anillo de tensión en la base del cráneo.

Otra característica física es la tracción ascendente que levanta al cuerpo del suelo de manera que los pies no están conectados con el suelo energéticamente. Con frecuencia esta tracción ascendente aumenta el volumen de la mitad superior del cuerpo, de manera que esta se halla claramente desproporcionada con respecto a la mitad inferior. Sea este el caso o no, el carácter psicópata no está conectado a sus pies. La función de estar arraigado en la realidad y a la tierra se encuentra gravemente perturbada.

Hay otras dos funciones que están perturbadas de una manera característica. La primera es genitalmente. No está conectado a la sexualidad del cuerpo, ni mucho menos a algún sentimiento amoroso. Por esto el psicópata no conoce la diferencia entre practicar el sexo y amar, lo mismo que no conoce la diferencia entre mentir y decir la verdad. Alegará que no hay diferencia porque realmente no puede percibir ninguna. No estoy reprendiendo a alguien que tiene sexo sin amor más de lo que condenaría a una persona por mentir. Lo que quiero decir es que no reconocer ni sentir la diferencia es psicopático.

Físicamente el bloqueo entre la «genitalidad» y la sexualidad está causado por un anillo de tensión alrededor de la raíz del pene. Stanley Keleman me hizo describir este anillo de tensión. No recuerdo si lo vinculó con el problema psicopático. En realidad es una forma psicológica de castración relacionada con la situación edípica. El mismo anillo de tensión existe en las mujeres. El niño saca sus sensaciones sexuales del vientre, no de los genitales, para superar la seducción incestuosa. Al trabajar físicamente en esta área, uno puede palpar la tensión y suscitar una grave ansiedad. Es el talón de Aquiles de la estructura psicopática.

La segunda función que está perturbada en esta estructura es la de ver. Mencioné antes que el psicópata no te ve. Eres solo una imagen en su mente. Su visión está intacta, de manera que ve tu imagen en su retina. Pero ver es más que grabar una imagen. Es una función de la percepción, lo que significa que te percibe. Implica reconocimiento. A este respecto es interesante observar que algunos pueblos primitivos de África usan la expresión «te veo» como forma de saludo. De hecho, significa «te reconozco como persona».

Aquí también es importante comparar el trastorno ocular esquizofrénico con el psicopático. En *La traición del cuerpo*, señalé que el individuo esquizoide ve pero no mira. Mirar es un proceso activo que conlleva centrar los ojos para captar la imagen. Normalmente cuando una persona te mira te toca energéticamente con sus ojos. Establece un contacto ocular. En la estructura esquizoide esta función está bloqueada. El individuo psicópata te mira, puede incluso fijar sus ojos en ti, pero el contacto es limitado porque la mirada es desconfiada o controladora. En la personalidad paranoide, la mirada de desconfianza tiene una actitud de búsqueda. Pero por más que el psicópata te mire, no te ve. Su mente niega la realidad de su percepción, no puede renunciar a sus imágenes preconcebidas.

Estas características físicas de la falta de integridad en la personalidad psicópata son infalibles. Por desgracia, se requiere una considerable experiencia para reconocerlas. Debemos confiar necesariamente en un análisis de su conducta y actitud que coincida con nuestras impresiones.

En el nivel psicológico la falta de integridad se refleja en una falta de principios morales. Para nuestra cultura actual, una expresión como «principios morales» puede parecer anticuada y autoritaria. En nuestra rebelión contra los principios impuestos pasamos por alto el hecho de que hay principios naturales. La sinceridad es uno de ellos. Los niños pequeños son naturalmente sinceros. Nadie les enseñó a serlo. Más tarde aprenderán a decir mentiras, pero con suerte no perderán su capacidad de reconocer la diferencia entre una verdad y una mentira. Y con suerte se mantendrán fieles al principio de que la honestidad es la mejor manera de obrar.

Comenté la naturaleza de los principios en el último capítulo de *La bioenergética*. Afirmé que los principios se desarrollan cuando el sentimiento y el pensamiento están integrados. Esta integración falta en la estructura psicópata porque en ella se niega cualquier sentimiento que no fomente la imagen o no esté de acuerdo con el pensamiento. Por tanto, se puede decir que el psicópata es una persona sin principios. Esto constituye la naturaleza esencial de su estructura de carácter. La conclusión lógica de esta propuesta es que cualquier individuo cuyo comportamiento no esté gobernado por principios morales internos es un psicópata.

En lugar de principios, el psicópata tiene el poder como guía y objetivo de su conducta. Este concepto no es nuevo en nuestro pensamiento. Sabemos, desde hace ya mucho tiempo, que el psicópata se caracteriza por un ansia de poder. Con frecuencia es algo que reconoce abiertamente; sin embargo, en muchos casos, se camufla astutamente bajo una fachada de justicia, rectitud, moralidad, etc. No olvidemos que el psicópata es un gran farsante. Sabe jugar bien al juego y fingir. Entonces, ¿cómo puede uno distinguir entre la farsa y lo auténtico, entre una mera declaración de principios y un comportamiento basado en principios?

Hay varios criterios importantes que se pueden usar para hacer una distinción. Un hombre de principios evitará el poder o puede incluso rechazarlo cuando se le ofrezca. El poder corrompe el alma y socaba fácilmente nuestros principios. Sin embargo, un psicópata acepta el poder en nombre de sus principios. ¿Hasta qué punto puede ser deshonesto? Podría extenderme sobre esta idea pero me saldría del ámbito de esta conferencia.

Otro criterio es el uso de cualquier medio para alcanzar un fin. El dicho de que «el fin justifica los medios» es un proverbio psicópata. Los revolucionarios políticos proclaman este dicho y a menudo cometen acciones extremadamente inhumanas amparándose en él. Muchos ejecutivos lo defienden en secreto y participan en actividades que si no son ilegales, son falaces y deshonestas. Es una doctrina perniciosa. Cualquiera que la siga se comportará de manera psicopática. Un rápido análisis expondrá la naturaleza psicopática de este concepto.

El fin es siempre una idea preconcebida. Es una imagen de un estado futuro, un objetivo que aún no se ha realizado. No estoy en contra de las metas, fines o imágenes. Tener una meta no es psicopático. Usar cualquier medio para alcanzarla, sí. Significa que uno debe sacrificar sus principios y negar sus sentimientos. Esa es la actitud psicopática.

Yo igualaría el fin con la cabeza, porque la cabeza es el fin del cuerpo. Los medios serían el resto del cuerpo. ¿El cuerpo está para servir a la cabeza o es esta la que está al servicio de aquel? Creo que a estas alturas ya sabéis qué orden consideraría psicopático.

Un tercer criterio para reconocer el comportamiento psicopático es la ausencia de humanidad. Mencioné esto antes pero vale la pena comentarlo. Cualquier persona decente sabe lo difícil que es en nuestra cultura ser abierto, recto y honesto. Siempre es una lucha ser fiel a los propios principios en una cultura que ha abandonado esa visión del hombre. Sabe también que los seres humanos no somos criaturas perfectas. Es normal que una persona recta se exija mucho a sí misma pero sea tolerante y comprensiva con las debilidades y faltas humanas ordinarias. A los psicópatas les falta esta cualidad humana. No solo carecen de ella, sino que la desprecian. Están por encima de las debilidades humanas comunes, son especiales. Esta sensación de ser especial lleva consigo una arrogancia que ofende a la sensibilidad humana. Esta, en mi opinión, es la cualidad característica del psicópata.

Ahora bien, ¿qué sucede con los embaucados, los ingenuos, las víctimas? Uno de mis pacientes los llamaba los «mamones». Obviamente, abundan por todas partes.

Empleando el término de mi paciente, diré que el mamón es una persona que va por el señuelo, la promesa, y se queda atrapada. La palabra «mamón» denota un elemento oral en la personalidad, una falta de entereza. Esta falta está ampliamente extendida en nuestra cultura; por ejemplo, la lactancia es un fenómeno poco habitual. Sin embargo, no explica la ingenuidad del mamón. Esa ingenuidad se deriva de la exposición a un progenitor psicopático que promete, no cumple y luego vuelve a prometer.

«Si eres una niña buena, mamá te querrá». De manera que lo intentas, pero no funciona. El amor no es sincero. Estás frustrado, te vuelves agitado e irritable. Hay una lucha, te echan la culpa, lloras y vuelven a prometerte lo mismo: «Si eres una niña buena, mamá te querrá». ¿Qué elecciones tiene el niño? Debe creer en la promesa porque es indefenso y dependiente. Debe creer en la posibilidad del amor. El niño no sabe que el amor condicional no es amor en absoluto, que una promesa de amor es un gesto vacío. Uno no debería prometer para sentir porque los sentimientos no están sujetos al control consciente. Es el tipo de promesa que no puede ser cumplida. Por tanto es una maniobra psicopática.

Las maniobras psicopáticas por parte de uno de los progenitores da lugar finalmente a una respuesta psicopática por parte del niño. Es imposible para un niño ser lo que sus padres quieren que sea. Nadie puede cambiar su naturaleza esencial. Ningún niño puede ser totalmente bueno, porque la sumisión a los deseos de los padres suscita una rebelión contra ellos. El esfuerzo por ser bueno crea lo malo. Siempre que a una persona se le permite ser quien de manera natural es no hay bueno ni malo, ni sumisión ni rebelión.

El problema de la psicopatía no es cómo o por qué se desarrolló sino que persiste. ¿Cuáles son los factores de la personalidad que mantienen la actitud de ingenuidad en la edad adulta? ¿Por qué la persona no recapacita tras dejar las situaciones de seducción y rechazo de su infancia? Responderé a estas preguntas en la próxima sección.

El tratamiento de la psicopatía

Todos habréis oído que el carácter psicopático es muy difícil de tratar. Eso no debería ser una sorpresa. Como sabemos que el individuo no cree en nada, es irracional por nuestra parte asumir que crea en la terapia o que tenga alguna confianza en el terapeuta. Sin embargo, si realmente acude a la terapia, esto significa que está desesperado, que necesita ayuda tanto si lo reconoce como si no. También significa que tiene alguna sensación de que hay algo que no va bien en él, algún sentimiento de infelicidad.

Lo peor que un terapeuta puede hacer es prometerle que puede ayudarle. Tan pronto como le extraiga una promesa, se activará su defensa psicopática. Conoce bien ese juego y puede jugarlo mejor que el terapeuta. Sabe que no puede cumplir lo que promete y por eso ve al terapeuta como a alguien que es igual que él. En ese caso cuestiona si tiene algo que ofrecerle, y abandonará la terapia tan pronto como se aburra de su juego terapéutico. O puede quedarse para aprender las reglas de este nuevo juego, que puede hacer que el terapeuta se sienta superior a todas las almas desesperadas que acudan a él necesitando ayuda. Se puede usar fácilmente el papel terapéutico para servir a la posición psicopática.

Como en nuestra cultura la mayoría de la gente tiene algún grado de psicopatía en su personalidad, una regla de sentido común en la terapia es no hacer ninguna promesa. Uno de mis principios es no exigirle a quien acude a mí pidiendo ayuda que se comprometa con el proceso. Tiene plena libertad para abandonar y yo tengo libertad para terminar con la terapia si me siento insatisfecho con la relación. Por supuesto, comentaremos nuestras dudas y nuestra desconfianza del uno hacia el otro, pero estoy seguro de que si siente que la terapia no ayuda o no le ofrece nada real, se quedará. Desde esta perspectiva, si se siente que el paciente tiene algunas tendencias psicopáticas claras, es conveniente expresar inmediatamente las dudas sobre lo que puede hacer la terapia. Simplemente aceptar a una persona así para el tratamiento sin expresar esta duda puede ser interpretado como una promesa implícita de ayuda. Eso es bastante delicado.

Evitamos este asunto centrándonos en los problemas del paciente, tanto físicos como psicológicos. Podemos señalarle las perturbaciones a un nivel corporal e intentar ayudarle a tomar contacto con ellas. Pero cambiar a alguien, eso no lo podemos hacer. Una declaración honesta es: «Se trata de tu cuerpo y yo no puedo hacerlo por ti». Esto es absolutamente cierto. No podemos respirar por él ni sentir por él. Y no podemos enderezar su personalidad torcida. Solo señalarle la torsión y explicarle cómo llegó a producirse, pero no hacerle aceptar nuestra explicación.

Al ayudar a una persona a entender su manera de ser, es importante conocer lo que llamamos ganancias secundarias del trastorno. A un nivel psicológico estas supuestas ganancias mantienen a una persona encerrada en su funcionamiento neurótico. Al final de la última sección pregunté: ¿cuáles son los factores de la personalidad que mantienen la actitud de ingenuidad en la edad adulta? Deberíamos empezar con esta pregunta: ¿qué mantiene a un psicópata comprometido con su manera de ser, teniendo en cuenta que con frecuencia reconoce, como nosotros, que es una forma de vida frustrante, contraproducente y vacía? La respuesta es ser especial. Para la persona ingenua, es el deseo de ser especial, generalmente también junto con la imagen secreta de ser especial.

El psicópata es una persona que cree que es especial. La situación seductora que creó el problema le convenció de que verdaderamente lo era. Era especial para el progenitor seductor, que le necesitaba y usaba tanto emocional como sexualmente. Y esto le transmitió que tenía el poder de satisfacer a ese progenitor. ¡Qué posición para un niño! Despierta y refuerza su sentido infantil de omnipotencia en un momento de la vida en el que debería estar moviéndose hacia la independencia, la separación y la realidad.

No exagero al decir que en esta situación se contempla al niño como a un pequeño dios. Y puede que incluso uno de sus padres lo adore. Al mismo tiempo puede que lo usen y abusen de él. También hacemos esto con nuestros dioses.

La perspectiva del psicópata puede sorprenderos, pero mirad los paralelismos. Un dios no puede hacer el mal, no tiene conciencia, no cree en nada excepto en sí mismo. Un dios está por encima de las consideraciones humanas de bueno y malo, verdadero y falso. Además, está por encima de las debilidades y vulnerabilidades humanas, que es la posición del psicópata. No necesita a los demás, ellos le necesitan. Es omnipotente como el psicópata cree ser.

Llegados a este punto sería interesante examinar la historia de algunos psicópatas notorios como Manson y Hitler. Creo que se descubrirá que en el fondo de su ser se ven a sí mismos como dioses. Lo que nosotros vemos es el diablo que llevan dentro. Sin embargo, habrá que dejar ese análisis para otra ocasión.

No he trabajado con este tipo de individuo psicópata. Mis pacientes pueden considerarse personas normales que respetan las leyes. No obstante, en casi todos ellos he descubierto una imagen y un deseo secretos de ser especial. Y me pregunto a quién no le sucede esto mismo en nuestra cultura. Algunos lo reconocen abiertamente.

Quieren que los trate como «especiales». Se resienten si los trato como al resto de mis pacientes. Otros no lo reconocen, pero estoy seguro de que está ahí.

En el musical *The Fantastiks*, el ingenuo canta una canción pidiendo ser especial. Ese es su deseo más profundo. Ser especial, qué imagen. Casi justifica todo el dolor que haya sufrido uno. Desgraciadamente, nos falta entender que esa es también la causa de nuestro sufrimiento. Sí, claro. Nos gustaría estar libres de dolor y de sufrimiento, pero no queremos desprendernos de la imagen de ser especiales.

Hace algunos años el doctor George Greenberg dio una conferencia en nuestro instituto acerca de la familia en la que señaló que el papel de la familia era hacer sentir especial al niño. Nunca olvidaré esa afirmación. En ese momento me impresionó la sagacidad de su observación y pensé: «Claro, es que ese es el aspecto positivo del papel de la familia». Supongo que estaba identificado con mi propia imagen de ser especial. Y eso, aprendí, se convirtió en mi propia fijación. Hoy veo «ser especial» desde una perspectiva diferente, como el mayor obstáculo a la salud emocional.

Para superar este problema con mis pacientes, les pregunto qué significa ser especial. Cada uno tiene una concepción única. Una mujer dijo:

—Siempre pensé que era especial. Me enseñaron que podía conseguir cualquier cosa que me propusiera si me esforzaba lo suficiente, y lo creí. ¿No es ese el sueño americano? Logré muchas cosas pero esta filosofía no me funcionó en las áreas importantes del amor y el sexo.

Un psiquiatra dijo:

—Para mí, ser especial significa conocer todos los secretos de la vida de la gente. Me siento tras el escenario, como si fuera el director o el productor, sabiendo todo lo que va a pasar.

Una paciente esquizofrénica identificaba ser especial con estar enfermo. Trabajando con ella descubrí que era una persona bastante competente pero para sentirse especial tenía que negar su fuerza y su capacidad. Las mantuvo ocultas probablemente para otra persona especial que la necesitaba y la amaba. Esta negación no había causado su enfermedad. No estaba haciéndose la enferma, estaba enferma. La negación le impidió ponerse bien.

Miremos el otro lado de la cuestión. ¿Qué significa no ser especial, ser normal, es decir, como todo el mundo? Comparo estas dos actitudes con mis pacientes y a menudo se sorprenden bastante con la comparación.

Lo que todo el mundo tiene en común es el cuerpo. Todos los cuerpos son similares, lo mismo que sus funciones. La persona «especial» debe negar esta identificación con su cuerpo porque eso la convertiría en una más. Debe asimismo negar sus sentimientos, porque también son comunes. Todos amamos, odiamos, nos enfadamos, nos entristecemos, sentimos miedo, etc. La persona especial está identificada con su pensamiento y sus imágenes, que son únicas. Algo que toda la humanidad, e incluso los animales, tiene en común, es la sexualidad. Ser especial requiere que uno renuncie a su sexualidad.

Ser especial lo deja a uno a un lado, porque nos referimos a la gente normal y corriente como la gente «común». No es un término peyorativo excepto para quienes consideran una virtud el hecho de ser especiales. La gente normal y corriente se apoya entre sí, pertenece a la raza humana, comparte una lucha común, no está sola. La persona especial está obligada o atada a quien la hizo sentir especial. Esto se ve muy claramente en el curso del análisis. El niño que no era especial es libre. La persona especial no solo está apartada, está por encima de quienes la rodean. Mencioné este aspecto de la psicología anteriormente. La gente normal está arraigada en la realidad de la vida. Y mientras que está abocada a vivir un destino especial, la gente normal se ríe y llora, siente dolor y placer, conoce la tristeza y la alegría. En pocas palabras, vive su vida, mientras que la persona especial imagina su vida.

Hay una característica que asociamos con «común» de la que la persona especial carece, y es el sentido común. Es la falta de sentido común lo que hace a alguien ingenuo, lo mismo que es la negación del sentido común lo que fuerza al psicópata a invertir su vida y su energía en un intento fútil por realizar una quimera.

Recuerdo la historia de Jonathan Livingston Seagull (Juan Salvador Gaviota). Era un ave «especial». No estaba interesado en el graznar y en las disputas de las otras gaviotas. No quería tomar parte en su lucha por un trozo de pescado podrido. Estaba por encima de todo eso.

Mientras las otras aves se sentían contentas con permanecer dentro de los límites de la vida corriente de una gaviota, él estaba obsesionado con la idea de trascender esos límites. Por eso se fue solo para volverse puro espíritu, interesado en el amor puro, sin sexo, advierto.

¿Qué elegiríais vosotros? El psicópata no eligió ser especial. Se vio forzado a abandonar su sexualidad y en su lugar se le ofreció la imagen de ser especial. Fue un mal negocio, pero no tenía elección. Tras haber hecho un trato, es reacio a renunciar a él, ya que nadie puede devolverle su sexualidad. Pero si no renuncia a su imagen de ser especial, no tendrá la oportunidad de recobrar su sexualidad.

No puedo dejar este tema de sentirse especial sin reconocer que la gente tiene dones especiales. Todos somos únicos, con capacidades y talentos diferentes de los de los demás. Pero esto no nos hace sentir especiales ya que reconocemos que ser único y tener determinados talentos es algo que todos tenemos en común. Y no buscamos nuestra identidad en nuestro carácter especial sino en las características comunes. ¿Puedes decir «soy un hombre» o «soy una mujer» o «soy español»? Si puedes, y lo dices, te sorprenderá descubrir que la identidad de uno deriva de la herencia común.

Para mucha gente es una ayuda ver el problema claramente expresado de esta manera. La salud que hay en una persona luchará por el sentimiento y la sexualidad. Terapéuticamente el problema de la psicopatía tiene que ser tratado a dos niveles. A través del trabajo físico con el cuerpo se ayuda a la persona a entrar en contacto con sus sentimientos y su sexualidad. Esto requiere una concentración en la ansiedad sexual subyacente, en concreto el miedo a la castración. Por otro lado, el trabajo psicológico le ayuda a ver el engaño al que fue sometida y las quimeras a las que dio lugar.

Conclusión

Se sabe que el psicópata es un manipulador. Todas sus manipulaciones y maniobras están diseñadas para hacer que los demás lo reconozcan como especial. Todos los que manipulamos a los demás tenemos este fin en mente. Y todos los que asumimos una imagen secreta de ser especiales somos manipuladores.

Hacer promesas que uno no puede cumplir es manipulación. Hoy en día el terreno de la política está lleno de esa gente. Pero el campo de la terapia también tiene su elemento psicópata. Métodos que prometen salvarte, satisfacer tus expectativas, realizarte, etc., son manipulaciones diseñadas para hacer ver al promotor como alguien especial. Tiene las respuestas. Conoce el camino. Puede decirte o mostrarte cómo hacerlo. Y muchos se dejan engañar por esas promesas porque están perdidos y desesperados. Pero se dejan llevar también porque en el fondo de sus corazones se ven como seres especiales. No importa que a otros no les sucediera. Nos negamos a ver los fallos. Me ocurrirá a mí porque soy especial.

No sé si la bioenergética entra en esta categoría. Espero que no. Esta noche no os he prometido nada. Simplemente he intentado compartir con vosotros mi conocimiento de los problemas que tenemos en común.

ÍNDICE